辽派中医王氏正脊临床经验

王世轩　主编

辽宁科学技术出版社
·沈阳·

图书在版编目（CIP）数据

辽派中医王氏正脊临床经验/王世轩主编. —沈阳：
辽宁科学技术出版社，2022.12
ISBN 978-7-5591-2648-1

Ⅰ.①辽⋯　Ⅱ.①王⋯　Ⅲ.①脊椎病—中医临床—
经验—中国—现代　Ⅳ.①R274.915

中国版本图书馆CIP数据核字（2022）第142013号

出版发行：辽宁科学技术出版社
　　　　　（地址：沈阳市和平区十一纬路25号　邮编：110003）
印 刷 者：辽宁鼎籍数码科技有限公司
经 销 者：各地新华书店
幅面尺寸：170 mm×240 mm
印　　张：15
字　　数：300千字
出版时间：2022年12月第1版
印刷时间：2022年12月第1次印刷
责任编辑：寿亚荷
封面设计：刘冰宇
责任校对：刘　庶　赵淑新

书　　号：ISBN 978-7-5591-2648-1
定　　价：60.00元

邮购热线：024-23284502
编辑电话：024-23284370
邮　　箱：1114102913@qq.com

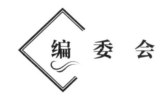

编 委 会

主　审　李国信
主　编　王世轩
副主编　李　放　周建国
编　委（按姓氏笔画为序）

王世轩　王东海　李　放　李洪涛
李　浩　吴　健　邱　静　周建国
金　鹏　金光一　张靖宜　张彦龙
张　健　杨　阳　赵双利　宫云昭
姜宗坤　董世彦　解　帅

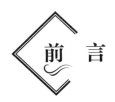

前 言

　　王氏正脊作为辽派中医的一部分和中医整脊的一支流派，历经百年发展，经几代人不断继承创新，逐渐形成较完整的理论体系，学术思想，诊疗方法，具有较高的临床疗效，在辽沈地区具有一定影响力。

王氏正脊流派历史渊源

　　自建州女真首领努尔哈赤建立后金，由于连年征战，伤病众多，当时著名蒙古族医生绰尔济，将其特效治伤医术传授给广大的满蒙八旗兵，培养了大批的满蒙八旗骨伤科医生，满语称之为"绰班"。清代顺治初年设有御马监，同治十八年改阿敦衙门，至"康熙十六年改为上驷院。雍正六年定卿为三品。"（《清朝文献通考》卷八十三职官七）。当时上驷院的主要任务是为清代朝廷及骑兵养马匹，因满蒙八旗绰班医生主要随同骑兵一起调动，并为受伤的将士治伤，所以为数众多的领侍卫衔的蒙古族绰班医生属上驷院管辖。至乾隆年间，朝廷对医疗机构进行整顿，尤其对上驷院管辖内负责正骨按摩的蒙古族绰班医生给予了高度重视，并对医生的选拔、教学、官职、责任方面进行了明确的规定，据《钦定大清会典事例》内务府官制卷一千一百七十一记"乾隆六年奏准（上院）额定阿敦侍卫二人""十一年奏准，于蒙古族医内拔选医道优长、堪充教习者，授为蒙古族医生头目二人。给予八品虚衔顶戴，令其教习蒙古族医生。"当时朝廷的制度是在三旗的士卒中挑选懂得正骨技术者，每旗选10名，由上驷院管理，叫"蒙古医士"，晋升的最高职称叫"蒙古医士长"。乾隆七年由吴谦等编著《医宗金鉴》终于刊行，《医宗金鉴·正骨心法要旨》则被上驷院绰班医生视为金科玉律，它所阐述的学术思想使得上驷院绰班医生在医学理论上得到统一，也标志着上驷院满蒙绰班医生"正骨心法学派"的诞生。

　　至嘉庆年、道光初年，朝廷对太医院做出整顿，据清代《太医院志》记载"旨以正骨科划归上驷院，蒙古医士长兼充"，从这时起，上驷院绰班处正式成立，成为清朝宫廷唯一的骨科医疗机构，开始进入全盛时期，学术思想和医疗技术日臻成熟。上驷院绰班处的正骨以治疗跌打损伤为基础，持"轻、柔、透、巧"的手法治疗为主，中药药物治疗为辅，在治疗筋伤、骨折、腰颈疾病等方面多有独到之处。

王氏正脊流派传承脉络

"正骨心法要旨"始于蒙古族医生绰尔济，至乾隆年间，上驷院最著名的医生是注重手法、辅以药物、法药并举的蒙古族绰班御医伊桑阿；至道光年间，上驷院绰班处最著名的医生是主张以摸法为纲、八法相辅相成的蒙古族医生德寿田。德寿田门下弟子有桂祝峰（正白旗蓝领侍卫）等。桂祝峰门下弟子有夏锡五、文佩亭等。夏锡五门下弟子有吴定寰、杨君等。杨君门下弟子有郑和、杨敏，郑和、杨敏门下弟子有王世轩、郑晓旭等。

"王氏正脊"有深远的历史渊源，其发起于清代宫廷，属于《医宗金鉴》所载中医正宗"正骨心法"脉络传承，历经杨君、郑和/杨敏，传至王世轩教授，已有三代，王世轩医师又传给其徒弟全国第六批老中医药学术经验继承人赵双利主任医师和宫云昭副主任医师，这两位又传授"王氏正脊"医术于张帅、张长春等。至今前后五代历时百年，形成了较完善的学术思想，诊疗体系，诊法特色，用药特点。独具特色的手法，较高的疗效，在地区群众中有广泛影响。"王氏正脊"依托辽宁中医药大学附属第二医院、辽宁省中医软伤治疗中心，下设6个骨伤科室，300张床位，近50名中医骨伤、针灸推拿、整脊专业人员。作为世界中医药学会联合会脊柱健康专业委员会副会长、全国中医整脊联盟副理事长及辽宁省中医药学会整脊专业委员会主任委员单位，辽宁省中医药学会软伤专业委员会主任委员单位，为辽宁省中医骨伤科重点专科、辽宁省中医软伤科重点专科，形成了老中青结合的专业团队，具备大范围总结归纳脊柱疾病的诊疗规律，制定规范诊疗指南，带动区域内各级医疗机构本专业技术进步和推广，形成流派广泛传承。

王氏正脊流派学术思想

"王氏正脊"学术理论源自《黄帝内经》《金匮要略》《伤寒论》《医宗金鉴》等医典，补髓壮骨以脾肾为本，以镇心宁神、养益气血、疏通经络为特色，提出心、脾、肾三脏综合调护以及有关饮食及药物的禁忌，创立补土益水方等。

尊崇仲景学说，重视药物配伍，善用药对药组，其所用药对组合内容丰富、形式多样，有相须为用、补泻同行、寒温并施、燥润共用、气血同调、升降相因、出入有序、散收结合、刚柔相济等形式；倡导"合方论治学术体系"，常以经方与经方相合、经方与时方相合或时方与时方相合标本兼治，其中葛根汤剂群和独活寄生汤剂群、四物汤剂群、肾气丸汤剂群是"王氏正脊"治疗脊柱病常用群组。

治疗上内因、外因兼顾，培补脾肾，疏肝养肝，活血化瘀，通经活络。外感风寒湿者，配以祛风散寒除湿治疗。重视虫类药，如僵蚕、土鳖虫、地龙、全蝎、蜈蚣、水蛭的运用。

对于脊髓损伤而截瘫或四肢不全瘫的治疗，常运用马钱子散而收捷效。

在手法运用上，强调轻巧稳透，动作轻柔灵巧，使患者不觉痛苦，医生不至疲劳；用力稳准深透，简而不繁，力量深透，充分解除软组织挛缩，达到关节"离而复合"的效果。

正脊疗法强调理筋、正骨、功能练习三结合；理筋包括全身与局部相结合的药物调理，针刺疏通经络，打通督脉，针刀松解组织，解除粘连、痉挛、挛缩，使组织内减张、减压；正骨手法矫正骨与关节的错动、移位，恢复骨与关节解剖结构，恢复颈胸腰椎曲度，恢复人体软组织平衡。功能练习是最终恢复功能、防止复发、强身健体的重要环节，所谓"三分治疗，七分养"，就是强调锻炼的重要性。

在腰椎管狭窄症的治疗中，以针刀松解筋膜、肌腱、韧带，疏通经络，手法复位小关节、矫正椎体间移位，恢复脊柱曲度，配合体质辨识，运用经方汤药调理，达到理想治疗目的。

王氏正脊流派代表性传承人

王氏正脊流派代表性传承人王世轩是辽宁中医药大学教授、博士研究生导师、主任医师，第六、第七批全国老中医药专家学术经验继承工作指导老师，第三批全国优秀中医临床人才，第四批辽宁省名中医，第三批沈阳市名中医。兼任世界中医药联合会脊柱健康专业委员会副会长，全国中医整脊联盟副理事长，中华中医药学会整脊专业委员会常务委员，辽宁省中医药学会软伤专业委员会主任委员，辽宁省中医药学会整脊专业委员会主任委员。王世轩主任医师自辽宁中医学院毕业后师从当地骨科名家郑和先生、杨敏女士。王世轩治学严谨，勤于思考，在坚持中医理论指导的基础上，善于灵活运用中西医两种思维方法进行诊断和治疗脊柱及其相关伤病，积极倡导运用中医整脊手法于临床，努力挖掘和发扬祖国传统医学特色，逐步形成了独具特色的治疗脊柱伤病理论体系、技术方法。出版了代表性著作《软伤病中医特色疗法》《中医骨伤病诊疗实战技术》《王氏平衡正脊》。系统地阐述了"王氏正脊"的学术思想，技术特点，操作规范，练功方法，用药规律；其源于中华文化文明，与《易经》《黄帝内经》一脉相承，法天地阴阳，执五运六气，御升降沉浮，理寒热温凉，宗法调之，以达平衡。使王氏正脊流派成为辽派中医中特色鲜明、理论与诊疗方法丰富、临床疗效明显、具有较大优势的流派之一。

编者

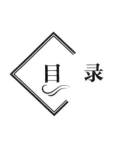

目 录

第一章 脊柱的解剖

脊柱的主要功能为保持人体稳定、保护神经结构以及允许一定程度的活动。

脊椎骨是构成脊柱的基本单位，基于脊椎骨在脊柱中的位置，其具有相应的特定形态和功能。椎间盘、韧带和肌肉有助于脊柱保持稳定和控制。脊髓在脊柱中穿行并被脊柱所保护。成对的神经根在各个节段穿出脊柱。

一、骨性脊柱

脊柱由 33 块椎骨构成，包括 7 节颈椎、12 节胸椎、5 节腰椎、5 节骶椎、4 节尾椎。从颈椎到腰椎的 24 节椎体是可以活动的（图 1-1）。

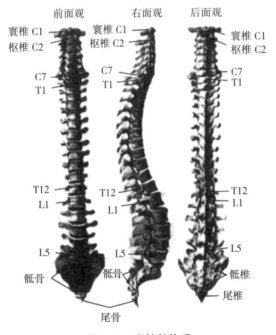

图 1-1 脊柱整体观

脊柱有 4 个弯曲，包括颈椎前凸、腰椎前凸、胸椎后凸和骶椎后凸。直立位上，矢状面垂线通过齿状突、颈椎的后面、C7~T1 椎间盘、胸椎的前面、T12~L1 的椎间盘、腰椎的后面、L5~S1 椎间盘以及骶骨的前面。

胸椎和骶椎的后凸是原发性弯曲，形成于胚胎时期。颈椎和腰椎的前凸是继发性弯曲，始于胚胎后期，但直到出生以后脊柱开始承受躯体和头部的重力时才变

1

得明显。原发性弯曲是因为相应椎骨呈楔形所致，而继发性弯曲是因为椎间盘前部和后部厚度不一所致。

每个椎骨由前方的椎体和后方的椎弓组成。这些结构一起围成椎管和椎间孔。后方椎弓和邻近椎体围成的外侧空间，即为椎间孔，脊神经根从中穿出。后方的椎弓由椎弓根、椎板、棘突、关节突以及横突组成。椎弓根、椎板和椎体的后缘构成椎管的边界。棘突和横突是相应韧带和肌肉的附着点。值得注意的是，后弓包含椎骨最厚的皮质。椎骨后方的上关节突与邻近上位椎骨形成关节，下关节突与邻近下位椎骨形成关节。关节突的方向从上至下是变化的。在同一椎骨上下关节突之间的骨性区域为椎弓峡部（图 1-2）。

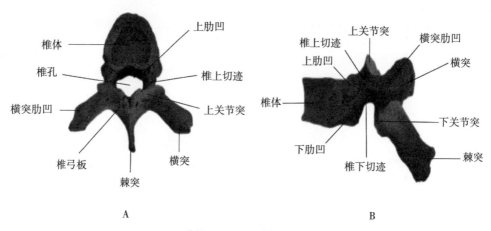

A. 胸椎上面观　B. 胸椎侧面观

图 1-2　椎体结构

1. 颈椎：寰椎是第一颈椎，为一环形结构，无椎体或棘突。寰椎有前弓和后弓，后弓较长。沿着后弓的上缘有一沟，椎动脉在其中蜿蜒通向枕骨大孔。上关节面呈碟形，并与枕骨髁组成寰枕关节。由于这些关节面的方向，在该区域可以实现上颈椎的大部分屈伸活动。下关节面更平、更圆，与枢椎形成寰枢关节。寰枢关节的其余部分通过寰椎前弓的后缘和枢椎齿突的特殊关系构成。寰椎横突比其余颈椎的横突更长、更大。横突内有横突孔，椎动脉从中穿行（图 1-3）。

枢椎为第 2 颈椎，包含齿突，齿突在椎体前部向上突出与寰椎形成关节。寰椎通过后方的关节面以及前方的寰齿关节与枢椎相接。C1 前弓、齿突以及横韧带之间存在滑膜关节。上颈椎的大部分旋转发生在寰枢关节。横韧带是一个强壮的韧带，附着于寰椎的两侧并将齿突维持在 C1 前弓的后面。该韧带向上、下延伸形成十字韧带。连接齿突和枕骨髁的翼状韧带进一步加强了齿突的稳定性。齿突尖的齿突尖韧带是脊索的遗迹（图 1-4）。

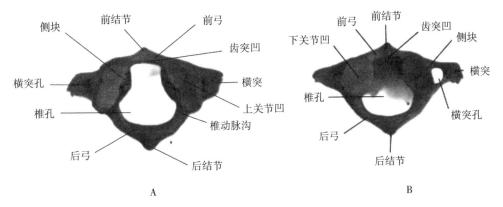

A.寰椎上面观 B.寰椎下面观

图 1-3 寰椎

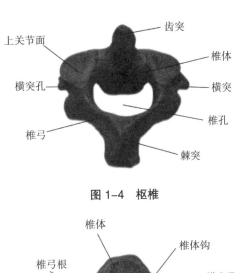

图 1-4 枢椎

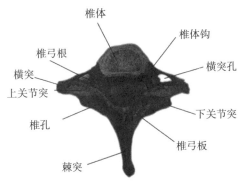

图 1-5 第 7 颈椎

第 7 颈椎（隆椎）为一个过渡性的椎骨，具有几个独有的特征。C7 的下终板大于其上终板，相比其他下颈椎，其侧块更高、关节面更浅。C7 以下，椎弓根逐渐增大。C7 棘突长、末端不分叉，几乎呈水平，是项韧带的附着点。C7 的横突有横突孔，但椎动脉很少（仅有 5%）从中穿过，大多数情况下从 C6 进入脊柱（图 1-5）。

C2、C3 组成的关节解剖上与其余下颈椎的关节相似。C2 椎弓根相对较大，向内侧成 30° 角，向上方成 20° 角。C2 棘突较大、末端分叉、常可触及，是多块肌肉的附着点。枢椎的横突与其他颈椎的横突形态类似，但更小。椎动脉在横突中的横突孔内穿行。对于 C3 ~ C6 的椎管来说，其椎体相对较小。椎管呈三角形，在 C2 水平横截面积最大。颈椎的上终板呈凹形，下终板呈凸形。因此，上终板的侧面向上弯曲靠近上位椎体形成所谓的钩椎关节，或者叫 Luschka 关节。颈椎的关节面从上至下越来越陡、越来越偏向矢状位。上下关节面之间的骨块称为侧块，靠近椎板的外侧。棘突短且分叉，与寰椎和枢椎类似，椎动脉在横突内的横突孔中穿行，将横突分为前结节和后结节。横突的两个

结节之间为出口根穿出椎间孔后走行的
神经根沟（图1-6）。

2. **胸椎**：胸椎的大小介于颈椎和腰
椎之间，并且从上到下逐渐增大。

胸椎（以T6为例）的标志性特点
是其与肋骨的密切关系。肋骨在同位胸
椎（上肋凹）和上位胸椎（下肋凹）的
椎体与椎弓根的连接处与胸椎形成关节，
肋骨也与同位胸椎横突的肋凹形成关节。
肋骨和胸椎的位置关系由相应韧带维持

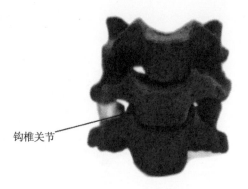

钩椎关节

图1-6　颈椎2～4与钩椎关节

在位，使得脊柱胸段比颈段和腰段更僵硬（图1-7）。

胸椎椎体的前方略呈心形，有时椎体的左侧有因降主动脉形成的压迹。胸椎
的椎弓根横截面呈卵圆形。有报道T4椎弓根的高度为10mm，宽度为4.5mm，而
T12的椎弓根的高度为14mm，宽度为7.8mm。至于腰椎的椎弓根，内侧壁厚于外
侧壁。胸椎椎管内的空间小于颈椎和腰椎。胸椎棘突细长，向下方倾斜，叠在下位
脊椎的椎弓之上。横突向后成角，给前方肋骨留有空间。

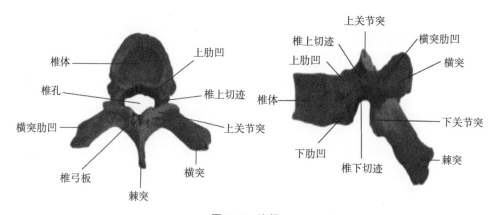

图1-7　胸椎

3. **腰椎**：腰椎承受的应力最大，因此比其他部位脊椎更粗壮。前方椎体呈肾
形，其横径＞前后径＞高度。椎弓根短而粗，连接于椎体的上部。基于后方的标
志，椎弓根位于相应椎骨上关节突以及上位椎下关节突的后面；在头尾端方向，
其位于相应横突的中线。在内外侧方向上，椎弓根的内侧缘与峡部的外侧缘相一
致。L1和L2为移行椎，形态类似于胸椎。

腰椎关节突的关节面相对偏矢状位，因而轴向旋转受限。L5～S1的关节突的

关节面例外，其更偏冠状位，可抵抗前后移位。腰椎的峡部比颈椎和胸椎更明显。

神经根在椎弓根、关节突的侧隐窝下穿行，并从椎间孔中穿出。椎间孔的边界：上下方为椎弓根、前方为椎间盘和椎体、后方为椎板和关节突。腰椎的棘突宽而高。L5 的横突比其余腰椎的横突更小，L5 横突为髂腰韧带的附着点。与其他腰椎横突相同，L5 横突在其靠近椎弓处也常有一不规则的副突；在上关节突的突出处有一乳突（图 1-8）。

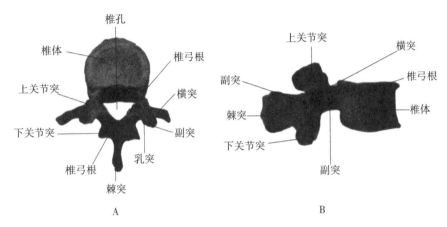

A.腰椎上面观　B.腰椎侧面观

图 1-8　腰椎

4. 骶骨：骶骨由 5 块骶椎融合而成，为一大楔形骨块。

骶骨为骨盆提供力量和稳定性，通过与髂骨形成骶髂关节将体重从脊柱传送至骨盆环。脊柱在 L5～S1 形成一锐角，为骶骨角。骶骨岬是骶腰关节面往前隆凸的部分，横线是骶椎间隔的残迹，骶骨翼为骶骨两侧向骶髂关节延伸的翼状结构，源于骶椎融合的横突。骶正中嵴由骶椎棘突融合而成。骶骨前后有四对锥孔，分别有骶神经的前后支通过；骶前孔＞骶后孔。骶裂孔由 S5 椎板和棘突消失后形成。骶裂孔是骶管的终点，内有脂肪结缔组织、终丝、S5 神经以及尾神经。骶角由第 5 骶椎的椎弓根形成，在两侧向下突出（图 1-9）。

5. 尾骨：尾骨是脊柱的终末部分，由四节退化的椎骨组成。人类尾骨的主要作用是作为盆底肌肉的附着点。尾骨角是尾骨近端的延伸，尾骨尖常常向前屈（图 1-10）。

二、脊柱的连接

1. 椎间盘：椎间盘位于从 C2～C3 至 L5～S1 的椎体间。椎间盘位于椎骨终板间，终板表面覆盖着透明软骨并有软骨下骨支撑。椎间盘基本上是一相对无血管的

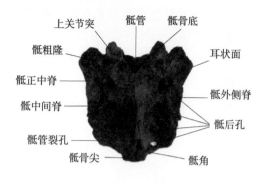

图 1-9　骶椎

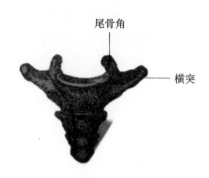

图 1-10　尾骨（前面观）

结构，仅有最外层接收来自周围血管的营养物质，椎间盘的中央部分接收弥散自终板的营养物质。髓核位于椎间盘的内层，可以缓冲轴向应力。纤维环位于椎间盘的外层，为多层的纤维软骨性结构，片状反向重叠组成的网格状结构增加了纤维环的强度，尤其是旋转时的强度。前方纤维环最厚，后外侧纤维环最薄。纤维环吸收了从髓核来的径向应力，将其转化为椎间盘周围的环形应力，而椎间盘在周围牢固地附着于椎体终板。

纤维环的最外层与前纵韧带和后纵韧带相连续。椎间盘为脊柱贡献了约 1/4 的长度，但这是动态变化的。当人平躺时，营养物质和体液进入椎间盘，椎间盘的高度增加；而当人长时间站立时，营养物质和体液流出椎间盘，椎间盘的高度降低（图 1-11）。

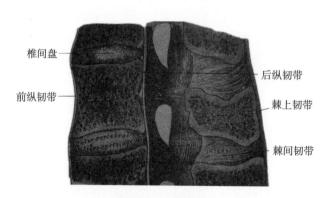

图 1-11　椎间盘

2. 脊柱的韧带：脊柱间主要由韧带相连接，有前纵韧带、后纵韧带、黄韧带、棘上韧带、棘间韧带、横突间韧带（图 1-12）。

（1）前纵韧带：位于脊柱的前方，始于枕骨大孔基底部的前缘，是为寰枕膜，止于骶骨的前表面。随着韧带的下行，前纵韧带逐渐增宽，在椎间隙处最厚。该

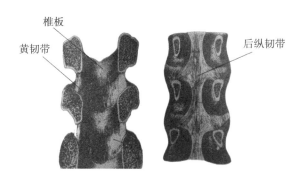

椎板

黄韧带

后纵韧带

图 1-12 椎骨间连接

韧带最深层的纤维仅存在于一个节段，而中层的纤维跨越 2~3 个节段，最表浅的纤维跨越 4~5 个节段。前纵韧带的功能是防止脊柱的过伸以及在前方支持纤维环。

（2）后纵韧带：位于椎管内椎体的后方，窄而坚韧。为脊柱的长韧带，起自枢椎并与覆盖枢椎椎体覆膜相续，下达骶骨。与椎间盘纤维环及椎体上下缘紧密连接，而与椎体结合较为疏松，有限制脊柱过度前屈的作用。其长度与前纵韧带相当，与椎体相贴部分比较狭细，但在椎间盘处较宽，后纵韧带具有限制脊柱过分前屈及防止椎间盘向后脱出的作用。

（3）黄韧带：是较厚的节段性韧带，位于邻近椎骨的椎板之间。黄韧带始于椎板的下表面，向下止于下位椎骨椎板的上缘。在黄韧带的中线有允许静脉通行的间隙。黄韧带的功能是维持直立的姿势，它有助于保持脊柱的正常弯曲，在脊柱弯曲以后将其拉直。然而，随着年龄的增长，黄韧带的弹性下降，这可能与黄韧带肥厚和褶皱相关。

（4）棘上韧带：是位于棘突后缘的中线结构，该韧带在颈部的扩展，称为项韧带。该韧带的颈部从第 7 颈椎棘突延伸至枕外隆凸，附着于寰椎的后结节以及其他颈椎的棘突。该韧带的主要功能是作为限制过屈的张力带，也是覆盖内侧肌肉筋膜的附着点。

（5）棘间韧带：连接相邻的棘突，与棘上韧带相似，该韧带也是限制过屈的后方张力带。

（6）横突间韧带：连接相邻的两个横突，帮助限制侧屈并作为前后方结构的边界的韧带，尤其是在腰椎，更为重要。

（7）齿状韧带：精细的硬膜内韧带，起到将脊髓固定于硬膜的作用。

三、脊柱肌群

1. 后方肌群：脊柱后方的外在肌群包括斜方肌、背阔肌、上后锯肌、下后锯肌。脊柱后方的内在肌群位于浅层外在肌群的深面。脊柱内在肌群可以背伸、旋转以及侧屈脊柱。有一条规律：脊柱的浅层肌肉长于深层肌肉。许多肌群是根据肌肉的止点来命名的。

后方内在肌群分为浅层、中层和深层，由脊神经后支分布。

浅层由头夹肌和颈夹肌组成。

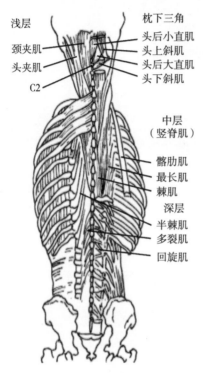

图 1-13 脊柱周围肌肉

中层即所谓的竖脊肌，包括：①髂肋肌，分为颈、胸、腰部。②最长肌，分为头、颈、胸部。③更小的棘肌肌群，亦分为头、颈、胸部。

深层的肌肉即所谓的横突棘肌，包括：①半棘肌，分为头、颈及胸部。②多裂肌。③回旋肌。④短回旋肌（棘间肌和横突间肌）。

上颈部的肌肉组成了枕下三角（图 1-13，表 1-1）。枕下三角的内侧是头后直肌，外侧是头上斜肌，下方是头下斜肌，顶为头半棘肌和头长肌。寰椎后弓和寰枕膜的后面组成了枕下三角的底。该三角内有椎动脉、枕下神经和血管。所有的这些肌肉由枕下神经支配。

表 1-1　后方肌群肌肉起、止点及功能

肌群	肌肉	起点	止点	主要功能
浅层	头夹肌	项韧带、棘突	乳突、枕项线	背伸、侧屈、旋转
	颈夹肌	项韧带、棘突	C1~C3 后结节	背伸、侧屈、旋转
中层	髂肋肌	髂棘、骶骨、棘突	肋骨、颈椎横突	背伸、侧屈
	最长肌	髂棘、骶骨、棘突	肋骨、横突、乳突	背伸、侧屈
	棘肌	髂棘、骶骨、棘突	棘突、颅骨	背伸、侧屈

续表

肌群	肌肉	起点	止点	主要功能
深层	半棘肌	横突	5~6个椎骨以上水平的棘突	背伸、旋转
	多裂肌	骶骨、髂骨横突	1~3个椎骨以上水平的棘突	稳定作用
	回旋肌	横突	1~2个椎骨以上水平的棘突	背伸、旋转
	棘间肌	棘突	邻近椎体的棘突	背伸
	横突间肌	横突	邻近椎体的横突	侧屈
枕下肌群	头后大直肌	C2棘突	枕项线外侧部	背伸、头部旋转
	头后小直肌	寰椎后结节	枕项线中间部	背伸、头部旋转
	头上斜肌	C1横突	枕项线内侧部	背伸、头部旋转

2. 前方肌群：前方肌群可前屈、侧屈以及旋转脊柱，在脊柱上作用的距离比后方肌群更远。

胸锁乳突肌、斜角肌、颈长肌、头长肌作用于颈椎。腹部肌肉、髂腰肌、腰方肌作用于胸腰部脊柱。

四、脊神经

脊神经有31对：8对颈神经、12对胸神经、5对腰神经、5对骶神经和1对尾神经。第1至第7颈神经从相应椎骨的上方出椎管。第8对颈神经及其余脊神经从相应椎骨的下方出椎管（图1-14）。

脊髓比脊柱短，常在L1或L2水平终止。脊髓有颈膨大和腰膨大，因此处发出的神经分布于上肢和下肢；脊髓终止于脊髓圆锥。神经根继续在马尾内向远端延续，直到硬膜囊止于外终丝。

前、后根丝分别融合形成前、后根。后根有感觉神经元的胞体（后根神经节），位于其与前根运动神经纤维结合处的内侧。脊神经后支分布于背部的皮肤及深部的肌肉。脊神经前支形成神经丛、肋间神经以及肋下神经。

脊髓表面有三层膜覆盖——由外向内为硬脊膜、蛛网膜以及软脊膜，这些共同形成硬膜囊（图1-15）。

软脊膜贴近脊髓，因而很难将其与脊髓分离。它相对较厚，在脊髓两侧向外突出形成齿状韧带，将脊髓锚定于蛛网膜及硬脊膜。蛛网膜是一透明层，通过网状的小梁与硬脊膜相连。蛛网膜下间隙延续至 S2，内充满了脑脊液。在 L1 和 S2 之间有一个大的蛛网膜下腔，称为腰池。硬膜是一质韧、纤维性的脊髓外膜。硬膜和蛛网膜之间的潜在间隙称为硬膜下间隙，也延伸至 S2。硬膜外间隙在硬膜外，内有内源性静脉丛和硬膜外脂肪。

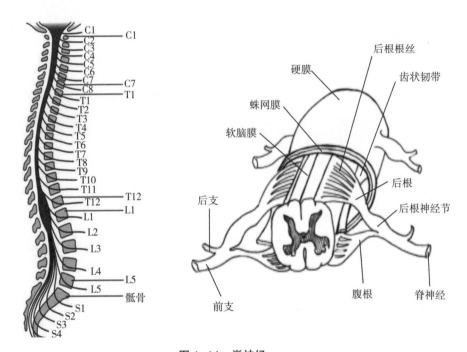

图 1-14　脊神经

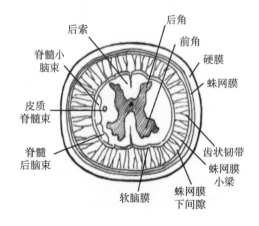

图 1-15　脊髓

脊髓的中央是灰质，外周是白质。灰质主要由神经元胞体组成，白质主要为轴突，这些轴突形成特定的神经束。

五、脊柱的血液供应

脊柱的血液供应主要来自源于椎动脉、主动脉、髂血管的节段性动脉，这些节段性动脉不但对骨性脊柱很重要，也对脊髓的功能至关重要。节段性动脉的背侧支进入椎间孔后分为前、后根动脉，它们分别形成一条脊髓前动脉和两条脊髓后动脉（图 1–16）。

特别值得一提的是椎动脉。如前所述，椎动脉是锁骨下动脉的一个分支，常常在 C6 水平进入颈椎横突孔，在颈椎内上升过程中发出节段性动脉，然后向内侧弯曲，穿过 C1，在距离中线 1.5cm 处进入枕骨大孔。

脊髓静脉在椎体内和硬膜外间隙形成静脉丛（图 –17）。

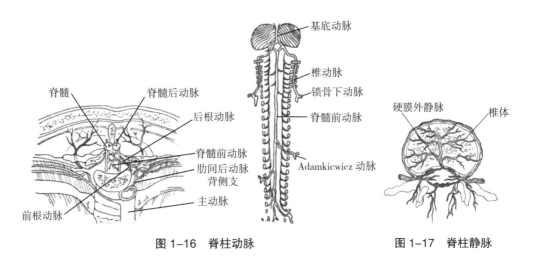

图 1–16 脊柱动脉 　　　　　　　　图 1–17 脊柱静脉

第二章　脊柱影像学检查

脊柱影像学检查主要有以下几种方式：DR、CT、三维 CT 重建、MRI 及血管成像。这些检查方式各有利弊。

DR 主要显示椎体骨质结构的改变及韧带的骨化情况。

CT 扫描能清晰显示颈椎各横断层面的骨性和软组织结构，其良好的空间分辨力和密度分辨力是普通 DR 检查所无法达到的，必要时还可以进行三维 CT 重建。当脊椎损伤表现为无明显骨折脱位的微小损伤时，DR 难以发现问题，而 CT 扫描则常能提示损伤部位及程度。特别是当骨折线为纵行方向时，CT 的显示尤为清晰。

CT 扫描对软组织结构的显示也明显优于 DR。不仅对于脊髓、神经根的受压定位比较准确，还可反映椎间盘损伤或突出的程度，并显示血肿的位置和大小。确定骨性或软组织因素所引起的椎管狭窄及其程度。当脊椎爆裂性骨折椎体骨折块凸入椎管，以及椎弓根、侧块、椎板等部位骨折时，CT 对骨折块的移位程度多能准确显示。

然而，CT 扫描也存在一定的局限性。有学者认为 CT 在显示骨折方面优于 DR，但对脱位的诊断却不及后者。由于 CT 扫描系以轴位图像显示为主，当骨折发生于横断面时很容易被遗漏。如 II 型齿状突骨折、寰椎前弓水平骨折等。

MRI 在诊断脊椎损伤时，一般仅适用于有神经损害症状、体征者。其对神经及软组织的评价能力是无与伦比的。MRI 可直接显示脊髓、椎间盘、韧带和肌肉的损伤类型及程度，因此可有效地指导治疗方案的制定以及对预后的判定。

一、椎间盘病变

1.解剖结构：椎间盘是由软骨板、髓核和纤维环组成的。

软骨板：同属椎体缘一部分，厚约 1mm。

髓核：富有弹性，内含胶样物质，约占椎间盘的 60%，含水量为 80%。

纤维环：包绕髓核，前缘厚，后缘较薄。其分为两层，外层为胶原纤维，内层为纤维软骨成分，内外层之间有交叉。

特殊的椎间盘：腰椎间盘后缘均略凹陷；腰 5、骶 1 椎间盘则稍圆隆；颈椎间盘后缘可凹陷或平直。

韧带有以下几种：

前纵韧带：较坚固。

后纵韧带：较薄弱，故椎间盘以侧后突为主。

黄韧带：连接上下椎板，部分起源于小关节囊，黄韧带下部较厚，单独构成椎管的侧壁。黄韧带厚度不超过 4mm。

2. 椎间盘突出：

分型：包括膨出、突出、脱出、髓核游离。

原因：外伤、退变（椎间盘供血减少导致髓核脱水、韧带松弛、纤维环弹性减弱或破裂）。

好发部位：L4 ~ S1（90%）；L3 ~ S1（95%）。

DR 上无法明确显示。CT、MRI 表现为退变椎间盘呈局限性软组织块影突出或呈盘状超出椎体边周缘，并可见脊神经根或脊髓受压。

椎间盘突出 CT 表现：

椎体后缘可见局限性突出的软组织影，高于硬膜囊密度，与未突出椎间盘等密度，呈半圆形或不规则，可见钙化，局部椎体骨质骨赘形成。

椎间盘突出 MRI 表现：

椎间盘突出部分与未突出部分相连，信号相同，可不相连呈游离髓核。如脱水、钙化，其信号为低信号。

当突出的椎间盘及髓核组织及增生的韧带，长时间压迫脊髓，可导致脊髓变性。

脊髓横断水肿或血肿在早期根据临床表现一般无法鉴别，其他影像学检查手段也只能提供间接影像。而 MRI 则可清晰地显示脊髓不同病理改变的差异：脊髓水肿在 T1 加权像为低或等信号，质子加权像为略高信号，T2 加权像为高信号；而脊髓血肿在 T1 加权像为低或等信号，质子加权像及 T2 加权像均为低信号；当脊髓实质性损害与水肿并存时则可能显示出中央低信号、周围高信号区的混合性成像。

MRI 在椎间盘病变中的优势：①增加空间分辨率：多平面，多角度。②扩大检查范围：不易遗漏其他病变。③在颈部可提高椎间盘病变的显示率。

腰椎间盘病变的诊断准确率 MRI 和 CT 大致相仿。

二、椎管狭窄

椎管狭窄是各种原因引起椎管各径线缩短，压迫硬膜囊、脊髓或神经根，从而导致疼痛、麻木、肢体无力、跛行、大小便障碍等一系列神经功能障碍的一类疾病。椎管狭窄从狭窄部位上分为：颈椎管狭窄、胸椎管狭窄及腰椎管狭窄。从病因上主要分为先天性椎管狭窄及后天获得性椎管狭窄。

1. X 线：包括正侧位、双斜位、过伸过屈位（六位片）可以了解脊柱的曲度，椎间高度，是否骨质增生、关节突是否退变肥大、椎体是否存在滑脱。

2. CT：显示骨性椎管形态、椎管横断面骨性结构等。

3. MRI：可全面观察椎间盘是否有病变，了解髓核突出程度和位置并鉴别椎管内有无其他占位性病变，了解脊髓、马尾神经和神经根受压状态。

三、椎体滑脱

1.脊椎滑脱的定义：界定为椎体所有或部分结构相对于其下部稳定的脊椎向前或向后的滑动。好发部位：90%为腰椎；多见于L4~L5、L5~S1。

2.椎体滑脱分类：分为真性滑脱和假性滑脱。

四、椎体骨折

（1）原因：车祸、高空坠落、摔倒等。

（2）分类：分为压缩性椎体骨折、爆裂性椎体骨折。

（3）DR：当骨折发生时，常规的正位和侧位平片是最基本的检查方法。椎体序列可以在正、侧位平片上很好地观察出来。许多骨折不仅存在椎体的骨折同时还存在损伤区域的后凸畸形。正位平片可以了解脊柱的顺列、侧凸的存在与否、棘突的位置。侧位平片可了解椎体的顺列、生理曲度的存在、椎体高度的丢失与否、有无脱位、局部的后凸角度。

（4）CT：骨折患者如有神经损害或怀疑有不稳定均应行CT检查。CT在区分椎体压缩骨折与爆裂骨折方面比平片更具有明显的优势，CT可以显示出椎板骨折，关节突骨折，椎弓根的损伤，这些在普通平片上是难以确诊的。轴位平面上，CT可以用来评估椎体骨折块对椎管的侵占情况，三维重建CT可以帮助我们观察脊柱的序列情况，从各个平面了解脊柱的结构及损伤情况。

（5）MRI：骨折患者如有神经损害或怀疑有椎间盘损伤或后方韧带结构损伤时应行MRI检查。MRI可以清楚地显示脊髓和软组织图像，MRI检查还可以帮助我们辨别椎间盘损伤、硬膜外血肿、脊髓水肿、软组织损伤情况，这在其他影像学检查时是不能替代的。通常T1加权像了解基本的解剖结构，T2加权像反映病理过程和韧带结构；矢状位了解血肿的存在状况及区分骨块与脊髓的关系及椎间盘与韧带有无损伤；轴位T1加权像评估硬膜外空间、脊髓和椎间孔等结构。

五、脊柱退行性病变

1.曲度的改变：生理曲度的改变，DR片即可明确。判断颈曲是否变小、变直、反弓。

2.韧带退变及损伤：主要为前纵韧带、后纵韧带及项韧带的钙化，黄韧带的肥厚增生。韧带的钙化，DR片上即可发现。但韧带的肥厚增生，则需要CT及MRI进行诊断。MRI横断面呈结节形或"V"形，T1WI等信号，T2WI低信号。正常颈椎黄韧带厚度小于1.5mm。在MRI上，韧带的肥厚增生会导致椎管变窄，硬膜囊受压，甚至脊髓变性。当韧带发生损伤时，代表韧带的低信号影连续性中断，损伤部位在质子加权像及 T2 加权像上为高信号。

3. **椎体及关节退变**：椎体骨赘形成，通常在 DR 上可见，为椎体的前后缘、上下缘呈唇样、刺状或骨桥形成。CT 及 MRI 上，椎体后缘的骨赘可见椎管狭窄及颈髓受压；椎体前缘的骨赘可导致食管受压。

钩椎关节退变 DR 表现为颈椎钩突肥大、变尖增生以及骨赘形成，其钩椎关节间隙变窄，关节面显示硬化。CT 扫描可观察到钩突增生肥大引起的椎间孔狭窄情况。

椎小关节退变在 CT 上表现为关节突之关节间隙模糊，关节面欠光滑及骨质增生硬化、关节腔内积气、滑膜囊肿。

4. **椎间盘退变**：DR 仅可显示间接征象，表现为颈椎椎间隙变窄。CT 表现为椎间隙变窄、椎间盘内气体影。

MRI 表现：①髓核改变：可见椎间盘高度变扁；早期 T2WI 信号减低，晚期 T2WI 呈高信号。②纤维环改变：纤维环撕裂 T2WI 呈高信号。③终板改变：终板退变分为三型。Ⅰ型：终板内裂隙形成、邻近骨髓内富含血管的纤维组织形成。T1WI 为低信号，T2WI 为高信号。Ⅱ型：骨髓内脂肪替代，T1WI 和 T2WI 信号均增高。Ⅲ型：广泛骨质硬化，T1WI 和 T2WI 信号均降低。

六、脊柱结核

1. **脊椎结核**：为骨关节好发部位，原发部位多为肺结核；脊椎好发部位依次为腰椎、胸椎及颈椎。

2. **感染途径**：多由血行感染而产生，停留血运椎体破坏。

3. **病理变化**：椎体破坏因支持体重而变扁；易累及椎体上下缘及邻近软骨板，而侵犯椎间盘致椎间隙变窄；破坏骨质产生大量干酪样物质流入脊柱周围形成冷脓肿，其内可见不规则钙化；腰椎结核干酪样物质沿一侧或双侧腰大肌流注，称为腰大肌脓肿，X 线表现为腰大肌轮廓不清或弧形突出。

4. **X 线影像表现**：典型表现为 3 大特征：①病变椎体骨质破坏、塌陷、变扁。②累及椎间盘，椎间隙变窄。③椎旁可见明显和广泛的脓肿阴影。

5. **MRI 表现**：长 T1 长 T2 信号。病变范围、椎体变形、脊髓受压及其信号变化显示明显优于 CT。受累椎体、椎间盘及脓肿壁可见明显强化。

6. **与压缩性骨折鉴别**：前者表现为三大 X 线表现；后者有明确外伤史，仅见椎体楔形改变，无骨质破坏，无椎间隙变窄。

第三章　王氏正脊手法

一、理筋手法

《医宗金鉴·正骨心法要旨》一书中曾述及按摩法和推拿法是治疗伤筋的主要手法。历代医家对理筋手法积累了丰富的经验，现在理筋手法又有很大的发展。理筋手法一般以按、摩、推、拿法为主，并辅以揉、捏、擦、搓等手法，同时根据不同的情况还可选用拔伸牵引、屈曲按压、颤抖摇晃、旋转斜扳等手法，可达到活血化瘀、消肿止痛、舒筋活络、松解粘连、软化瘢痕等作用。

在治疗伤筋的具体操作时要掌握如下几点：

（1）新伤手法操作宜轻，陈伤手法操作宜较重。手法轻时不宜虚浮，手法重时切忌粗暴，要求稳准有力，达到治疗目的。可用两拇指的螺纹部或掌根部做按法，既可使肿胀消散，且有压迫止血作用。

（2）受伤关节做一次或二次伸屈、旋转活动，其活动范围应大致相当于该关节的生理活动限度，这样有利于筋络骨节的舒顺，又不致引起新的损伤。

（3）四肢关节重症伤筋及邻近关节的骨折等，剧烈肿痛势必阻碍局部关节的活动。当肿痛渐消，骨折渐愈之时，可用理筋手法协助患者将关节徐徐伸屈并旋转，操作时应以不加重局部疼痛为宜，切忌猛烈屈伸，加重局部损伤和影响恢复。

（4）得气感：即是手法作用于身体病变部位或穴位时，患者感受到局部酸胀或麻木或微痛的感觉。

（一）常用手法

1. **按法**：为镇静止痛之法。用手指、手掌或肘部在体表的特定部位或穴位上停留一定时间，逐渐用力深压，称为按法（图3-1、图3-2）。应根据病变部位的深浅及患者的耐受程度，以不使局部剧痛，有得气感为宜。临床常用于损伤引起的疼痛等症。

2. **摩法**：为散瘀消肿之法。摩是抚摩的意思，用手掌或多指掌面附着于一定的部位上，以腕关节连同前臂做环行有节律的轻快抚摩动作，称为摩法（图3-3、图3-4）。以不增加疼痛或皮下筋肉组织无明显活动为度。临床常用于损伤早期瘀肿显著、疼痛剧烈的病例。

3. **推法**：为疏通复位手法。推者，是以手向前或向外用力，使物体移动之意。作为一种手法，则是以手指或手掌的某一部位着力，在人体一定部位或穴位上做单方向的直线或弧线移动，称为推法（图3-5、图3-6）。使用推法时，以不增加疼痛为度。临床常用于损伤引起的气滞血瘀、经络阻塞、筋骨移位等病症。

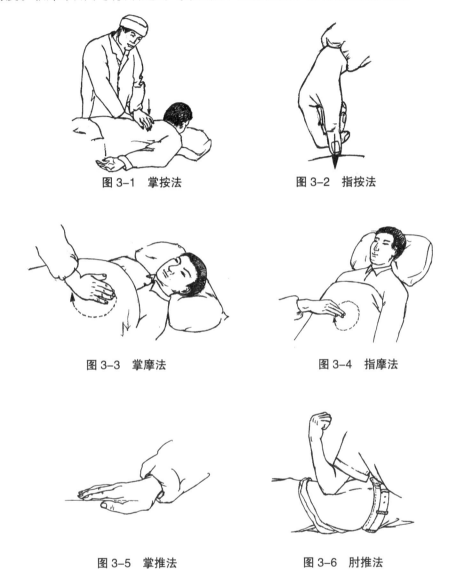

图 3-1　掌按法　　　　　　　　图 3-2　指按法

图 3-3　掌摩法　　　　　　　　图 3-4　指摩法

图 3-5　掌推法　　　　　　　　图 3-6　肘推法

　　4. **拿法**：为解痉通络之法。拿是把物体握在手里的意思，用一手或双手多指（或拇、食二指）相对用力捏紧提起施术部位的皮肤、筋肉，称为拿法。应拿放有节律，以不使筋肉从手中滑脱为宜。临床常用于损伤引起的筋肉痉挛、脉络阻塞等。

　　5. **揉法**：为活散止痛之法。揉是以手回旋地按、抚摩的意思。用拇指、多指或手掌（大、小鱼际与掌根）部着力，在一定的部位或穴位上做轻快或沉稳而柔和的回旋动作，以带动该处皮下组织，称为揉法（图 3-7）。以不摩擦皮肤为度。临床常用于损伤引起的瘀结之肿和疼痛等症。

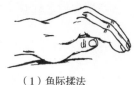

（1）鱼际揉法

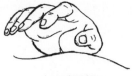

（2）掌根揉法

图 3-7　揉法

6. 揉法：为活血散瘀、消除疲劳之法。"揉"是不断地旋转着往返移动的意思，用手掌手背的近小鱼际部或除拇、食指以外的掌指关节部着力，在一定的部位上，通过腕关节屈、伸和旋转的连续而节律的协调动作，使产生的力持续作用于施术部位，称为揉法（图 3-8）。使用揉法时，以不产生跳动与不摩擦皮肤为度。用力的大小，要根据病情和施术部位及患者耐受程度而定，一般说筋肉薄弱处、新伤、体虚和年老者宜轻；筋肉丰厚处、陈伤、体质强壮者宜重。

揉法训练时的体位

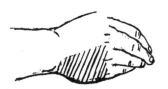

揉法吸定部分和接触位

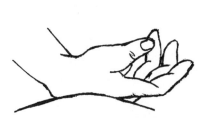

屈腕和前臂旋后

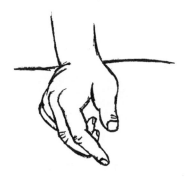

伸腕和前臂旋前

图 3-8　揉法

揉法具有促进血液循环、舒筋活络、解痉止痛、消除肌肉疲劳的作用。本手法临床应用广泛，常用于陈伤所致的麻木不仁、肢体酸痛和活动障碍等，尤其适用于肌肉组织丰满的部位。

7. 搓法：为松散之法。搓是手掌与接触面往返摩擦的意思，用单手或双手掌面着力，在躯干与四肢的某一部位上作用力均匀地快速往返摩擦动作，称为搓法。

以不擦伤皮肤与筋肉温热为度。临床常用于腰背与四肢关节的陈伤或寒湿痹证，对于筋肉紧张或痉挛有良好的缓解作用，亦用于四肢部其他手法后的调理等。

8. **拨法**：为分筋解痉之法。用手指或肘尖在一定部位或穴位上，适当用力下压至有酸胀感时，再做与筋肉纤维垂直方向地来回推动，使其从指下或肘下滑脱，称为拨法。使用拨法时，以不加重损伤而有酸麻胀痛感为宜。一般新伤、病变部位浅者，宜用轻拨法；陈伤、病变部位深者，则宜用沉稳的重拨法。临床常用于损伤引起的筋肉紧张、痉挛、粘连、结索等。

9. **拍击法**：为震动筋脉、疏通经络、调和气血之法。用空拳、拳背、虚掌、掌根、掌侧（小鱼际）、指背、指侧、指端或用桑枝棒，在体表有节奏地、轻重适宜叩、拍、捶、敲击的动作，称为拍击法（图3-9）。使用拍击法时，应根据具体病情和部位，选择不同的拍击法。临床常用于陈伤引起的气血瘀滞、经络阻塞、筋肉痉挛与肢体疲劳等。

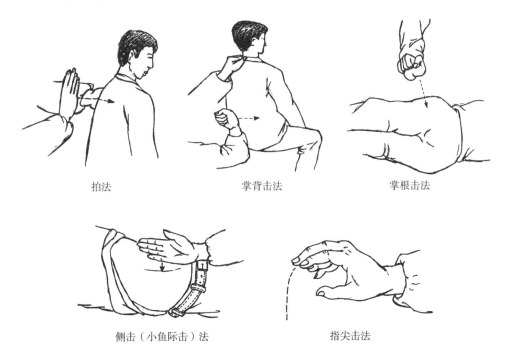

拍法　　　　　　掌背击法　　　　　　掌根击法

侧击（小鱼际击）法　　　　　　指尖击法

图3-9　拍击法

10. **伸屈法**：伸即拔伸牵拉，屈即屈曲折返，是对活动受限制的关节帮助其伸展或屈曲的一种被动运动手法。该法具有松解关节粘连、解除软组织痉挛或关节内组织嵌顿及滑利关节的作用。适用于各部位的关节功能受限、僵直、疼痛等。

11. **摇法**：摇法是以关节为轴，使肢体做环转运动的一种手法。摇法有单手摇和双手摇之分，并常与拔伸法综合使用。该法具有舒筋活血、滑利关节、松解粘连、增加关节活动度等作用。通过本法可预防和治疗关节部位的痉挛、粘连、僵直等活动障碍性病症，以及关节酸痛不适等功能性疾病。

12. 戳法： 戳即戳按之意，是用手指或手掌在损伤部位快速按压的一种手法。戳法与按法不同，按法是固定不动向下按压，戳法是在向下按压的同时有轻微的滑动。临床上分为掌戳法和指戳法，常用于治疗各关节紊乱症以及关节周围肌肉起止点的损伤。

13. 旋转法： 旋转法是双手向相反方向用力，被动旋转躯体的一种手法。临床上可分为一般旋转法、快速旋转法和定位旋转法。本法可纠正小关节的微细错动，滑利关节，解除粘连。多用于颈椎及胸腰椎的病症，如脊柱小关节紊乱症、椎间盘脱出症、急性腰损伤、棘突炎等，尤其对于因颈腰椎小关节紊乱所致的颈肩腰腿痛有良好的治疗效果。

14. 扳法： 是用双手向同一方向或相反方向用力，使关节得以伸展的一种被动活动手法。具有解除粘连、纠正关节错位、滑利关节的作用。常用以治疗关节功能活动受限、颈肩腰腿痛等病症，对脊柱侧弯、生理弧度改变等也有整复作用。

15. 点穴法： 是以手指着力于某一穴位逐渐用力下压的一种以指代针的手法。该法具有方便易行、刺激有力又柔和、力量强弱易控制、对全身各经络的穴位都可应用的特点。临床上常与揉捻法配合应用，使之刚中带柔。

16. 抖法： 是用双手或单手握住患肢远端，轻轻用力做小幅度的上下连续颤动，使关节有舒松感的一种手法。该法具有疏通经络、滑利关节的作用。常用于四肢肌肉和关节的损伤、粘连或功能障碍性疾病。

17. 振法： 是指以振动力作用于损伤部位，使该部位产生震颤感而治疗疾病的一种手法。该法具有行气活血、祛瘀镇痛作用。常用于治疗胸肋部轻度扭挫伤。

18. 将顺法： 以手掌着力于肢体，做上下方向来回运动，从肢体远端推向近端为将法，反之为顺法。本法能将顺筋脉，缓解软组织痉挛，常用于治疗四肢的软组织损伤、痉挛痹痛以及强手法后的辅助治疗。

（二）施法原则

经过详细的临床检查及辅助检查，明确诊断，全面而准确地掌握病情，是施术按摩手法的前提。就是要"知其体相，识其部位，一旦临证，机触于外，巧生于内，手随心转，法从手出""法之所施，患者不知其苦"。概括来说，则应遵循早、稳、准、巧这些原则。

1. 早： 早期恰当而及时地施术按摩手法，患者痛苦小，痊愈快，功能恢复好。

2. 稳： 施术手法要有力而稳妥，同时要注意医患体位适当。

3. 准： 对病变局部解剖，损伤的性质，或移位的方向要认识准确。施术手法时，操作要准确、实效，用力大小要恰到好处，避免不必要的动作，以防加重损伤及影响治疗效果。

4.巧：施术按摩手法时，要动作轻巧，做到既省力又有效。切忌鲁莽粗暴，增加不必要的损伤。

（三）禁忌证

（1）骨折固定期，脱位早期局部出血或固定期，不宜施术按摩手法。

（2）局部有明显的红、肿、热、痛炎症反应，有化脓趋势者，不宜施术按摩手法。

（3）局部包块性质不明，皮肤病，感染性疾病，恶性肿瘤或易出血性疾病，不宜施术按摩手法。

（4）施术按摩手法后疼痛增剧，有异常反应或出现全身症状者，不宜继续施术手法，需进一步检查，重新诊断。

二、整脊手法（复合手法）

1.按脊松枢法：

（1）定义：指按压脊柱双侧椎板，并叩击枢纽关节，以达到松解脊椎骨关节粘连目的的方法。

（2）适应证：需要理筋、调曲的各种脊柱伤病。

（3）禁忌证：脊柱骨结核、脊柱骨肿瘤、脊柱骨髓炎、严重骨质疏松者以及腰椎滑脱者不宜在滑脱腰椎处按压。

（4）注意事项：紧压慢移，力度因人而异，逐渐增加，对枢纽关节处叩击注意力度，以患者无痛苦为宜。

（5）操作方法：

术式一：患者俯卧位，医者用双拇指指腹自大椎穴开始，自上而下，垂直按压在脊柱双侧椎板上，反复3~5遍；然后让患者侧卧，屈曲脊柱，医者握拳，用小鱼际肌侧拳叩击颈胸枢纽、胸腰枢纽及腰骶枢纽（图3-10）。

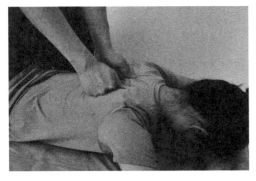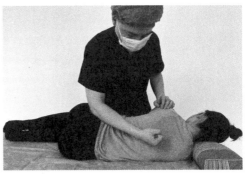

图3-10　按脊松枢法

术式二：又称过伸足蹬法，适用于青壮年患者。患者俯卧，医者将患者一下肢提起过伸牵拉，用另一足跟自大椎始，逐个椎体轻轻踩压（图3-11）。

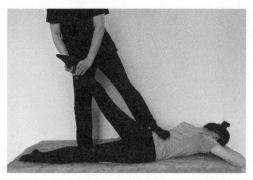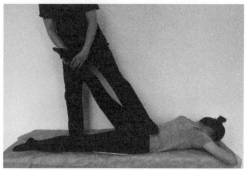

图3-11　过伸足蹬法

2.寰枢端转法：

（1）定义：通过端提寰椎横突，并提转头部，使寰枢关节复位的正脊骨法。

（2）适应证：寰枢关节错位。

（3）禁忌证：寰枢椎先天畸形；外伤所致寰枢关节错位急性期；急性斜颈慎用。

（4）注意事项：端提时间不要超过1min，否则影响患者吞咽活动；端提时要持续用力，不可用暴力；旋转头颅角度6°左右，不宜超过10°。

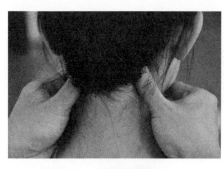

图3-12　寰枢端转法

（5）操作方法：患者端坐，医者站在患者后方，将双手拇指分别置于两侧风池穴，双手食、中、无名指托于患者下颌部，两手同时逐渐用力将患者头颅轻轻向上端提，然后术者手腕向一侧短促发力旋转，再回到中立位，上提向对侧旋转，可听到颈部"咯、咯"的弹响声，表明复位成功。每次端提20~30s后旋转（图3-12）。

3.牵颈折顶法：

（1）定义：医者通过手掌牵引患者头部，并向上顶颈椎棘突，以调整颈椎曲度的方法。

（2）适应证：颈曲变浅、消失、反弓及成角类的颈椎病。

（3）禁忌证：各种颈部疾病急性期；颈椎结核、颈椎肿瘤、颈椎骨髓炎；颈椎曲度加大者。

（4）注意事项：松筋后实施该法；急性颈椎间盘突出症和颈椎管狭窄症者慎用。

（5）操作方法：

术式一：患者仰卧位，先对颈部施以理筋松筋手法，然后医者用双手掌抱住枕部对颈椎牵拉 1~3min，再用四指指腹在颈项后背部，从第 7 颈椎往前随牵、随揉、随折顶颈椎棘突，反复牵、顶，约 20min（图 3-13）。

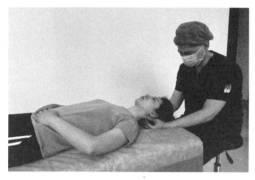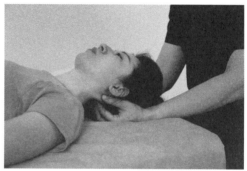

图 3-13　牵颈折顶法

术式二：旋转解锁法，让患者自我高度旋转颈椎，医者一手牵拉后枕，另一手前臂提下巴，肘部按压对侧肩关节，两手对抗用力，将第 6、7 颈椎和胸椎拉开（图 3-14）。

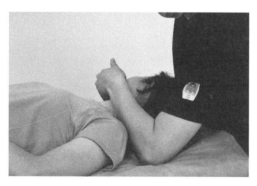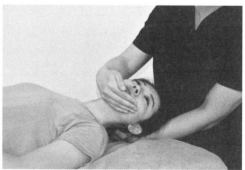

图 3-14　旋转解锁法

4. 颈椎旋提法：

（1）定义：旋转并提拉颈椎，以松解颈椎骨关节粘连方法。

（2）适应证：颈椎棘突偏歪的各类颈椎病。

（3）禁忌证：先天畸形及骨病者；60 岁以上和 16 岁以下儿童；合并脊椎骨质疏松者；严重心脏病、甲亢患者；椎间盘突出压迫硬脊膜囊大于 1/2 者；颈椎手术后；颈椎陈旧性骨折脱位者；牵引下禁用此法；颈曲消失、反弓者慎用（图3-15、图3-16）。

（4）注意事项：切忌暴力旋转，超过颈部正常旋转范围的旋转，应视为暴力旋转。旋转到位即可，不宜盲目追求"咯嗒"声。旋转法慎用中立位，因此法旋转剪力多在第5椎以上，容易造成骨折脱位。

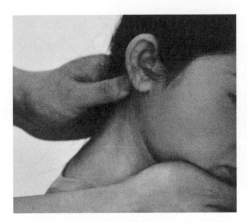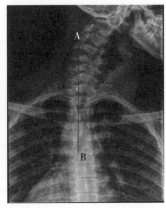

图3-15 中立位旋转 AB 线与 CD 线交叉于第4、5椎，可见明显椎体位移

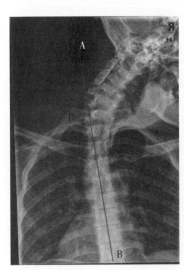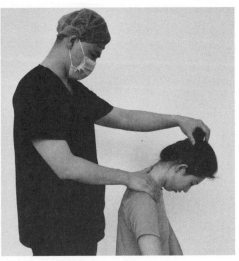

图3-16 高度屈颈达 90° 左右，ABCD 的剪力在第6、7椎

（5）操作方法：患者端坐，医者立于患者后方，先用推拿法松解颈肌，嘱患者头颈屈曲，医者用四指按压后枕，嘱患者头颈旋转至最大，医者左肘兜患者下颌，右手拇指按压患椎右侧，并轻轻兜颌向上，即可听到颈部"咯"的一声，表明复位成功。左侧与右侧操作方向相反（图3-17）。

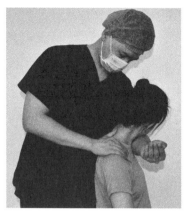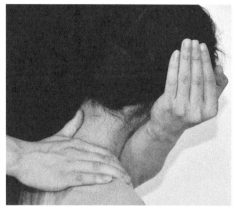

图 3-17　颈椎旋提法

5.提胸过伸法：

（1）定义：使胸椎后伸，升提胸廓使胸椎骨关节粘连得到松解复位的方法。

（2）适应证：合并胸椎侧凸的各类颈椎病、胸椎侧弯症、脊椎骨骺软骨病、脊源性心律失常、胃肠功能紊乱症。

（3）禁忌证：严重骨质疏松患者。

（4）注意事项：膝顶法向前顶力不能过大。

（5）操作方法：有 3 种术式。

术式一：患者骑坐在整脊椅上，面向前，双手十指交叉抱后枕部，医者站在患者后方，用一膝顶上段胸椎，双手自患者肩上伸向两侧胁部，然后双手抱两胁将患者向后上方提拉（图 3-18）。

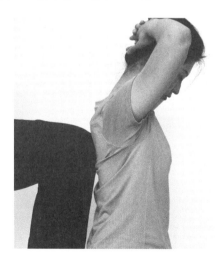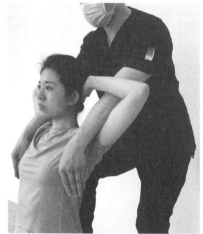

图 3-18　提胸过伸法（术式一）

术式二：患者骑坐在整脊椅上，面向前，双手十指交叉抱后枕部，医者站在患者背后，双手自患者腋下穿过，向上反握其双前臂，用前胸顶患者上段胸椎，然后双手用力将患者向后上方提拉（图 3-19）。

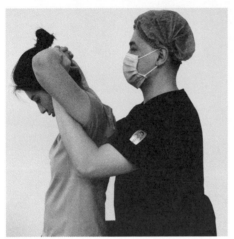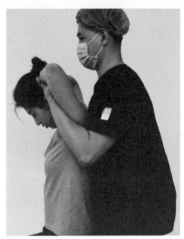

图 3-19　提胸过伸法（术式二）

术式三：患者骑坐在整脊椅上，面向前，双臂前胸交叉，双手抱肩，医者坐在患者背后，从腋下双手拉患者对侧肘关节，使肩胛拉开，然后将患者向后上方提起（图 3-20）。

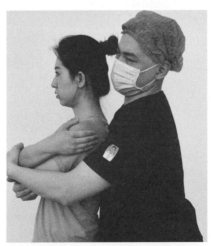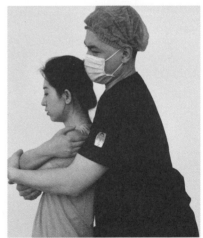

图 3-20　提胸过伸法（术式三）

6.胸腰旋转法：

（1）定义：旋转胸腰枢纽，以松解胸腰段骨关节粘连并使移位的椎骨复位的方法。

（2）适应证：胸腰椎小关节紊乱、腰椎滑脱症、腰椎间盘突出症、腰椎管狭窄症、脊柱侧弯症、脊源性月经紊乱症、下肢骨性关节炎、胃肠功能紊乱症、强直性脊柱炎脊柱畸形症。

（3）禁忌证：胸腰椎术后；腰椎严重骨质疏松；孕妇；胸腰椎骨肿瘤、骨结核、骨髓炎；急性腰椎间盘突出症和腰僵者慎用。

（4）注意事项：施术时需有助手固定髋部。忌为强求响声，反复旋转。

（5）操作方法：患者面向前骑坐在整脊椅上，双手交叉抱项部，略向前屈至以胸12、腰1为顶点。以右侧为例，助手固定患者左髋，医者立于患者右侧后方，右手经过患者右臂前，至颈背部（大椎以下），左手固定于胸腰枢纽关节右侧，右手旋转患者胸腰部，待患者放松后，双手相对同时瞬间用力，即右手向右旋转的同时左手向左推，可听到局部"咯嗒"声。左侧操作方向与右侧相反（图3-21）。

7. 腰椎旋转法：

（1）定义：旋转腰椎以松解腰椎骨关节粘连并使移位的椎骨复位的方法。

（2）适应证：腰椎后关节错缝、腰骶后关节病、腰椎间盘突出症、腰椎管狭窄症、腰椎侧弯症。

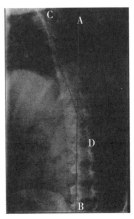 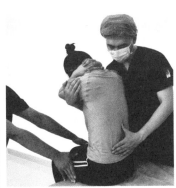 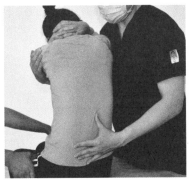

图3-21　胸腰旋转法半屈曲位 AB 线与 CD 线剪力交叉于胸腰枢纽

（3）禁忌证：同胸腰枢纽旋转法禁忌证；椎间盘突出压迫硬脊膜囊大于1/2者；椎弓崩解、脊柱滑脱者慎用。

（4）注意事项：施术时需有助手固定髋部。忌为强求响声，反复旋转。

（5）操作方法：患者面向前骑坐在整脊椅上，双手交叉抱项部，向前屈至腰椎棘突偏歪处为顶点。以棘突右偏为例，助手固定左髋，医者立于患者右侧后方，右手穿过患者右腋下至对侧肩部，左手掌固定于偏歪棘突右侧，右手摇动患者腰部，待患者放松后，双手相对同时瞬间用力，即右手向右旋转的同时左手向左推，可听到局部"咯嗒"声。左侧操作方向与右侧相反（图 3-22）。

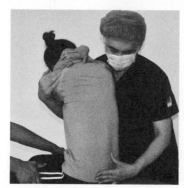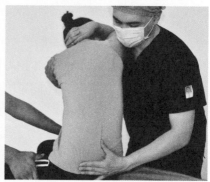

图 3-22　腰椎旋转法

8. 腰骶侧扳法：

（1）定义：侧位扳压腰骶枢纽关节，使腰椎后关节和骶髂关节粘连得到松解并使之复位的方法。

（2）适应证：腰椎后关节错缝症、腰椎间盘突出症、腰骶后关节病、骶髂关节错缝症。

（3）禁忌证：未排除骶骨、髂骨结核，肿瘤者；椎弓峡部不连、椎弓崩解、椎体滑脱者；骨质疏松患者；孕妇；胸腰椎手术后。

（4）注意事项：侧卧体位，躯体和下肢在一中轴线上。如怀疑一侧椎间孔压迫神经根者，应取健侧卧位，不宜左右侧扳。腰僵者慎用。腰骶侧扳法是 AB 力线往后，CD 力线往前，两力线剪力作用于椎弓峡部，如峡部有退变则容易造成误伤（图 3-23）。

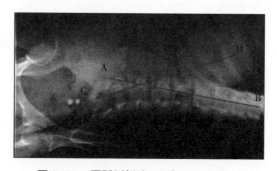

图 3-23　腰骶侧扳法 AB 与 CD 力线

（5）操作方法：患者取侧卧位。以右侧卧位为例，医者面向患者站立，左手或前臂置于患者左腋前，右手前臂置于患者左臀部，在患者充分放松情况下，两手相对同时瞬间用力，力的交点在腰骶枢纽关节处（图3-24）。

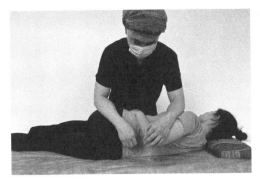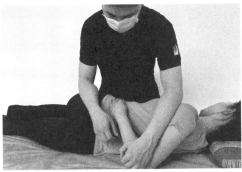

图 3-24 腰骶侧扳法

9. 过伸压盆法：

（1）定义：过伸患侧下肢，按压骶骨或髂骨使移位的骶骨或髂骨复位的手法。

（2）适应证：骶髂关节错缝症、腰骶后关节病、骨盆倾斜者。

（3）禁忌证：未排除骶骨、髂骨结核，肿瘤者；椎弓峡部不连、椎弓崩解、椎体滑脱者；骨质疏松患者；孕妇；胸腰椎手术后；有髋关节病变者。

（4）注意事项：后伸下肢注意保护髋关节，防止过伸导致股骨颈骨折。

（5）操作方法：患者取俯卧位，医者立于健侧，用一肘托起患侧大腿，使其后伸，另一手与托腿手相握，肘部按压患侧骶髂关节处，后慢慢使患侧下肢后伸至极限，按压之手肘部稍用力往下按压，听到"咯嗒"声，复位成功（图3-25）。

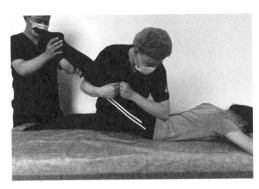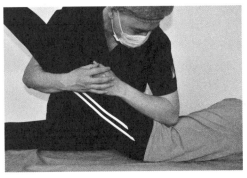

图 3-25 过伸压盆法

10. 手牵顶盆法：

（1）定义：手牵下肢，推顶骨盆使向上移位的髂骨复位的方法。

（2）适应证：骶髂关节错缝症、腰骶后关节病、骨盆倾斜者。

（3）禁忌证：椎弓裂、脊椎滑脱者；孕妇；有下肢疾病者慎用。

（4）注意事项：患者身体与下肢保持在同一水平位，手足用力协调。

（5）操作方法：

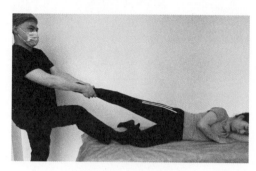

图 3-26　手牵顶盆法

步骤一：患者侧卧位，患侧在上，健侧屈膝，医者用一足跟蹬住健侧小腿，双手握住患侧踝部，待患者放松后，手足同时协调突然用力做上牵下蹬动作（图 3-26）。

步骤二：让患者将双膝双髋屈曲，医者按压膝部，左右滚动骨盆（图 3-27）。

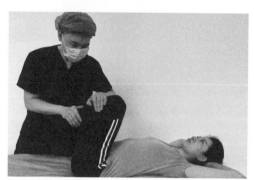 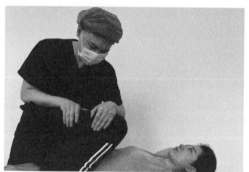

图 3-27　滚动骨盆法

第四章　针刀与针灸技术

第一节　针刀技术

　　针刀技术是将中医针刺技术和现代医学切开手术技术相融合，把针灸针和手术刀统一形成一种似针带刃的器具，既能完成针刺的功能又能完成组织切开的功能，以达到治疗疾病目的的新的医疗技术。它遵循《黄帝内经》关于"刺骨者无伤筋，刺筋者无伤肉，刺肉者无伤脉，刺脉者无伤皮，刺皮者无伤肉，刺肉者无伤筋，刺筋者无伤骨"的论述，并结合现代解剖知识，采用各种带刃针具进行松解、切割、剥离等的临床操作。针刀治疗的本质是纠正人体的动态平衡失调，先通过针刀减张减压、松解粘连的局部软组织，再以手法调整骨关节的平衡来实现对全身各种急慢性软组织损伤的治疗。主要用于治疗各种软组织损伤引起的顽固性疼痛，骨关节退行性疾病（如颈椎病、腰椎间盘突出症、骨性关节炎等）、肌肉、肌腱和韧带的慢性积累性损伤、肌紧张、损伤后遗症及某些脊柱相关性疾病。通过针刀刺激损伤组织，激发组织修复机能，治疗陈旧性、慢性劳损性疾病。

　　针刀治疗与整脊治疗在王氏正脊流派体系中是相辅相成、紧密结合的。因为笔者在临床工作中发现，单纯的针刀治疗确实能够减轻患者症状甚至消除症状，但如果脊柱的错位没有得到纠正，很多时候特别对于一些病情相对复杂的患者是有很大概率复发的，因为肌肉总是要附着在骨骼上，如果没有将骨骼的位置调整平衡，被松解的肌肉、筋膜、韧带等结构最终还是会变紧张。如果单纯整脊治疗而不将脊柱周围的紧张肌肉放松，第一会使整脊过程很困难，甚至出现某些危险；第二因为脊柱周围肌肉拉力不平衡，使纠正过的椎体在活动后又再次错位。而针刀松解紧张的肌筋膜、肌腱韧带的效果优于手法和针刺的。因此熟练掌握针刀技术就非常重要。

一、针刀基本操作方法

　　1.定点：由轻到重触诊病变部位，确定痛点的部位及层次，用指甲压痕或染色剂标记。

　　2.定向：刀口线与病变部位肌肉韧带的纤维方向一致；如有大的神经、血管经过，则针刀的刀口线与神经、血管走行方向一致。

　　3.消毒麻醉：用碘伏做局部皮肤消毒，铺无菌孔巾。以皮肤标记的痛点为中心，0.25% 利多卡因 2mL 局部逐层浸润麻醉。

4. 进针：术者戴无菌手套，左手拇指指端进行加压分离进针点，右手持针进入皮肤，穿过皮肤、浅筋膜时针下有种落空感，再缓慢刺入出现阻力感时，针尖抵达深筋膜表面，再用力点刺即突破筋膜进入肌肉。如果仔细辨识持针手能体察到通过肌筋膜的感觉。

5. 松解：根据治疗需要，用针刀在不同的解剖层次进行提插、切割、剥离、撬动。针刀在大面积筋膜表面可散在点刺 3~5 针进行减张减压，做条索状粘连松解可连续进行纵行线性切割，在错位增生的椎小关节可以进行撬拨操作。

6. 出针：拔出针刀时，用无菌敷料覆盖针孔，术者拇指端垂直按压 1min，见不再出血，用无菌敷料封闭针孔 48h。

二、针刀施法选择

1. 按中医五体用针：中医五体有皮、肉、筋、脉、骨 5 种，施术时需详细了解其变化，以准确施治。

（1）皮：皮下结节，皮肤与皮下粘连。

（2）肉：肌肉筋膜炎性改变，粘连、狭窄，形成条索。

（3）筋：挛缩，粘连，形成条索，被夹挤卡压。

（4）脉：卡压，迂曲。

（5）骨：增生，疏松，骨赘。

2. 按解剖部位结合经络腧穴用针。

三、禁忌证

（1）局部或全身有感染、发热或严重糖尿病存在感染风险者。

（2）施术部位有难以避开的重要血管、神经或脏器。

（3）患者凝血功能异常。

（4）严重脏器疾病发作期患者。

（5）极度虚弱或不能配合者。

（6）对于金属器具过敏者。

四、常见疾病的针刀治疗

（一）项痹病

患者有急性损伤或慢性颈部劳损史，可有颈部活动受限，颈肩背部疼痛、酸胀、僵硬，双侧上肢麻痛，头颈部活动时有弹响声或钙化组织摩擦音，颈枕部肌肉筋膜韧带附着点处，多有压痛及条索状物。X 线显示：颈椎生理曲度变小、变直或反张，项韧带可有钙化等改变。

1. **治则治法**：针刀松解颈部粘连的软组织。

2. **操作步骤**：患者坐位或俯卧位，治疗点选在病变椎体上、下棘突间及两侧旁开 1~1.5cm 处、肩胛提肌、斜方肌、斜角肌、胸锁乳突肌的压痛点或起始点。脊柱区刀口线与脊柱纵轴平行，先刺入病变椎体棘突间旁开 0.5~1 寸（同身寸）的皮肤、筋膜、肌肉间隙，视需要可以刺达关节突关节囊。刀口线与颈椎纵轴平行，针体垂直于皮肤，刺破深筋膜，纵切 3~5 刀。处理肩胛提肌、斜方肌、斜角肌、胸锁乳突肌时刀口线与肌纤维平行，对局部痛点进行点刺或起止点进行纵行剥离。出针后用无菌敷料按压针孔 1~2min，封闭针孔。针刀治疗颈部时，必须熟悉解剖位置，不可刺入过深，以防损伤动脉、脊髓及肺组织。

（二）第3腰椎横突综合征

患者一般有外伤或劳损史。腰痛或向臀部放散，弯腰后直起困难，不能久坐、久立，严重时行走困难。在第 3 腰椎横突尖部单侧或双侧有敏感局限性的压痛点。

1. **治则治法**：针刀松解第 3 腰椎横突尖部，减轻张力缓解疼痛。

2. **操作步骤**：患者取俯卧位。在发作期和缓解期均可用针刀治疗，在第 3 腰椎棘突至横突尖部（即压痛点处），常规消毒以刀口线和人体纵轴线平行刺入，当针刀刀口接触骨面时，用横行剥离法，感觉肌肉和骨端之间有松动感时出针，以棉球压迫针孔 1~2min。操作一定要定位准确，防止刺入过深误伤腹腔脏器。

（三）膝痹病

患者一般都有典型的外伤或反复劳损史。髌骨周围压痛，髌骨活动度小，股四头肌萎缩，屈伸受限，伸膝抗阻力试验阳性，单足半蹲试验阳性，髌骨研磨试验阳性，叩髌试验阳性。少数患者可有关节积液，浮髌试验阳性。脂肪垫增生肥厚而伴压痛、挤压痛及膝过伸痛。X 线片示膝关节间隙变窄，软骨下骨硬化及囊样变或关节内有游离体，关节边缘增生、胫骨平台内外髁及髁间嵴增生明显。

1. **治则治法**：对髌骨周围软组织痛点及肌腱附着点处的增生肥厚组织松解减张，恢复膝关节的动态稳定。

2. **操作步骤**：患者仰卧位，屈膝 90°，令足底放平于治疗床上，膝部痛点定位。髌骨周围的痛点和压痛点为软组织损伤的病变部位，可以用微针刀密集点刺；伴有髌前皮下滑囊炎者，用针刀将此滑囊的纤维层切开剥离即可；髌内外侧支持韧带痛点均在髌骨两侧边缘，用切开松解术即可。针刀剥离时仅限于粘连的病变组织间，切勿将韧带附着点铲起，勿损伤骨膜，避免局部形成血肿。对于膝关节内外侧平台边缘骨赘明显而有压痛部位，针刀宜刺达皮质骨，以控制其表面纤维软骨增生。

第二节　针灸技术

针灸疗法治疗脊柱相关疾病是以针灸的方法通过穴位刺激，以达到调整经络、脏腑功能来治疗相关疾病的一种方法，脊椎相关疾病在整脊疗法的基础上配合针灸疗法，常能收到较好的疗效。

一、经络的生理作用及其分布

经络是人体组织结构的重要组成部分，在生理上具有传输营卫气血、沟通表里、贯穿全身、抵御病邪、保卫机体的功能；诊断时可作为判断疾病所在部位的一个重要依据；治疗时可按循经取穴施治。所以经络学说贯穿在祖国医学的整个理论体系之中，成为指导临床各科的基础。

经络包括经脉和络脉两部分。络脉是经脉的分支，经脉又分正经和奇经。正经有 12 条，与脏腑直接相通，统称十二经脉。它分别循行在体表的一定部位，又与一定的内脏密切联系，各条经脉之间，又通过络脉相互沟通，从而使机体各部联系成一个统一的整体。奇经有 8 条，不与脏腑直接相通，是"别道奇行"的经脉。

二、穴位的分类及取穴方法

1. 穴位的分类：人体的穴位大体可分 3 类。

（1）十四经上的穴位称经穴。

（2）十四经以外的穴位称奇穴。

（3）以患病局部的反应压痛点为穴位的叫作阿是穴。

2. 取穴的方法：有体表标志法、骨度分寸法、手指同身寸法、简便取穴法。

三、针灸的作用机制

疾病的发生、发展及临床表现不外乎脏腑、经络功能的失调。针灸治病，就是在脏腑、经络学说引领下，基于四诊、八纲的辨证方法，将临床上各种不同的证候经过归纳分析，以明确疾病是在脏还是在腑，是在表还是在里，是属寒还是属热，是属虚还是属实，居于何经？在此基础上进行相应的配穴处方，或针或灸，或补或泻，以通其经脉，调其气血，使阴阳归于平衡，脏腑功能趋于和调，而达到防治疾病的目的。从脊柱病因治疗的角度分析，通过针刺脊柱相关组织可以起到减轻椎间压力、放松神经、调理支配区对应节段躯体感觉及神经所支配的脏腑的作用。

四、操作手法

关于针刺补泻手法，古今诸家论述颇多。大体可分为徐疾补泻，即徐进疾出为补，疾进徐出为泻；提插法，即紧提慢按为补，慢提紧按为泻；开合法，快出针、急闭其穴为补，慢出针、摆大针孔、不闭其穴为泻；呼吸法，即患者呼气时进针吸气时出针为补，反之为泻；迎随法，即针尖顺着经络流注方向为补，反之为泻，临床中要遵循"实者泻之，虚则补之"的原则。

具体步骤：

1. 消毒： 针刺前必须做好针具、腧穴部位及医生手指的消毒。

2. 进针： 进针时一般用双手配合。右手持针，靠拇指、示指夹持针柄，左手按压针刺部位，以固定腧穴皮肤。临床常用以下几种进针方法：

（1）指切进针法：用左手拇指或示指的指甲切按腧穴皮肤，右手持针，针尖紧靠左手指甲缘迅速刺入。

（2）舒张进针法：用左手拇、示二指将所刺腧穴部位皮肤撑开绷紧，右手持针刺入。用于皮肤松弛部位的腧穴。

（3）提捏进针法：用左手拇、示二指将欲刺腧穴两旁的皮肤捏起，右手持针从捏起的上端将针刺入。用于皮肉浅薄部位的腧穴。

（4）夹持进针法：左手拇、示二指持消毒干棉球，裹于针体下端，露出针尖，将针尖固定在所刺腧穴的皮肤表面，右手捻动针柄，两手同时用力，将针刺入腧穴。用于较长毫针的进针。

3. 行针与得气： 毫针刺入后，施行提插、捻转等行针手法，使之得气，并进行补泻。得气亦称针感，是指将针刺入腧穴后所产生的经气感应。当这种经气感应产生时，医生会感到针下有沉紧的感觉；同时患者出现针刺局部酸、麻、胀、重等感觉。得气与否以及得气的快慢，直接关系到针刺的治疗效果。常用的行针手法有以下两种：

（1）提插法：提插法是将针刺入腧穴一定部位后，使针在穴位内进行上、下提插的操作方法。将针从浅层向下刺入深层为插；由深层向上退至浅层为提。

（2）捻转法：捻转法是将针刺入一定深度后，用右手拇指与示、中指夹持针柄，进行前后旋转捻动的操作方法。

4. 留针与出针： 医生可根据病情确定留针时间，一般病证可酌情留针 15～30min。出针时，用左手拇、示指按住针孔周围皮肤，右手持针做轻微捻转，慢慢将针提至皮下，然后将针起出，用无菌干棉球按压针孔，以防止出血。

五、针刺的注意事项

（1）施针前应认真诊察病情，辨证施治，施针时严肃认真，聚精会神，密切观察病情变化，发生意外情况及时处理。

（2）对于过度劳累、饥饿、过饱、醉酒、大汗及精神紧张者不宜施行针刺，体质虚弱患者应尽量取卧位，刺激手法宜轻。

（3）合谷、三阴交及腹部、腰骶部腧穴，易致子宫收缩，孕妇不宜针刺。

（4）小儿不善配合，进针宜速刺，不留针。囟门未闭合，头顶腧穴不宜施针。

（5）施针时尽量避开血管进针，以防出血。对出血不止，或有出血倾向的患者，不宜施行针刺治疗。

（6）皮肤感染或有瘢痕的部位，不宜施行针刺治疗。

（7）眼、项部、胸背部、胁肋部等处的穴位，应掌握好针刺角度、深度，以免发生意外。

六、针刺意外的处理和预防

（一）晕针

由于患者体质虚弱、饥饿、疲劳，或过于精神紧张、初次针刺治疗、心里恐惧；或因操作不当和刺激量过大，均易产生面色苍白、心悸、出汗、头晕、目眩；重则四肢厥冷、晕厥、冷汗出、脉细弱、血压下降、二便失禁、不省人事等。这就是晕针。

发生晕针后应迅速处理，立即停止针刺，拔出已刺之针。令患者平卧，盖被保暖，头部放低，喝温热饮料。轻者即可恢复，重者可针人中、百会、内关、足三里等穴，必要时采取综合抢救措施。

为防止晕针，施针前医者应解除患者顾虑，消除精神紧张。施针时选穴适当，尤其对虚弱患者手法宜轻，另外，尽量取卧位治疗，劳累、饥饿者不予针刺。针刺过程中，要密切观察病情变化。有晕针先兆，及时采取措施。

（二）滞针

因患者精神紧张致肌肉痉挛或行针用力不当造成肌纤维缠绕针体，针下紧涩、捻转、提插困难或不能进针、出针，针下疼痛，即是滞针。

可留针片刻，做局部按摩以松解紧张之皮肤、肌肉，用捻转出针，或在针柄上施灸，在周围再针一穴，滞针即可缓解。

（三）弯针

由于留针时患者变动姿势或医者用力过猛，或滞针后处理不当，使针体在组织内弯曲形成弯针。弯针发生后，应酌情令患者恢复原姿势，或一手固定针柄，一手顺势拔出，切忌猛拔和捻转。为预防弯针，令患者针前选择好舒适体位，针后勿改变姿势，注意手法，指力要均匀。

（四）断针

由于毫针质量差或针根、针体有伤痕，或手法过强，或因滞针、弯针处理不当等，易出现断针情况。发生断针后，医者要沉着，令患者保持原体位不动，放松肌肉，有针体部分露出皮外者，用镊子迅速夹出；若针断处陷于皮内，则需手术取出。

（五）出血

因刺伤小血管，出针后局部出血或呈青紫色，肿胀疼痛。当即用干棉球压迫针孔止血，青紫肿胀早期冷敷，24小时后可热敷。医者针前应认真检查施术部位，针刺注意避开血管，便可预防出血发生。

（六）误伤脏器组织

由于医者针刺角度、方向、深度有误，或刺伤重要脏器及组织，出现相应部位的疼痛、出血、功能损伤。如气胸、血胸、尿血、腹痛、肢体感觉异常、运动功能障碍等。轻者令患者静卧，可自行恢复；重者须立即抢救，不得延误。对胸背、颈项、腹部等处的穴位，要注意进针角度、方向、深度及针刺强度，了解脏器有否移位或肿大以杜绝事故发生。

七、针灸治疗常见疾病

（一）头痛（紧张性头痛、血管神经性头痛）

头痛是指以头部疼痛为主要临床表现的病症。脑为"髓海"，头为诸阳之会、清阳之府，五脏六腑之气皆上会于头。外邪侵袭或内伤诸疾皆可导致气血逆乱，瘀阻脑络，脑失所养而发生头痛。

1. 治则治法：疏经活络，行气活血止痛。

2. 操作步骤：

（1）取穴：百会、风池、头维。随症配穴：少阳头痛加率谷、角孙；太阳头痛加天柱、太阳；阳明头痛加攒竹、印堂。还可以枕大神经、枕小神经等一些神经出口为靶点针刺，临床中也可收获良好疗效。

（2）刺法：头部穴位多斜刺或平刺，肢体穴位多直刺。风池穴操作时针尖向鼻尖方向斜刺0.8~1.2寸，或平刺透风府穴。进针后行提插捻转手法。

（3）疗程：每次留针30min，每日1次，10次为1个疗程。

（二）面瘫症

面瘫是以口眼向一侧㖞斜为主要症状的一种病症。其表现为一侧面部松弛，额纹消失，眼裂增大，鼻唇沟变浅，口角下垂，并被牵向健侧，不能蹙额、皱眉、示齿、鼓颊等动作，部分患者初期耳后疼痛，还可出现味觉减退或听觉过敏，甚至外耳道出现疱疹等。本病多由络脉空虚，风寒之邪乘虚侵袭阳明、少阳脉络，致经气阻滞，筋脉失养，筋肌弛缓不收而发病。

1. 治则治法：活血通络，疏调经筋。

2. 操作步骤：

（1）取穴：风池、翳风、地仓、颊车、合谷。随症配穴：鼻唇沟平坦加迎香；鼻中沟㖞斜加水沟；颏唇沟㖞斜加承浆；目不能合加阳白、攒竹或申脉、照海。

（2）刺法：对于面部穴位，初起宜浅刺、轻刺，一周后酌予平刺透穴或斜刺。

（3）疗程：每次留针 20～30min，每日 1 次，10 次为 1 个疗程。

（三）肩凝症

肩凝症是以肩部弥漫性疼痛伴活动受限为主要症状的一种病症。其表现为日轻夜重，晨起关节活动后疼痛减轻，局部可伴有广泛的压痛，手臂外旋、外展、上举、后伸等动作受限。后期病变组织发生粘连，功能障碍逐渐加重，形成"冻结肩"，最后导致肩关节功能丧失。本病早期以疼痛为主，晚期以功能障碍为主。一般认为，肩部受凉、过度劳累、慢性劳损与本病的形成有关。

1. 治则治法：舒筋通络，行气活血。

2. 操作步骤：

（1）取穴：肩髃、肩髎、肩前、阿是穴、条口。随症配穴：上臂痛加臂臑、曲池；肩胛痛加曲垣、天宗。亦可以肱二头肌长头肌肌腱、肱二头肌短头肌肌腱、冈上肌、冈下肌、大小圆肌上阳性反应点为治疗靶点亦可收获良好疗效。

（2）刺法：直刺。

（3）疗程：每次留针 20～30min，每日 1 次，10 次为 1 个疗程。

（四）腰痛病（急性腰扭伤、腰椎间盘突出症）

腰痛病是以自觉腰部疼痛为主症的一类病证，表现为腰部重痛、酸麻，拘急不可俯仰，或痛连臀、腿。本病的发生主要与感受外邪、跌仆损伤等有关。其诊断参照《中药新药临床研究指导原则》中有关标准。

本病分为寒湿腰痛、瘀血腰痛和肾虚腰痛三大类，本节主要讲述瘀血腰痛的毫针治疗。

1. 治则治法：舒经通络，活血化瘀。

2. 操作步骤：

（1）取穴：肾俞、腰夹脊、委中、阿是穴。也可以腰部棘突、关节突关节、横突、髂嵴与竖脊肌连接点等肌骨结合处为治疗靶点亦可收获良好疗效。

（2）刺法：直刺。

（3）疗程：每次留针 20～30min，每日 1 次，10 次为 1 个疗程。

第五章 脊柱病常用经典方剂

第一节 四气五味总论及方剂配伍法

中药方剂通过药物的四气五味调节人体的气、血、水升降出入，治疗阴、阳、气、血诸虚；气、血、水、痰诸瘀（郁）；风、寒、湿、热诸邪。达到纠正人体体质异常、恢复阴阳平衡、治疗疾病的目的。

"气味"的内涵：就阴阳属性而言，"阳为气，阴为味"；就物质的属性而言，气指寒、热、温、凉，味是指酸、苦、辛、甘、咸；就气味各自性能而言，"阴味出下窍，阳气出上窍，味厚者为阴，薄为阴之阳；气厚者为阳，薄为阳之阴"。这就是说，气味各有其特殊性能。在生命运动过程中，气味是可以互相转化的，这种转化是以"味、形、气、精"为要素，通过"化"来完成的："味归形，形归气，气归精，精归化。"更深层次就会出现"精食气，形食味，化生精，气生形，味伤形，气伤精，精化为气，气伤于味"，说明了气味在人体生命运动过程中可进行物质与功能的相互转化及转换。

依据《黄帝内经》的理论："辛甘发散为阳，酸苦涌泄为阴，咸味涌泄为阴，淡味渗泄为阳。""急则气味厚，缓则气味薄，寒热温凉，反从其病"，确立了四气五味配伍方剂的根本原则。以药之寒热温凉之性去纠正人体病理状态下寒热虚实之偏，"热者清之，寒者温之"。以药物五味之性去纠正脏腑"苦欲"之偏。以药物（包括食物）的气味去调整阴阳寒热虚实之偏，从而达到祛除疾病、保护健康的目的。

《医门棒喝·伤寒论本旨》："盖药之升降在气味。其味为阳，故升；味为阴，故降。而气味各有轻重厚薄不同，故其升降又有上下浅深之异。"

1.气味配伍在六淫病治法中的应用：

风淫于内，治以辛凉，佐以苦，以甘缓之，以辛散之。

热淫于内，治以咸寒，佐以甘苦，以酸收之，以苦发之。

湿淫于内，治以苦热，佐以酸淡，以苦燥之，以淡泄之。

火淫于内，治以咸冷，佐以苦辛，以酸收之，以苦发之。

燥淫于内，治以苦温，佐以甘辛，以苦下之。

寒淫于内，治以甘热，佐以苦辛，以咸泻之，以辛润之，以苦坚之。

2.气味配伍在五脏病治法中的应用：《素问·脏气法时论》篇在阐明脏气、四时与五行生克承制规律时，强调五脏苦欲补泻的论治、配方规律。

（1）五味调五脏经气之偏，即平时五味养五脏气："肝苦急，急食甘以缓之。""心苦缓，急食酸以收之""脾苦湿，急食苦以燥之""肺苦气上逆，急食苦以泻之""肾苦燥，急食辛以润之"。

（2）五味调五脏病之法以配方，指病理情况下的调配："肝欲散，急食辛以散之，用辛补之，酸泻之""心欲软，急食咸以软之，用咸补之，甘泻之""脾欲缓，急食甘以缓之，用苦泻之，甘补之""肺欲收，急食酸以收之，用酸补之，辛泻之""肾欲坚，急食苦以坚之，用苦补之，咸泻之"。这里的"欲"是顺其性，"苦"是指易出现不利的情况，补泻是根据五味入五脏的理论，顺其性为补，反其性为泻。

"气味合而服之，以补养精气"，这些饮食原则，是有科学道理的。由于"四时五脏，病随五味所宜也"，治疗疾病乃至配方，也必须实行"气味合"的原则。如平时当以甘味养肝，以缓其易亢、易急的将军之性；若肝病，因肝主疏泄，喜辛散而恶酸收，故其病实者以辛味疏散顺其性，其病虚者以酸味收敛以固其精，这就是"苦欲补泻"的实际应用。

3. 张仲景《伤寒论》依据气味配伍组方是其制方的理论基础：钱潢《伤寒溯源集·附录》说：仲景"方从法立，以法统方"的规律性，"大约六经证治中，无非法，无一句一字非法也"。

成无己在《伤寒明理药方论》中对仲景20首名方运用气味配伍规律进行了分析，如释桂枝汤时说："桂枝辛热，用以为君，必谓桂犹圭也，宣导诸药，为之先聘，是犹辛甘发散为阳之意。盖发散风邪必以辛为主，故桂枝所以为君也。芍药味苦酸微寒，甘草味甘平，二物用以臣佐也，《黄帝内经》所谓'风淫所胜，平以辛，佐以苦，以甘缓之，以酸收之'，是以芍药为臣，而甘草为佐也。生姜味辛温，大枣味甘温，二物为使者，《黄帝内经》所谓'风淫于内，以甘缓之，以辛散之'，是以姜、枣为使者也。姜味辛甘，固能发散，而此又不特专发散之，以脾主为胃行津液，姜枣之用专行脾之津液，而和营卫者也。"

如能以药物之气味组方去治疗符合病机的证候，其疗效甚佳，故张元素强调：制方必须"明其气味之用也。若用其味，必明其味之可否；若用其气，必明气所用也。"（《医学启源》）仲景所以为"方书之祖"，其本于气味配伍的组方规律无疑是取得高疗效的理论核心。

气味学说是《黄帝内经》针对药物的功能特点所总结的理论。"阳为气，阴为味""清阳出上窍，浊阴出下窍；清阳发腠理，浊阴走五脏；清阳实四肢，浊阴归六腑""阴味出下窍，阳气出上窍"等，都是气味学说的理论。由于阴阳中复有阴阳，药物气味厚薄，常决定药物功能的差异，对主要证候采用针对性药物组成适当方剂的气味配伍理论是《伤寒论》方剂疗效高的重要原因，药物的针对性则以药物气味为依据。

第二节　王氏正脊流派常用经典方剂

四君子汤

四君子汤出自《太平惠民和剂局方》，其组成为人参（去芦）、甘草（炙）、茯苓（去皮）、白术各等分。加陈皮，为五味异功散。加陈皮、半夏，为六君子汤。

主要功效为补气健脾。主治脾胃气虚。症见面色萎黄，语言轻微，四肢无力，食少或便溏，舌质淡，苔薄白，脉来虚弱者。若内热，或饮食难化作酸，乃属虚火，须加炮姜。

四君子汤四气五味升降出入理论配伍规律：

本方针对脾虚气虚而设。经曰："形不足者，温之以气。"补气应从脾胃后天着手，使生化有源。土之味为甘，土之气为温，人参甘温质润，大补五脏之元气，尤补脾胃阳气，为君。白术甘温健脾，"能补五脏之母气"，且脾胃虚弱，运化失司，则易寒湿内生，白术苦温，健脾燥湿，促进脾胃运化水湿的功能，为臣。茯苓甘淡，渗湿健脾，使湿从小便而去，"能致五脏之清气"（吴昆语）。苓、术合用，健脾渗湿，相得益彰，则湿不内生，脾亦不为湿所困，脾胃的功能乃易恢复。参、术、草均为甘温壅滞之品，有碍脾胃气机，得茯苓之淡渗利窍，则静中有动，补中有泻，补而不滞。甘草，甘温而平，能调五脏愆和之气。吴昆盛赞本方："是方也，人参、甘草，甘温之品也……足以益阳明；白术、茯苓，燥渗之品也……足以益脾胃。""四药皆甘温，甘得中之味，温得中之气，犹之不偏不倚之君子也，故曰四君子。"尤其白术之燥，茯苓之渗，合为方根，使燥湿得中，脾不被湿困，胃不被燥困，谦和中气，自安其中。

清代张路玉说："气虚者，补之以甘，参、术、苓、草，甘温益胃，有健运之功，具冲和之德，故为君子。若合之二陈，则补中微有消导之意。盖人之一身，以胃气为本。胃气旺，则五脏受荫；胃气伤，则百病丛生。故凡病久不愈，诸药不效者，唯有益胃、补肾两途。故用四君子随症加减，无论寒热补泻，先培中土，使药气四达，则周身之机运流通，水谷之精微敷布，何患其药之不效哉！是知四君、六君，为司命之本也。更加砂仁、木香，名香砂六君子。"

四君子汤加减歌

四君_人参_白术茯苓_甘草，补中益气诚如宝。加入陈皮名异功_散，气虚自汗黄芪好。方加橘_皮半夏六君_汤，健脾和胃无如此。香砂①配对食能消，呕吐胃寒丁_香藿_香使。十全②四物四君兼，芪桂生姜大枣煎，滋血气令脾胃壮，劳伤虚弱最为先。养荣汤③与十全同，五味远陈要去芎。倦瘦少颜潮有汗，梦遗龙骨牡蛎连须逢。潮热无汗当归白芍，半夏柴胡葛粉着。自汗陈皮黄芪熟地当归，牡蛎乌梅酸枣白芍。心窝有汗别处无，生地当归陈皮枣仁扶，麦冬白芍黄连炒，辰砂乌梅大枣四君子汤符。劳倦辛苦身无热，麦冬五味陈皮黄芪茯苓歇。痞满气壅正气虚，陈皮当归木香砂仁列。健忘黄芪远志木香菖蒲，龙眼肉当归酸枣仁良。头疼吐水六君子汤，当归黄芪木香与炮姜。气虚短促喘无痰，人参橘红砂仁苏子添，桑皮当归姜大枣化，沉香磨水木香兼。霍乱止后头身痛，口干发热肢虚缠，五味当归柴胡白芍，乌梅栀子麦冬陈皮。体重酸疼兼嗜卧，口淡恶寒小便数，六君子汤加上白芍连黄芪、泽泻柴胡羌活独活。肥人眩晕六君子汤加，川芎当归黄芪桔梗白芷天麻。遗浊四君子汤加益智仁，陈皮黄芪熟地当归升麻。痞满槟榔枳实黄连，目赤血壅龙胆草添。头疼川芎蔓荆子，泻加白芍泽泻茯苓煎。汗多芪白术当归身好，以后加添俱不少，脑疼藁本细辛加，额疼升麻白芷葛根甘草。口渴咽干葛根花粉寻，有痰贝母最为尊，嗽加五味子桑皮是，不寐宜加酸枣仁。食伤食少加神曲，麦芽枳实山楂炒。虚火上炎知母黄柏添，玄参加入服之好。内热黄芩连花粉施，下身无力杜仲牛膝，脚弱木瓜防己加，身热地黄生用之。惊悸怔忡远志茯神，石菖蒲柏子仁并煎吞，麦冬五味子同酸枣仁，山药山萸总可寻。六君子汤远志薏米当归，莲肉山楂山药辉，桔梗黄连扁豆黄芪神曲，壮健元阳助脾胃。阴虚劳嗽去人参煎，小便如常白茯苓嫌，饮食恶餐宜服此，内伤劳役效通仙。脾为后天之本，又为万物之母，方之加减，多利于脾。

注：

①四君子汤：人参、茯苓、白术、甘草四药组成。加陈皮名异功散。加橘皮、半夏名六君子汤。加香附、砂仁名香砂六君子汤。

②十全：十全大补汤。即四君子汤和四物汤（当归、生地、白芍、川芎）再加黄芪、肉桂、生姜、大枣。

③养荣汤：十全大补汤去川芎加五味子、远志、陈皮名人参养荣汤。

四物汤

四物汤出自《太平惠民和剂局方》，其组成为当归（去芦，酒浸，炒）、川芎、白芍药、熟干地黄（酒浸，蒸）各等分。主要功效为补血调血。主治营血虚滞。症见惊惕头晕、目眩耳鸣、唇爪无华、妇人月经量少或经闭不行、脐腹作痛、舌质淡、脉弦细或细涩。

四物汤四气五味升降出入理论配伍规律：

本方是后世从胶艾四物汤化裁而出。汪昂言其能治"血家百病"，为治疗营血虚滞之要方。阳常有余，阴常不足，故阴血难成而易亏，当归、芍药、地黄味厚，为阴中之阴，养五脏之阴。熟地大补肝肾，滋血之阴为主，《本草纲目》谓其："生精血，补五脏，内伤不足，通血脉……女子伤中胞漏，经候不调，胎产百病。"白芍酸收，补血敛阴和营，和阴中之阴，而为臣药。熟地伍白芍能生血和营，调补肝肾，和阴而抑阳，为方根一，亦为补血之正药。当归血中主药也，性味辛温，通肝经，善补血活血。川芎味薄而气清，为阴中之阳，能行血中之气，性味辛散，能行血滞。当归、川芎行血中之气，为方根二。芍药味酸与归、芎味辛相配，经曰："肝欲散，急食辛以散之，用辛补之，酸泻之。"又曰"肝欲酸"，酸敛辛散，使疏泄有度，肝血能藏能养。地、芍乃纯阴滋腻之品，然血虚多滞，经脉每多不畅，故配以归、芎这一组血中之气药，则不致过分阴凝，而有利于肝气之条达，遂其疏泄之能。归、芎与地、芍相配则行血而不伤血，地、芍得归、芎之助则补血而不滞血，养五脏之阴而调经补血。四药相配，滋而不腻，温而不燥，刚柔相济，阴阳调和，而使血自生。

《玉机微义》："川芎，血中之气药也，通肝经，性味辛散，能行血滞于气也；地黄血中血药也，通肾经，性味甘寒，能生真阴之虚也；当归血中主药也，通肝经，性味辛温，分三治，全用活血，各归其经也；芍药阴分药也，通脾经，性味酸寒，能和血，治血虚腹痛也。"

《医方集解》："此手少阴、足太阴、厥阴药也（心生血，脾统血，肝藏血）。当归辛苦甘温，入心脾生血，为君；生地甘寒，入心肾滋血，为臣；芍药酸寒，入肝脾敛阴，为佐；川芎辛温，通上下而行血中之气，为使也（川芎入厥阴心包、肝经，上行头目，下行血海）。"

张路玉曰：四物为阴血受病之专剂，非调补真阴之方。方书咸谓四物补阴，遂以治阴虚发热、火炎失血等证，蒙害至今。又专事女科者，咸以此汤随症漫加风、食、痰、气等药，纷然杂出。其最可恨者，莫如坎离丸之迅扫虚阳，四物二连之斩削真气，而庸工利其有劫病之能，咸乐用之，何异于操刃行劫耶！先辈治上下失血过多，一切血药置而不用，独推独参汤、童便以固其脱者，以有形之血不能速生，无形之气所当急固也。昔人有言：见血无治血，必先调其气。又云：四物汤不得补气药，不能成阳生阴长之功。诚哉言也！然余尝谓此汤，伤寒火邪解后，余热留于血分，至夜微热不除，或合柴胡，或加桂枝，靡不应手辄效，不可没其功也。

四物汤加减歌

四物芎归芍地黄，女科诸症最为良，调经养血医虚损，胎产无如用此方。参术茯甘号八珍，气虚血弱称功捷，十全加入桂黄芪，大补真元与血虚。弱加参苏_伏号补心汤[1]，心虚血少梦中惊，产后感寒宜服此，不须加减妙如神。晡时发热本阴虚，方加知柏可全除[2]。骨蒸劳热柴_胡黄_芪鳖_甲，知母仍须地骨皮。妇人经水适然来，似疟原汤对小柴[3]。妊娠月水时时下，胶艾添之止漏胎[4]。经水过期为血少，倍加熟地酒黄芩。经因气阻先为疼，香附莪_术三棱复自行。月经紫黑及先期，方入_黄芩_黄连共丹皮。受寒经瘀小腹痛，桃仁乌_药香附莫迟疑。瘦人血枯经水闭，桃仁增入本方治。肥人色淡属瘀痰，配合二陈汤为一方。经水行来去太多，柴胡黄芩黄连黄柏可同科，尤加荆芥炒黑升麻羌活独活，升提其气自安和。方加人参白术能安胎，胎痛砂仁紫苏郁自开。腹大异常胎水病，心胸气逆如鼓硬，鲤鱼汤煎术茯苓，减生地川芎加生姜橘皮应。胎气不安胸膈胀，枳壳砂仁紫苏即宣畅。孕妇心烦称子烦，腹皮甘草栀子黄柏添为上。川芎当归二味佛手散，临产煎服可保生，若是难产生不下，草霜白芷一同行。姜炭善治产后热，辛甘大能补心血，汗多方内减川芎，急服人参黄芪防风捷。产后血迷成血晕，恶露过多精神困，泽兰川芎人参当归荆芥甘草，散号清魂定血晕。黑神散减川芎入官桂黑姜，炙甘草炒黑豆生蒲黄，净露下胞除腹痛，酒煎童便效非常。产后如何恶露少，若无别病精神好，忽然寒热腹中痛，选用黑神散真个巧。产后须当四物汤，大凡初产备焦姜，产后用白芍伤生气，腻膈犹嫌熟地黄。肠滑地黄当归皆可忌，汗多须将川芎去。血虚腹痛白芍还加，加减四物汤深藏秘。

注：

①四物汤合参苏饮（人参、紫苏、葛根、前胡、半夏、赤苓、枳壳、苦桔梗、陈皮、甘草）名补心汤。

②本方加知母、黄柏，名知柏四物汤。

③即四物汤合小柴胡汤。

④四物汤加阿胶、艾叶，名胶艾四物汤，治胎漏下血。

当归补血汤

当归补血汤出自《内外伤辨惑论》，其组成为黄芪30g，当归6g。主要功效为补气生血。主治劳倦内伤，气弱血虚，阳浮外越，肌热面赤，烦渴引饮。脉洪大而虚，重按则微，以及妇女月经过多，崩漏，产后血虚发热，或疮疡溃后，久不愈合。

当归补血汤四气五味升降出入理论配伍规律：

本方主治血虚发热证。为劳倦内伤、血虚气弱所致。血虚阳浮，阴不维阳，故肌热面红，烦渴引饮。脉洪大而虚，按之无力，乃劳倦以致血虚发热之辨证要点，治宜补气生血。"有形之血生于无形之气""血不自生，须得生阳气之药，血自旺矣"。本方即从补气着手，进而补血；"有形之血不能速生，无形之气所当急固""留得一分阳气，便有一分生机"，故对于脱血，当以补气为先，借以益气生血摄血，益气救脱。方中重用黄芪甘温补气，以资生血之源，《本草备要》谓其"泻阴火，解肌热"；配以当归甘、辛、苦温，为养血之要品，补营之圣药。黄芪剂量五倍于当归，取阳生阴长、气旺血自生之义。实为药对，亦为方根。《时方歌括》云："凡轻清之药皆属气分，味甘之药皆能补中。黄芪质轻而味微甘，故略能补益。《神农本草经》以为主治大风，可知其性矣。此方主以当归之益血，倍用黄芪之轻清走表者为导，俾血虚发热，郁于皮毛而不解者，仍从微汗泄之。故证象白虎，不再剂而热即如失也。"本方为味甘补中之剂。

清代吴鹤皋曰："血实则身凉，血虚则身热，或以饥困劳役，虚其阴血，则阳独治，故诸症焉。此证纯象白虎，但脉大而虚，非大而长为辨耳。《黄帝内经》所谓脉虚血虚是也。当归味厚，为阴中之阴，故能养血。黄芪则味甘，补气者也。今黄芪多数倍，而云补血者，以有形之血不能自生，生于无形之气故也。《黄帝内经》云'阳生阴长'是之谓耳。"

六味地黄丸

六味地黄丸出自《小儿药证直诀》，其组成为熟地黄24g，山茱萸、干山药各12g，泽泻、牡丹皮、白茯苓（去皮）各9g。其功效为滋补肝肾。主治肝肾阴虚，腰膝酸软，头晕眼花，耳鸣耳聋，盗汗遗精，或骨蒸潮热，或手足心热，或消渴，或虚火牙痛，舌燥喉痛，舌红少苔，脉细数。

六味地黄丸气味配伍规律：

肾为先天之本，肾阴不足，则变生诸证。腰为肾之府，肾主骨生髓，齿为骨之余，肾阴不足则髓不充，腰膝酸软无力，牙齿动摇；脑为髓之海，肾阴亏损，不能生髓充脑，故头晕目眩；肾开窍于耳，肾阴不足，精不上承，故耳鸣耳聋；肾藏精，为封藏之本，肾阴虚则相火内扰精室，故遗精；阴虚生内热，甚者虚火上炎，故骨蒸潮热，消渴，盗汗，舌红少苔，脉沉细数等。小儿囟门不合，亦为肾虚生骨迟缓所致。治宜滋阴补肾。方中重用熟地黄甘温味厚之品，滋阴补肾、填精益髓而为君药；因肝肾同源，精血相生，肾阴亏虚者，肝血亦必不足，故用山茱萸酸温敛涩之品，养肝肾而涩精，酸甘合化，正所谓"精不足者，补之以味"，亦为乙癸同治之法。脾为后天之本，有充养先天之精的作用，张景岳说："善补肾乾，当于脾胃求之。"故用怀山药甘温补益脾阴而固精，脾气健运则肾阴生化有源。以上三药同用，以达三阴并补之功。而"古人用补，必兼泻邪，邪去则补乃得力"，为防止补药滋腻敛湿，故用泽泻淡渗以宣泄肾中湿浊，牡丹皮苦寒清肝中虚热实火，茯苓甘淡渗脾家之湿，所谓补偏救弊，补泻兼施也。本方药六味，酸甘淡一炉共治，三补三泻，有开有合，熟地与泽泻、山药与茯苓、山茱萸与牡丹皮为三补三泻，实为三个方根，缺一则不能说是"六味地黄丸"。肝、脾、肾三阴并治而重在补肾，使肾阴充足，则虚热自平，肾虚诸证自愈。

《红炉点雪》："六味丸，古人制以统治痰火诸证，又谓已病、未病并宜服之，此盖得病之奥者也。何则？痰火之作，始于水亏火炽金伤，绝其生化之源乃尔。观方中君地黄，佐山药、山茱萸，使以茯苓、牡丹皮、泽泻者，则主益水、清金、敦土之意可知矣。盖地黄一味，为补肾之专品，益水之主味，孰胜此乎？夫所谓益水者，即所以清金也，唯水足则火自平而金自清，有子令母实之义也；所谓清金者，即所以敦土也，唯金气清肃，则木有所畏，而土自实，有子受母荫之义也。而山药者，则补脾之要品，以脾气实则能运化水谷之精微，输转肾脏而充精气，故有补土益水之功也。而其山茱萸、茯苓，皆肾经之药，助地黄之能。其泽泻一味，虽曰接引诸品归肾，然方意实非此也，盖茯苓、泽泻，皆取其泻膀胱之邪。古人用补药，必兼泻邪，邪去则补药得力。一辟一阖，此乃玄妙。后世不知此理，专一于补，所以，久服必致偏胜之害，六味之设，何其神哉！《经》有亢则害、承乃制之论，正此谓也。"

《成方切用》："六味地黄丸纯阴重味，润下之方也……宋钱仲阳治小儿行迟、齿迟、脚软、囟开、阴虚发热诸病，皆属肾虚，而小儿稚阳纯气，无补阳之法，乃用此方……应手神效。"

临床应用：酸甘化阴，用于治疗各种肾阴不足之证。

补中益气汤

补中益气汤出自李东垣《脾胃论》，其组成为黄芪18g（一钱），甘草9g（五分），人参9g（三分），当归6g（二分），橘皮6g（二分），升麻6g（二分），柴胡6g（二分），白术9g（三分）。主要功效为补中益气，升阳举陷。主治：①气虚发热证。身热有汗，渴喜热饮，头痛恶寒，懒言恶食，脉虽洪大，按之虚软。②气虚下陷证。脱肛，子宫脱垂，久泻，久痢，便血，崩漏，大便泄泻，小便淋漓不禁及一切清阳下陷诸证。③脾胃气虚证。饮食减少，体倦肢软，少气懒言，面色㿠白，大便稀溏，脉大而虚软。

补中益气汤四气五味升降出入理论配伍规律：

本方治证为因饮食劳倦，损伤脾胃，以致脾胃气虚，清阳下陷。脾胃为营卫气血之源，饮食劳倦损伤脾胃，则气虚而阳浮于外而身热，脾胃伤则气虚而致中气下陷，故依据《素问·至真要大论》"劳者温之""损者益之"的治则，治宜补益脾胃中气，以退虚热，升提阳气，举其下陷。方中重用黄芪，味甘微温，入脾肺经，补肺气而固表，益中气而升阳，为主药；辅以人参、炙甘草甘温，补脾益气，助黄芪益气补中，李东垣说："参、芪、甘草，泻火之圣药。"盖烦劳则虚而生热，得甘温以补元气，虚热自退；佐以白术健脾，当归甘温，补而能润，与黄芪相配则能补气养血，陈皮辛散苦降，性温而不燥，理气和胃，使诸药补而不滞，共为佐药；升麻甘辛微寒，轻清升散，入脾胃之经，柴胡辛苦，升肝胆之清阳。此二药升肝胆、脾胃之清阳，是为本方方根。《本草纲目》云："升麻引阳明清气上行，柴胡引少阳清气上行，此乃禀赋虚弱，元气虚馁，及劳役饥饱，生冷内伤，脾胃引经之要药也。"二药协助君药以升提下陷之中气，甘草甘温平，调和诸药，而共为使药。诸药合用，使气虚者补之，气陷者升之，气虚发热者得此甘温益气而除之，元气内充，清阳得升，则诸证自愈。

清代柯韵伯曰："仲景有建中、理中二法。风木内干中气，用甘草、饴、枣培土以御风，姜、桂、芍药驱风而泻木，故名曰建中。寒水内凌于中气，用参、术、甘草补土以制水，佐干姜而生土以御寒，故名曰理中。至若劳倦，形气衰少，阴虚而生内热者，表证颇同外感，唯东垣知其为劳倦伤脾，谷气不盛，阳气下陷阴中而发热，制补中益气之法。谓风寒外伤其形为有余，脾胃内伤其气为不足，遵《黄帝内经》劳者温之，损者益之之义，大忌苦寒之药，选用甘温之品，升其阳以行春生之令。凡脾胃一虚，肺气先绝，故用黄芪护皮毛而开腠理，不令自汗；元气不足，懒言，气喘，人参以补之；炙甘草之甘以泻心火而除烦，补脾胃而生气；此三味除烦热之圣药也。佐白术以健脾；当归以和血；气乱于胸，清浊相干，用陈皮以理之，且以散诸甘药之滞；胃中清气下沉，用升麻、柴胡气之轻而味之薄者，引胃气以上腾，复其本位，便能升浮以行生长之令矣。补中之剂，得发表之品而中自安；益气之剂，赖清气之品而气益倍。此用药有相须之妙也。是方也，用以补脾，使地道卑而上行；亦可以补心肺，损其肺者益其气，损其心者调其营卫也；亦可以补肝木，郁则达之也。唯不宜于肾，阴虚于下者不宜升，阳虚于下者更不宜升也。凡东垣治脾胃方，俱是益气。去当归、白术，加苍术、木香，便是调中；加麦门冬、五味辈，便是清暑。此正是医不执方，亦是医必有方。"

赵养葵曰："后天脾土，非得先天之气不行。此气因劳而下陷于肾肝，清气不升，浊气不降，故用升、柴以佐参、芪。是方所以补益后天中之先天也。凡脾胃喜甘而恶苦，喜补而恶攻，喜温而恶寒，喜通而恶滞，喜升而恶降，喜燥而恶湿。"

乌梅丸

乌梅丸出自张仲景《伤寒论》，由乌梅30g（三百枚），细辛3g（六两），干姜9g（十两），黄连6g（十六两），当归6g（四两），附子6g（炮，去皮，六两），蜀椒5g（炒香，四两），桂枝6g（六两），人参6g（六两），黄柏6g（六两）组成。主要功效为寒热并用，安蛔止痛。用于治疗蛔厥证，症见腹痛时作，心烦呕吐，时发时止，常自吐蛔，手足厥冷者。亦治久痢久泻。临床上颈肩腰腿痛患者，表现为上热下寒、寒热错杂虚证或虚实夹杂证者，可以选用本方治疗。

乌梅丸四气五味配伍规律：

蛔厥证为胃热肠寒、蛔动不安所致。蛔虫喜温而恶寒，因其胃热肠寒，则扰动不安，不时上窜胃中，故腹痛，心烦，呕吐，甚则吐蛔；痛甚则气机逆乱，四肢厥冷，发为虫厥。治宜寒热并调，温脏安蛔。清代柯韵伯曰："蛔得酸则静，得辛则伏，得苦则下。"本方重用乌梅（醋制）之酸，平抑蛔动，其酸入肝，又具有益阴柔肝、敛阴涩肠的功用，为君药。蜀椒、细辛辛辣，既能杀虫，又能散寒通阳，共为臣药。乌梅制蛔，蜀椒辛辣杀虫，一开一合，一收一放，合而统领气机寒热升降出入沉浮。黄连、黄柏之苦寒，既可下驱蛔虫，又可泄热止呕。附子、桂枝、干姜皆为辛热之品，既可助其温脏祛寒之功，且可制蛔，三药相伍，同气相求，散而不收，共收温中祛寒、杀虫止痛之功。人参味甘，微苦，性微温，补气生津；当归味甘，苦，性温，质润性温，润则补血之虚，温则通血之滞。二者相配，相须为用，甘温以补养气血，气得阴血之助而生，血得阳气之力而长，共达气充血盛。以上皆为佐药。米饭、白蜜甘缓和中缓急，为使药。

柯韵伯曰："六经唯厥阴为难治。其本阴，其标热，其体木，其用火。必伏其所主而先其所因，或收，或散，或逆，或从，随所利而行之，调其中气，使之和平，是治厥阴法也。厥阴当两阴交尽，又名阴之绝阳，宜无热矣。第其具合晦朔之理，阴之初尽，即阳之初生，所以一阳为纪，一阴为独使，则厥阴病热，是少阳使然也。火旺则水亏，故消渴；气上撞心，心中疼热，气有余便是火也；木盛则克土，故饥不欲食；虫为风化，饥则胃中空虚，蛔闻食臭出，故吐蛔。仲景立方，皆以辛甘苦味为君，不用酸收之品，而此用之者，以厥阴主肝木耳。"《洪范》曰："木曰曲直作酸。"《黄帝内经》曰："木生酸，酸入肝。君乌梅之大酸，是伏其所主也；配黄连泻心而除疼，佐黄柏滋肾以除渴，先其所因也；肾者肝之母，椒、附以温肾，则火有所归，而肝得所养，是固其本；肝欲散，细辛、干姜辛以散之；肝藏血，桂枝、当归引血归经也；寒热杂用，则气味不和，佐以人参调其中气；以苦酒渍乌梅，同气相求；蒸之米下，资其谷气；加蜜为丸，少与而渐加之，缓则治其本也。蛔，昆虫也，生冷之物与湿热之气相成，故药亦寒热互用，且胸中烦而吐蛔，则连、柏是寒因热用也。蛔得酸则静，得辛则伏，得苦则下，信为化虫佳剂。久利则虚，调其寒热，酸以收之，下利自止。"

综观全方，寒热并用，邪正兼顾，共奏温中补虚、清热安蛔之功。方中乌梅与黄连、黄柏相配，酸苦泄热，与米饭、白蜜相伍，酸甘化阴。附子、干姜、桂枝、细辛、蜀椒之辛热与人参、当归、白蜜之甘同用，辛甘化阳，且可防止辛热大剂耗伤正气，所以乌梅丸可治寒热错杂的久痢，可以作为治疗厥阴病寒热错杂证的主方。

四妙勇安汤

四妙勇安汤出自《验方新编》，组成为金银花、玄参各 30g（各三两），当归 20g（二两），甘草 10g（一两）。主要功效为清热解毒，活血止痛。主治脱疽。患肢暗红微肿灼热，溃烂腐臭，疼痛剧烈，舌红，脉数。

四妙勇安汤气味配伍规律：

本方所治之脱疽，乃因血行不畅，火毒内蕴而成。金银花，味甘寒无毒。禀春气以生，性极中和，乃清解热毒之良药。其质体轻扬，气味芬芳，既能清气分之热，又能解血分之毒。《本草新编》称其为"消胃中之毒，必不使毒再入于肾脏；消肾中之毒，必不使毒重流于胃腑……消毒之神品也。未成毒则散，已成毒则消，将死者可生，已坏者可转"故重用金银花为君。玄参甘、苦、咸，寒，本品质润多液，色黑如肾，味咸亦入肾，寒能清火，故能养阴凉血，又可清热泻火解毒。陈士铎认为，火毒之证蕴结于内，若以苦寒直折，或格拒增焰，或多损脾胃，故以苦寒直折，不若以微寒从治。玄参，甘而咸寒之品，而又善散浮游之火，治之正复相宜。其与甘草相配，解毒而护阴益气，是为方根。当归，味甘辛气温，甘温和血，辛能散结，养血活血，为血中之气药，配合金银花、玄参，寒热搭配，动静结合，气血同治，可祛瘀生新。已溃者大剂量用，能活血以生肌；未溃者尤宜急用，可祛毒而逐秽。甘草生用，味甘性平，善解百毒，又能顾护胃气，调和诸药；且生甘草尚有和血通经之功。《本草经集注》记载："甘草，味甘平，无毒……金疮尰，解毒……通经脉，利血气。"药仅四味，量大力专，用治热毒正盛，而阴血耗伤之脱疽溃烂者最为适宜。

方中金银花甘寒入心，清气分之热，解血分之毒，为清热解毒之要药。当归养血活血，祛瘀生新。玄参味甘咸寒，能泻火、解毒、散结，有加强金银花清热解毒之功。生甘草味甘性寒，善解百毒，又能固护胃气，调和诸药。四药合用，共奏清热解毒、活血止痛之功。

脉络瘀阻不通，郁而化热，治宜凉血解毒，活血止痛。方中金银花长于清热解毒，《本经逢原》言其为"痈疽溃后之圣药"。玄参长于凉血解毒，《本草正义》谓其"直走血分而通血瘀，亦能外行于经隧而清散热结之痈肿"。此证因瘀化热，热在血分，用凉血的玄参与银花配伍，共奏凉血解毒功效。脉络不通是疼痛溃烂根源，自当活血止痛，拔其病根，故配辛甘温活血之当归通利血脉，味甘之甘草缓急止痛。甘草之缓急止痛作用，盖脉络虽属心系，实由肝系的筋膜组成，脉络疼痛而用甘草，有"肝苦急，急食甘以缓之"之意。四药同用，使热清、毒解、血行、络通而疼痛可以逐渐好转，但非久用不为功。

临床应用：用于骨结核、骨髓炎、臁疮；不明原因小腿弥漫性肿痛、局部发热、皮肤不红者。

二陈汤

二陈汤出自《太平惠民和剂局方》，其组成为半夏（汤洗七次）、橘红各15g（各五两），白茯苓9g（三两），甘草4.5g（炙，一两半）。主要功效为燥湿化痰，理气和中。主治痰饮为患，或呕吐恶心，或头眩心悸，或中脘不快，或发为寒热，或因食生冷，脾胃不和。舌苔白滑或腻，脉滑。

二陈汤气味配伍规律：

饮入于胃，游溢精气，上输于脾，若脾虚不运，则聚湿成痰，故有脾为生痰之源之说。故治痰当去其湿，湿去则土燥，痰涎不生，此乃治本之图。方用半夏燥湿化痰，本品性味辛温，为治湿痰之要药，张秉成说："半夏辛温，体滑性燥，行水利痰，为治湿痰之本药。"故以之为主药。陈皮辛苦温燥，理气健脾燥湿，使气顺痰消。庞安常曰："善治痰者，不治痰而治气，气顺则一身津液亦随之而顺矣。"可见，本方配伍陈皮，颇具深意。方中又佐以茯苓利水渗湿，本品性味甘淡，健脾渗湿之功颇著，使湿去则痰自消。更使以甘草，和中调药。本品甘平和缓，既可缓和半夏、陈皮辛燥之性，又可健脾和中，治痰湿之本。生姜助半夏燥湿化痰止呕，且可制其毒性。诸药合用，燥湿、化痰、理气、健脾之功俱备，标本兼顾，实为治疗湿痰之效方。故汪昂说："二陈汤为治痰之总剂。"治痰之药引，专在半夏与茯苓，一燥湿，一行湿，互为方根，而成燥湿化痰之效。

《医方考》："是方也，半夏辛热能燥湿，茯苓甘淡能渗湿，湿去则痰无由以生，所谓治病必求其本也；陈皮辛温能利气，甘草甘平能益脾，益脾则土足以制湿，利气则痰无能留滞，益脾治其本，利气治其标也。"

《医方集解》："此足太阴、阳明药也。半夏辛温，体滑性燥，行水利痰，为君。痰因气滞，气顺则痰降，故以橘红利气；痰由湿生，湿去则痰消，故以茯苓渗湿，为臣。中不和则痰涎聚，又以甘草和中补土为佐也。"

李士材曰："肥人多湿，湿挟热而生痰，火载气而逆上。半夏之辛，利二便而去湿；陈皮之辛，通三焦而理气；茯苓佐半夏，共成燥湿之功；甘草佐陈皮，同致调和之力。"成无己曰："半夏行水气而润肾燥，《经》曰辛以润之是也。行水则土自燥，非半夏之性燥也。眉批：半夏议明晰。或曰有痰而渴，宜去半夏，代以贝母。"

吴鹤皋曰："渴而喜饮者易之，不能饮水，虽渴宜半夏也。此湿为本，热为标，所谓湿极而兼胜己之化，非真象也。又东南之人，湿热生痰，故丹溪恒主之。加枳实、砂仁，即名枳砂二陈汤，其性较急也。"先哲曰："二陈为治痰之妙剂，其于上下左右，无所不宜，然止能治痰之标，不能治痰之本。痰本在脾在肾，治者详之。"

二陈汤加减歌

二陈橘皮半夏茯苓草，清气化痰为至宝。膈上不宽加枳实桔梗，火旺生痰黄芩黄连好。人参白术加名六君子汤，健脾和胃无如此。中脘寒痰去了人参，香附砂仁炒用皆能止。饮食过飡[1]不克消，麦芽神曲山楂厚朴调，再加枳实黄芩炒，何愁体虚胃脾弱。咳嗽生痰分寒热，热加黄芩连并枳壳桔梗，寒痰枳壳砂仁配原方，化气胸中痰自灭。风寒外感嗽何辜，二陈汤枳壳桔梗与前胡，苏梗叶葛根杏仁桑能清肺，木香调气号参苏饮。二陈半夏性本燥，血虚发渴皆不要，四物汤中不必加[2]，贝母代之专夺效。又有风痰疾病生，天麻白附子皂角子南星[3]。湿痰在胃身多软，二术仍须配二陈汤。火郁胸中老痰结，滞在喉中咯不绝，瓜蒌香附桔梗黄连枳壳，少佐元明粉痰自灭。痰在经络及四肢，姜汁还将竹沥施。胁间白芥子痰自除，脾胃有痰须枳实。温胆汤加竹茹枳实[4]，宁神豁痰为第一。若加枳实共南星，汤号导痰[5]能利膈。去甘草陈皮七气汤[6]，加添紫苏厚朴与大枣生姜，散郁消痰兼理气，妊娠恶阻[7]用之良。呕血皆因胃火炽，脉来洪数呕连绵，急用二陈汤加枳实，竹茹姜汁炒黄连。若还药石难吞下，槟椰少许木香煎。五六日来呕不休，心中胀闷手难揉，多加枳_实厚朴_黄芩_黄连_白芍，便秘芒_{硝大}黄一服瘳。嘈杂嗳气一般看，胸中积热与停痰，石膏香附并_南星藿香，二陈_汤加减有何难。闷胀吞酸与吐酸，本方加入炒吴茱萸黄连。水停心下名为饮，枳_实茯_苓猪苓利二便。此是二陈_汤加减方，休将浪与及轻传。

注：

①食：与餐同。

②四句是说：血虚咳嗽，虽然有痰，但因口渴，不宜用辛燥药。用二陈汤去半夏，加贝母，合四物汤。

③风痰，用二陈汤加天麻、白附子、皂荚、南星。湿痰用二陈汤加苍术、白术。

④二陈汤加竹茹、枳实名温胆汤。

⑤二陈汤加枳实、南星名导痰汤。

⑥二陈汤去甘草、陈皮，加紫苏、厚朴、生姜、大枣名七气汤，也叫四七汤。

⑦恶阻：怀孕后呕吐叫恶阻。

半夏泻心汤

半夏泻心汤出自《伤寒论》，组成为半夏9g（半升，洗），黄芩9g（三两），干姜9g（三两），人参9g（三两），炙甘草9g（三两），黄连3g（一两），大枣4枚（十二枚，擘）。其功效为和胃开痞，调和寒热。主治寒热互结，肠胃不和，心下痞满，干呕或呕吐，肠鸣下利，舌苔薄黄而腻，脉弦。

半夏泻心汤气味配伍规律：

半夏泻心汤证乃胃气素虚，或吐下伤正，肠胃不和，寒热错杂于中焦，以致升降失序所致。胃中空虚、客气上逆，可见呕；下走则为肠鸣；留于心下则见痞。三焦俱病而中气为上下之枢，所以不必治其上下，而但治其中。《黄帝内经》说："辛走气，辛以散之。"散痞者，必以辛为助。干姜辛热、半夏辛温，秉阳明燥金之气化，辛者阳也，味薄则通，故能宣通气机，祛寒化湿，"分阴而行阳也"。黄连味苦寒，黄芩味亦苦寒，《黄帝内经》说："苦先入心，以苦泻之。"泻心者，必以苦为主，且苦能燥湿，寒可泄热，以"降阳而升阴"。故与辛温、辛热合用，辛开苦降，泄热和胃，温中健脾，使脾升胃降，清升浊降，气机流畅，则痞、呕、利皆除。芩、连与夏、姜互为方根，是本方制方核心。邪之所凑，其气必虚。痞证的形成因于脾胃已虚，致升降失司，气机痞塞中焦。《伤寒明理论》说："上下不通为满，阴阳不交曰痞。欲通上下，交阴阳，必和其中。所谓中者，脾胃是也，脾不足者，以甘补之。故以甘平之甘草，甘温之大枣、人参补脾以和中。"

辛能开结，苦可降逆。半夏味辛能散，用之开痞散结效如桴鼓。《伤寒明理论》"干姜味辛热"，在方中主要作用是温中散寒。仲景着意取其辛散力大，合半夏行气以散痞结，取其既有辛散之味，又具温热之性，可解连、芩之寒性，而顾护脾胃之阳。如《黄帝内经》所言："辛走气，辛以散之，散痞者必以辛为助。"气滞和湿阻相互胶结，是心下痞产生的重要因素。治疗上，因湿浊内聚，非阳不开，而阳性走散，以辛为最，故开通湿浊，必投以重剂辛味药物。黄连、黄芩皆具苦寒性味，仲景以二药相配使用，仍是"舍性取味"，取其"味苦性降"之用。这是因为，气机阻滞、湿浊壅聚的心下痞证，虽可赖半夏、干姜辛宣之力得以开散，但若不同时给气开通一条外出之路，则无法达到根治的目的。所以在开痞散结的同时，必须配以开泄降气之品，才能使垢浊滞气从下而泄，正所谓《临证指南医案》"治痞以苦为泄"所言。《伤寒论》"辛开苦降"法，开上散热，泄下降浊散寒，转运中枢，和中复阳。

《伤寒明理论》："痞者，留邪在心下，故治痞曰泻心汤。黄连味苦寒，黄芩味苦寒，《黄帝内经》曰：苦先入心，以苦泄之。泻心者，必以苦为主，是以黄连为君，黄芩为臣，以降阳而升阴也。半夏味辛温，干姜味辛热。《黄帝内经》曰：辛走气，辛以散之。散痞者，必以辛为助，故以半夏、干姜为佐，以分阴而行阳也。甘草味甘平，大枣味甘温，人参味甘温。上下不通为满，阴阳不交曰痞，欲通上下，交阴阳，必和其中。所谓中者，脾胃是也，脾不足者，以甘补之，故以味甘平之甘草，甘温之大枣、人参，补脾而和中。中气得和，上下得通，阴阳得位，水升火降，则痞消热已，而大汗解矣。"

临床应用：治疗虚实并见，寒热错杂证。此方为治疗心下痞证的首选方剂。

五苓散

五苓散出自《伤寒论》，组成为猪苓9g（十八铢），泽泻15g（一两六铢），白术9g（十八铢），茯苓9g（十八铢），桂枝6g（半两，去皮）。其功效为利水化湿，温阳化气。主治：①蓄水证。小便不利，头痛微热，烦渴欲饮，甚则水入即吐，舌苔白，脉浮。②水湿内停。水肿，泄泻，小便不利，以及霍乱等。③痰饮。脐下悸动，吐涎沫而咳者。

五苓散气味配伍规律：

本方在《伤寒论》中，原治太阳表邪未解，病在经，内传太阳之腑，病入腑，则膀胱气化无力，遂成太阳经腑同病之蓄水证。其证以小便不利为主，同时伴有头痛身热，口渴欲饮。由于水蓄不化，津精不得输布，故渴欲饮水，愈饮愈蓄，愈蓄愈渴，饮入之水，无有去路，甚则水入即吐，而成"水逆证"。治宜急利其小便，兼解外邪，水气一去，清阳自升，水津四布，则小便通利，烦渴自止。泽泻甘淡渗利，直达肾与膀胱，利水渗湿泄热，重用为君。臣以甘淡性平之茯苓、猪苓，功能利水渗湿，增强淡渗利水之力，正如《黄帝内经》所说"淡味渗泄为阳"，水饮内蓄，须当渗泄之，必以甘淡为主。佐以白术甘温，健脾而运化水湿，转输精津，使水津四布，而不直趋于下。又佐以辛甘温之桂枝，一药二用，既外解太阳之表，又内助膀胱气化，《素问·灵兰秘典论》说："膀胱者，州都之官，津液藏焉，气化则能出矣。"桂枝辛甘温，宣通阳气，能入膀胱温阳化气，故可助利小便之功。白术甘温，转运脾枢。方中重用甘淡之泽泻、茯苓、猪苓，取其甘淡渗泄之功，桂枝辛温、白术甘温，正佐甘淡渗利，使水自长流而蓄水可愈。五药合用，利水渗湿，化气解表，使水行气化，表邪得解，脾气健运，则蓄水留饮诸证自除。

《伤寒明理论》："五苓之中，茯苓为主，故曰五苓散。茯苓味甘平，猪苓味甘平，甘归甘也，终归甘淡。《黄帝内经》曰：淡味渗泄为阳。利大便曰攻下，利小便曰渗泄。水饮内蓄，须当渗泄之，必以甘淡为主，是以茯苓为君，猪苓为臣。白术味甘温，脾恶湿，水饮内蓄，则脾气不治，益脾胜湿，必以甘为助，故以白术为佐。泽泻味咸寒，《黄帝内经》曰：咸味下泄为阴，泄饮导溺，必以咸为助，故以泽泻为使。桂味辛热，肾恶燥，急食辛以润之，散湿润燥，故以桂枝为使。多饮暖水，令汗出愈者，以辛散水气外泄，是以汗润而解也。"

虽然上述或言泽泻为君，或言茯苓为君，从阴阳属性看，茯苓甘平味淡为阳，泽泻甘淡味咸属阴，蓄水病为阴，治阴以阳，故宜以茯苓为君药，泽泻为使药。

《医方考》："水道为热所秘，故令小便不利；小便不利，则不能运化津液，故令渴；水无当于五味，故用淡以治水。茯苓、猪苓、泽泻、白术，虽有或润或燥之殊，然其为淡则一也，故均足以利水。桂性辛热，辛热则能化气。经曰：膀胱者，州都之官，津液藏焉，气化则能出焉。此用桂枝之意也。桂有化气之功，故并称曰五苓。"

临床应用：治疗多种原因引起的口渴，欲饮，小便不利。

宣痹汤

宣痹汤方出自《温病条辨》，原文为：湿聚热蒸，蕴于经络，寒战热炽，骨骱烦疼，舌色灰滞，面目痿黄，病名湿痹，宣痹汤主之。其组成为：防己15g（五钱），杏仁15g（五钱），滑石15g（五钱），连翘9g（三钱），山栀子9g（三钱），薏苡仁15g（五钱），半夏9g（三钱），蚕沙9g（三钱），赤小豆皮9g（三钱）。功效为清热利湿，宣通经络。主治湿热痹证。症见寒战热炽，骨节烦疼，面目萎黄，舌色灰滞者。

宣痹汤四气五味升降出入理论配伍规律：

方中防己苦寒，清热利湿，通络止痛，急走经络之湿，为君药。辅以滑石、薏苡仁甘寒淡渗，以助清热利湿之力；杏仁味苦性温，宣肺利气，使之气化则湿亦化，为臣药。佐以蚕沙（甘辛、温）、半夏（辛、温）、赤小豆（甘、平）除湿化浊；连翘、栀子苦寒清泄郁热。诸药合用，使湿祛热清，经络宣通，而寒热除，痹痛止，诸证自愈。以防己、半夏、蚕沙之辛，合杏仁、连翘、山栀子之苦，组成苦辛通痹之剂。赤小豆甘平，配伍蚕沙甘辛温，强化宣化湿浊之功。

《黄帝内经》谓："风寒湿三者合而为痹。"《金匮要略》谓："经热则痹。"《金匮要略》是补充《黄帝内经》之不足，痹之因于寒者固多，痹之兼乎热者，亦复不少，合参二经原文，细验于临证之时，自有权衡。本论因载湿温而类及热痹，见湿温门中，原有痹证，不及备载痹证之全，学者欲求全豹，当于《黄帝内经》《金匮要略》、喻氏、叶氏以及宋元诸名家，合而参之自得。大抵不越寒热两条，虚实异治。寒痹势重而治反易，热痹势缓而治反难，实者单病躯壳易治，虚者兼病脏腑夹痰饮腹满等证，则难治矣，犹之伤寒两感也。此条以舌灰目黄，知其为湿中生热；寒战热炽，知其邪在经络；骨骱疼痛，知其为痹证。若泛用治湿之药，而不知循经入络，则罔效矣。故以防己急走经络之湿，杏仁开肺气之先，连翘清气分之湿热，赤小豆清血分之湿热，滑石利窍而清热中之湿，山栀子肃肺而泄湿中之热，薏苡淡渗而主挛痹，半夏辛平而主寒热，蚕沙化浊道中清气，痛甚加片姜黄、海桐皮等，宣络而止痛。

独活寄生汤

独活寄生汤出自唐代孙思邈《备急千金要方》，本方为治疗痹证的名方，也是治疗腰痛的效方。古人因没有现代风湿性关节炎、类风湿关节炎、坐骨神经痛、腰椎间盘突出症、强直性脊柱炎、腰椎骨质增生等疾病的概念，故凡腰腿痛类证皆从宏观病机分析入手，采取有效方药治之，从而留下了独活寄生汤这首效方。

组成：独活、桑寄生、杜仲、牛膝、细辛、秦艽、茯苓、桂心、防风、川芎、人参、甘草、当归、芍药、干地黄。

功效：祛风湿，止痹痛，益肝肾，补气血。

主治：痹证日久，肝肾两亏，气血不足，症见腰膝疼痛，肢节屈伸不利，或麻木不仁，畏寒喜温，心悸气短，舌淡苔白，脉象细弱。

《黄帝内经》论述痹证说："风寒湿三气杂至，合而为痹也。其风气胜者为行痹，寒气胜者为痛痹，湿气胜者为著痹也。"在此明确指出，痹证的成因就是风、寒、湿三种邪气联合侵袭人体。湿邪的特点就是重着、黏滞，其致病特点就是缠绵难愈。大致就是由于湿邪的这种致病特点，使痹证的治疗颇为棘手，病情时好时坏，反复发作，大部分患者病程日久而不愈，特别是天气即将变化时，病情加重或复发。

病程久延多出现两方面的变证，一是久病多虚，一是久病多瘀。痹证日久，其虚多在气血与脏腑。且痹证多服祛风散寒除湿等温燥之品，日久出现气血耗伤，从而导致气血两虚证，所以在治疗此类疾病时，要注意有无气血不足的情况。痹证初期病在"筋脉肉骨"累及"脏腑"。由于痹证属于筋骨病变，而"肾主骨""肝主筋"，其累及的脏腑必然就是肝与肾。肝与肾同居下焦而同源，所以在治疗痹证日久时，若见肝肾不足者，必配伍补益肝肾之品。久病多瘀源于叶天士"久病入络"的观点。络即经络之络，即气血运行的通道。久病入络而气血通道受阻，故见瘀血之象。独活寄生汤中独活、桑寄生、细辛、秦艽、防风五药均能祛风散寒除湿止痛；桑寄生、杜仲、牛膝、肉桂心、干地黄五药均能补益肝肾；茯苓、人参、甘草、川芎、当归、芍药、干地黄，即古方"八珍汤"去白术，能够补益气血；牛膝、川芎、当归三药均能活血。可见本方既能祛风散寒除湿，又能滋补肝肾，益气养血，并能活血。与上面分析痹证日久的病机相一致，所以本方主治的特点是：痹证日久，肝肾不足，气血两虚，经络瘀滞。其中，病程日久就是最客观的指征。此类痹证的证候表现有腰膝疼痛，关节屈伸不利，或麻木不仁，或关节变形，畏寒喜温，或伴有心悸气短，舌淡苔白，脉细弱或细迟等。病症分析：风寒湿邪客于肢体关节，气血运行不畅，故见腰膝疼痛，久则肢节屈伸不利，或麻木不仁；肝肾不足，则见腰膝痿软；气血耗伤，故心悸气短。

《神农本草经》云："独活，味苦，平。治风湿寒所击、金创，止痛。""桑上寄生，味苦，平。主腰痛、小儿背强、痈肿、安胎，充肌肤，坚发齿，长须眉。其实明目，轻身，通神。"独活、桑寄生，因其苦平之气味，能泄除湿寒之邪，缓急止痛，成为君药。"地黄，味甘，寒。治跌折、绝筋、伤中，逐血痹，填骨髓，长肌肉。"地黄，甘能滋养，甘者缓急止痛；热者寒之，寒以清热。故用于治疗损伤急性发作期及恢复期。

《医方集解》："此足少阴、厥阴药也。独活、细辛入少阴，通血脉，偕秦艽、防风疏经升阳以祛风；桑寄生益气血，祛风湿，偕杜仲、牛膝健骨强筋而固下。芎、归、芍、地所以活血而补阴，参、桂、苓、草所以益气而补阳。辛温以散之，甘温以补之，使血气足而风湿除，则肝肾强而痹痛愈矣。朱丹溪曰：久腰痛，必用官桂以开之方止，腹胁痛亦然。"

临床应用宜对症加减，对风寒湿痹痛日久疼痛较剧者，可酌加制川乌、制草乌、白花蛇、海风藤、千年健等，以通经络，逐寒湿，活血止痛；寒邪偏盛者，酌加附子、干姜以温阳散寒；湿邪偏盛者，去地黄，酌加防己、薏苡仁、苍术以祛湿消肿；正虚不明显者，可以去地黄、人参。

《千金方衍义》："风性上行，得湿黏滞，则留着于下，而为腰脚痹重，非独活、寄生无以疗之。辛、防、秦艽，独活之助，牛膝、杜仲、桑寄生之佐，桂、苓、参、甘以补其气，芎、芍、地以滋其血，血气旺而痹着开矣。"

《成方便读》："熟地、牛膝、杜仲、寄生补肝益肾，壮骨强筋；归、芍、川芎和营养血，所谓治风先治血，血行风自灭也；参、苓、甘草，益气扶脾，又所谓祛邪先补正，正旺则邪自除也；然病因肝肾先虚，其邪必乘虚深入，故以独活、细辛之入肾经，能搜伏风，使之外出；桂心能入肝肾血分而祛寒；秦艽、防风为风药卒徒，周行肌表，且又风能胜湿。"

第六章　脊柱病常用中成药及外用药

第一节　中成药

1. 颈复康颗粒：

组成：羌活、川芎、葛根、秦艽、威灵仙、苍术、丹参、白芍、地龙、红花、乳香、黄芪、党参、地黄、石决明、花蕊石、黄柏、王不留行、桃仁、没药、土鳖虫。

功效：活血通络，散风止痛。

主治：用于风湿瘀阻所致的颈椎病，症见头晕、颈项僵硬、肩背酸痛、手臂麻木。

2. 颈痛颗粒：

组成：三七、川芎、延胡索、羌活、白芍、威灵仙、葛根。

功效：活血化瘀，行气止痛。

主治：用于神经根型颈椎病属血瘀气滞、脉络闭阻证。症见颈、肩及上肢疼痛，发僵或窜麻、窜痛。

3. 恒古骨伤愈合剂：

组成：陈皮、红花、三七、杜仲、人参、洋金花、黄芪、钻地风、鳖甲组成。

功效：活血益气，补肝肾，接骨续筋，消肿止痛，促进骨折愈合。

主治：用于新鲜骨折及陈旧骨折、股骨头坏死、骨关节病、腰椎间盘突出症。

4. 复元活血汤：

组成：柴胡、当归、红花、甘草、大黄、桃仁、瓜蒌根。

功效：疏肝通络，活血祛瘀。

主治：跌打损伤，瘀血阻滞证，症见胁肋瘀肿，疼痛难忍。

5. 抗骨质增生丸：

组成：熟地黄、鸡血藤、淫羊藿、骨碎补、狗脊（盐制）、女贞子（盐制）、肉苁蓉（蒸）、牛膝、莱菔子（炒）。

功效：补腰肾，强筋骨，活血，利气，止痛。

主治：用于增生性脊椎炎（肥大性胸椎、腰椎炎），颈椎综合征，骨质增生症。

6. 壮骨关节丸：

组成：狗脊、淫羊藿、独活、骨碎补、续断、补骨脂、桑寄生、鸡血藤、熟地黄、木香、乳香（醋炙）、没药（醋炙）。

功效：补益肝肾，养血活血，舒筋活络，理气止痛。

主治：用于肝肾不足、血瘀气滞、脉络痹阻所致的骨性关节炎、腰肌劳损，症见关节肿胀、疼痛、麻木、活动受限。

7. 骨刺片：

组成：昆布、骨碎补、党参、桂枝、威灵仙、牡蛎（煅）、杜仲叶、鸡血藤、附子、制川乌、制草乌、延胡索（制）、白芍、三七、马钱子粉。

功效：散风邪，祛寒湿，舒筋活血，通络止痛。

主治：用于颈椎、胸椎、腰椎、跟骨等骨关节增生性疾病，对风湿、类风湿关节炎有一定疗效。

8. 腰痛宁胶囊：

组成：马钱子粉（调制）、土鳖虫、川牛膝、甘草、麻黄、乳香（醋制）、没药（醋制）、全蝎、僵蚕（麸炒）、麸炒苍术。

功效：消肿止痛，疏风散寒，温经通络。

主治：用于寒湿瘀阻经络所致的腰椎间盘突出症，坐骨神经痛，腰肌劳损，腰肌纤维炎，风湿性关节痛。症见腰腿痛、关节痛及肢体活动受限者。

9. 舒筋通络颗粒：

组成：骨碎补、牛膝、川芎、天麻、黄芪、威灵仙、地龙、葛根、乳香。

功效：补肝益肾，益气活血，舒筋通络。

主治：颈椎病属肝肾阴虚、气滞血瘀证，症见头晕、头痛、胀痛或刺痛，耳聋、耳鸣，颈项僵直，颈、肩、背疼痛，肢体麻木，倦怠乏力，腰膝酸软，口唇色暗，舌质暗红或有瘀斑。

10. 丹鹿通督片：

组成：丹参、鹿角胶、黄芪、延胡索、杜仲。

功效：活血通督，益肾通络。

主治：腰椎管狭窄症（如黄韧带增厚、椎体退行性改变、陈旧性椎间盘突出）属瘀阻督脉所致的间歇性跛行、腰腿疼痛、活动受限、下肢酸胀疼痛、舌质暗或有瘀斑等。

11. 接骨七厘片：

组成：醋乳香、醋没药、当归、土鳖虫、烫骨碎补、硼砂、龙血竭、煅自然铜、酒大黄。

功效：活血化瘀，接骨止痛。

主治：用于跌打损伤，续筋接骨，血瘀疼痛。

12. 强力天麻杜仲胶囊：

组成：天麻、杜仲（盐制）、制草乌、附子（制）、独活、藁本、玄参、当归、地黄、川牛膝、槲寄生、羌活。

功效：散风活血，舒筋止痛。

主治：风寒引起的筋脉挛痛、肢体麻木、行走不便、腰腿酸痛、头痛头昏等。

第二节　经验方

1.壮骨健步散：

处方：骨碎补 5g、肉苁蓉 5g、淫羊藿 5g、鸡血藤 5g、泽兰 3g、莪术 3g、鹿衔草 5g、木瓜 4g、白花蛇 1g、刺五加 5g。

功效：补益肝肾，通络止痛。

主治：用于肝肾亏虚所致的骨痹，症见肢体麻木无力，关节冷痛、僵硬变形，活动受限等。适用于骨性关节炎，创伤性关节炎，风湿、类风湿关节炎中晚期，骨质疏松症见上述证候者。

2.骨痿通络丸：

处方：鹿角胶 6g、龟板 8g、山茱萸 6g、牛膝 6g、太子参 6g、生地黄 8g、山药 8g、骨碎补 6g、威灵仙 6g。

功效：益肾填精，强壮筋骨。

主治：用于肾阴不足、精血亏少所致的骨痿，症见腰脊疼痛，酸软少力，不能持重，目眩，舌偏红或淡，脉细弱；原发性骨质疏松症、骨折后期、老龄骨折见上述证候者。

3.颈疏通络丸：

处方：鹿角胶 6g、葛根 6g、姜黄 4g、丹参 4g、延胡索 4g、山楂 4g、天麻 4g、白芷 2g、威灵仙 4g、泽兰 2g、黄芩 2g、白芍 4g。

功效：通阳祛寒，活络止痛。

主治：用于阳虚血瘀、寒湿痹阻的项痹病，症见颈背部及上肢体关节疼痛、酸楚、麻木、重着、关节屈伸不利、形寒肢冷、昼轻夜重等。适用于颈椎病神经根型、颈背部筋膜炎等见上述证候者。

4.腰力生丸：

处方：丹参 6g、当归 6g、川牛膝 6g、穿山龙 6g、狗脊 5g、白僵蚕 5g、制地龙 5g、白芥子 5g、土鳖虫 3g。

功效：活血化瘀，壮腰止痛。

主治：用于瘀血阻滞所致腰痛病，症见腰腿刺痛、麻木、痛有定处、拒按、日轻夜重、腰部板硬、俯仰转侧不利等。适用于腰椎间盘突出症、腰椎管狭窄症、梨状肌综合征、第 3 腰椎横突综合征等见上述证候者。

5. 续筋接骨胶囊：

处方：全当归 10g、制乳香 9g、制没药 9g、菟丝子 20g、杜仲 30g、骨碎补 9g、牛膝 12g、川续断 9g、大生地 15g、制土鳖虫 6g、血竭 2g、煅自然铜 9g（醋制）。

功效：续筋接骨，消肿止痛。

主治：用于血瘀气滞之骨折、脱位、伤筋等，症见跌打损伤、扭挫闪撞、肢体疼痛红肿或瘀青、活动障碍等。适用于各种骨折脱位、软组织损伤。

6. 马钱子散：

处方：马钱子 60g、乳香 10g、没药 10g、桃仁 15g、红花 15g、当归 20g、川芎 15g、白芍 15g、赤芍 15g、白僵蚕 20g、地龙 20g、全蝎 10g、蜈蚣 3 条、牛膝 20g、续断 15g、麻黄 10g、炙甘草 15g

功效：活血化瘀，通经活络。

主治：外伤性截瘫，顽固性关节痛、关节变形者。

第三节　外用药

1. 熥熨疗法：

适应证：适用于气滞血瘀、风寒外袭证型。

处方：伸筋草 30g、透骨草 30g、桑枝 25g、桂枝 25g、白芷 20g、防风 25g、赤芍 25g、海桐皮 25g、威灵仙 20g、延胡索 30g、乳香 15g、没药 15g、苦楝皮 30g、芒硝 10g、红花 50g、牛膝 20g。

操作：上述诸药粉为粗末，装入布袋中，加入少许盐、白酒，将布袋放在蒸笼内，蒸热后放于病变部肌肉痉挛处熥熨，每次 30min，每日 2 次。

2. 熏洗疗法： 新加熏蒸方。

组成：川乌 10g、羌活 15g、独活 15g、透骨草 30g、伸筋草 30g、五加皮 15g、苏木 15g、威灵仙 15g、海桐皮 20g、桑枝 20g、桂枝 12g、川芎 12g、鸡血藤 30g、红花 15g、乳香 7g、没药 7g、赤芍 15g、防风 12g、苦参 15g、花椒 3g、苦楝皮 15g、牡丹皮 12g、肉桂 3g。

功效：通经活络，蠲痹止痛。

用法：每剂 1 袋（每袋浓缩为 250mL），每日 1 次，每次 1 袋，加热产生蒸汽熏蒸。

3. 膏药： 水调散。

组成：石膏、黄柏。

功效：清热解毒，消肿止痛。

第七章 功能练习与脊柱保健

第一节 功能练习

功能练习是巩固疗效的关键，防止复发的法宝。

颈椎主要锻炼头夹肌、颈夹肌、斜角肌、胸锁乳突肌、斜方肌，维持颈椎力量的平衡与稳定。

腰椎主要锻炼腰大肌、腹肌、腹内压、竖脊肌，维持腰椎稳定与力量的平衡。

主要通过自主功能锻炼，加强颈肩胸背部肌肉功能，以增强其活力和韧性，维护脊柱外平衡。

一、颈部练功

（一）练功内容

（1）颈椎前屈后伸练习。

（2）侧屈练习。

（3）旋转练习。

（二）练功体位

（1）卧位练功：平卧于床，去枕，做头后仰运动、旋转运动。

（2）坐立位练功：犀牛望月，顶天立地，旋肩活胸。

（三）常用练功方法

1. **犀牛望月**：站立位，两足与肩同宽，目视前方，缓慢向后上方旋转到极限，再继续向后用力 6~8s，缓慢回旋到中立位，再向对侧旋转。

2. **与天争力**：也称"挺胸拔项"，挺胸抬头，两足与肩同宽，舌尖抵上颚部，用鼻吸气，意念引气上巅顶，头项向上拔起，头顶天，脚踏地；呼气，口微张，气从口呼出，意念引气下行，过丹田至涌泉而出。

3. **手拿肩井**：手握对侧斜方肌，用力抓起，再突然放松，反复做 10 次。左右交替操作。

4. **捏拿项肌**：以手大把拿捏颈项部肌肉，拿起握住，突然放松，反复做10次。左右手交替操作。

5. **以颌点肩**：头颈向两侧旋转，以下颌角为指引，指向同侧肩峰。要求缓慢用力。

6. **旋肩仰头**：头向后仰，双肩外旋，缓慢活动。

7. **肩上举背伸运动**：向后旋肩运动，肩胛中间撞树运动，扩胸运动。

8. **颈部主要肌肉练习法**：

（1）胸锁乳突肌：下颌为引，对向左或右侧旋转头颈部，成低头旋后位。

（2）前斜角肌：头前屈，向左或右侧屈头颈。

（3）后斜角肌：头后伸，向左或右侧屈头颈。

（4）斜方肌：挺胸抬头，双肩后拉上抬。

（5）头长肌、头前直肌：头前屈运动。

（6）头后大小直肌、头半棘肌、头夹肌、斜方肌：头后伸运动。

（7）头外直肌：头侧屈运动。

（8）多肌肉协同作用：①颈部后伸：颈半棘肌、多裂肌收缩完成。②颈部伸长：颈半棘肌、多裂肌、头长肌同时收缩及头半棘肌松弛引起。③"缩脑袋"：颈半棘肌、多裂肌、头长肌同时松弛及头半棘肌收缩引起。④颈椎旋转：斜角肌与胸锁乳突肌共同作用的结果。⑤寰枢椎间旋转：一侧夹肌、下斜肌和对侧胸锁乳突肌协同收缩完成。

二、腰部练功

（一）练功内容

（1）腰椎前屈后伸练习。

（2）侧屈练习。

（3）旋转练习。

（二）练功体位

（1）卧位练功：仰卧于硬板床，做腰腿练习。

（2）站立位练功：做屈曲练习。

（三）常用练功方法

（1）钟摆运动：患者身体直立，两足分开，与肩同宽，两手叉腰，两手拇指在后虎口按压髂前上棘，用力向上撑，同时腰腹部向前挺并做左右摆动。

（2）撑腰旋转：双手置于髂前上棘，用力向上撑，同时做腰椎旋转运动。

（3）五点支撑运动。

（4）飞燕点水。

（5）侧身运动。

（6）马步冲拳。

（7）扩胸运动。

（8）伸展运动。

（9）俯卧交替后抬腿。

（10）仰卧直腿抬高。

（11）仰卧蹬空。

（12）不倒翁运动：仰卧屈髋屈膝抱膝，腰背部着床进行头尻滚动运动。

三、特殊疾病练功法

（一）青少年特发性脊柱侧凸症

练功疗法：进行站立位侧身运动、腰椎向凹侧的旋转运动、俯卧位凹侧后抬腿运动，加强腰背肌及腰大肌功能，以增强其肌力、肌张力，促进脊柱前后左右力量平衡，恢复脊柱椎体间、小关节周围韧带紧张度平衡。

（二）屈曲型胸腰椎压缩骨折

1. 仰卧式：

（1）五点支撑法：在木板床上，患者仰卧，用头部、双肘及足跟支撑起全身，使背部尽力腾空后伸。损伤后早期即可采用此法（图7-1）。

（2）三点支撑法：患者双臂置于胸前，用头部及双足跟撑在床上，使全身腾空后伸。本法是在五点支撑法的基础上发展的，适用于损伤中、后期（图7-2）。

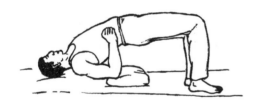
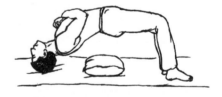

图7-1　五点支撑法　　　　　　　　图7-2　三点支撑法

2. 俯卧式：采用飞燕点水式。患者俯卧位，上肢后伸，小腿与踝部垫一软枕，头部与肩部尽量后仰，在上肢后伸、头与背部尽力后仰时，下肢伸直后伸，全身翘起，仅让腹部着床呈一弧形。适用于损伤中、后期。

一般4周以后即可戴支具下床适当活动。对于不稳定性骨折，卧床1~2周后开始适当练功，下床时间应在6~8周以后，并须用胸腰椎支具固定。伤后4个月内应避免向前弯腰的动作。

第二节　脊柱保健

　　脊柱保健重在日常养护，自然环境的变化，会严重影响人体健康，尤其是老年人更应注意。外在因素，风寒暑湿燥火六淫侵袭人体，是最常见的病因；其次是劳损、外伤。内在因素，则为人体因老年而发生组织退行性变化。防止这些损伤，是保护脊柱健康的关键。

　　因人而异，坚持身体锻炼，注意饮食调节，防止骨骼过早退化，防止骨质疏松，延长脊柱关节正常功能。

　　中医强调"肾主骨""肝主筋""脾主肌肉"，所以，应积极调理肝、肾、脾三脏功能，使骨坚、筋柔、肌肉发达，维持脊柱正常功能。

第八章 常见脊柱疾病

第一节 急性斜颈

一、概述

急性斜颈俗称落枕，又称失枕。此病多因睡眠时，体位不正，或日间困倦伏案头颈旋转位，或头枕于沙发扶手等高处睡眠，或夜间睡眠时头离开睡枕而落于枕下，致使颈部肌肉疲劳痉挛，颈椎小关节错缝，醒后颈部疼痛，喝斜，活动受限，故名落枕。此病好发于青少年，冬夏日多发。本病起病较快，病程较短，2～3天开始缓解，1周内多能痊愈。若失治误治，则迁延不愈，或易于复发。

二、病因病机

此病多因睡眠时，体位不正，或日间困倦伏案头颈旋转，或头枕于沙发扶手等高处，或夜间睡眠时头离开睡枕而落于枕下；或因睡眠时颈部感受风寒而引起。起病较急，往往于睡醒后即刻或稍后发病。

三、辨证分型

1.气滞血瘀证：颈项疼痛，活动不利，活动时患侧疼痛加剧，头部歪向患侧，局部肌肉僵硬、压痛明显。舌紫暗，薄白苔，脉弦紧。

2.风寒外袭证：颈项背部疼痛挛急，活动障碍；有外感风寒史，恶风、低热、头痛等表证。舌质淡红，苔薄白，脉浮紧。

四、分期

1.急性期：发病48h内，颈部疼痛较剧烈，肌肉痉挛，颈椎活动障碍。

2.缓解期：起病3～5天后，疼痛已减轻，头颈能轻微活动，但仍然受限。

五、诊断

1.病史：多因睡眠时，体位不正，或日间困倦伏案头颈旋转，或头枕于沙发扶手等高处，或夜间睡眠时头离开睡枕而落于枕下；或因睡眠时颈部感受风寒而引起。起病较急，往往于睡醒后即刻或稍后发病。

2.临床表现：

（1）症状：往往于睡醒后突感颈部疼痛不适，活动不利，或不能自由旋转后顾，如向后看时，须整个躯干向后转动；头歪向一侧而不能自行端正。

（2）体征：头颈喎斜，下颌指向健侧，患侧颈部胸锁乳突肌、斜方肌、大小菱形肌紧张、僵硬，压痛明显；颈部屈伸、旋转活动受限，向患侧旋转尤甚。

3.影像学检查： X 线摄片显示颈椎偏斜及生理曲度改变。可以排除颈椎先天性畸形、颈椎结核、肿瘤等。

六、治疗

1.治疗原则： 以手法理筋治疗为主，辅以针灸、中药活血通经、祛风散寒及功能练习。

2.治疗方法：

（1）缓急止痛法：

①药物外治法——熥熨疗法。

适应证：该疗法适用于气滞血瘀、风寒外袭证型。

处方：伸筋草 30g、透骨草 30g、桑枝 25g、桂枝 25g、白芷 25g、防风 25g、赤芍 25g、海桐皮 25g、威灵仙 30g、延胡索 30g、乳香 30g、没药 30g、苦楝皮 30g、芒硝 10g、红花 50g、牛膝 20g。

操作：上述诸药粉为粗渣，装入布袋中，加入少许盐、白酒，将布袋放在蒸笼内，蒸 30min，取出稍凉后置于病变部肌肉痉挛处烫熨，每次 30min，每日 2 次。

②针刺法：针刺手三针：二间、中渚、后溪；颈痛穴：第 4、5 掌骨基底部凹陷中；风池、风府、健侧内关、颈夹脊穴，理筋术前 30min 操作，留针 15min。

（2）理筋整脊法：以点按、弹拨、揉捺松解肌肉痉挛，以端项旋转手法矫正颈椎小关节错缝。步骤如下：

①患者端坐于矮凳上，嘱其放松颈部肌肉。

②术者一手扶住健侧下颌及乳突部。

③另一手用按压、震颤法作用于胸锁乳突肌起止点、前中后斜角肌起止点、斜方肌起止点、大小菱形肌起止点。

④弹拨胸锁乳突肌、前中后斜角肌、斜方肌肌腹。

⑤沿肌纤维走行方向揉捺肌肉，此时，肌肉痉挛缓解。

⑥术者双手拇指按压于风池穴处，余四指托双侧下颌部，向上端提，同时，边提边缓慢小幅左右旋转头部各 2~3 次，慢慢放松提拉。

⑦左右旋提：如果经过上述治疗，效果不显，则用本法。术者以肘部托患者下颌，另一手扶持患者枕部，嘱患者向肘托侧缓慢旋转，到最大限度后，术者缓缓

用力向后上方提拉，不追求弹响声，术毕。

⑧捋法放松肌肉，嘱患者缓慢旋转、前屈、后仰，活动颈部。

（3）中药治疗：

①气滞血瘀证：

治法：活血化瘀，理气止痛。

主方：和营止痛汤（《伤科补要》）加减。

组成：赤芍、当归、川芎、苏木、陈皮、乳香、桃仁、续断、乌药、没药、木通、甘草。

②风寒外袭证：

治法：疏风散寒，通络止痛。

主方：疏风养血汤（《伤科补要》）加减。

组成：防风、荆芥、羌活、秦艽、薄荷、当归、川芎、白芍、红花、天花粉。

（4）功能练习：颈椎前屈后仰、侧屈、旋转练习，常用动作有"与天争力""犀牛望月""挺胸拔项"等。

七、日常调护

（1）保持睡眠正常体位，枕头高度适合，一般以手拳平放高度为准。

（2）急性期不宜做颈椎牵引。

（3）急性期慎用颈部旋转法或斜扳法。

（4）药熨时温度以患者适应为宜，不能过烫，避免烫伤；熨后如局部皮肤有红点、出现过敏反应者，需停用本法。

（5）睡眠时不要贪凉，以免外感风寒侵袭。

第二节　枕大神经卡压综合征

一、概述

枕大神经卡压综合征是枕大神经长期受到牵拉、挤压，使神经产生缺血、水肿、髓鞘弯曲、旋转或出现皱褶等变化而出现一系列特定综合征。枕大神经为 C2 神经后支之皮支，通过 C1、C2 之间并紧靠寰枢关节的后外侧出椎管，并于头下斜肌内侧下缘与前支分离，经头半棘肌（深面）斜向上升，至头半棘肌止点处依次穿过头半棘肌及斜方肌，出腱膜孔至皮下，分布于上项线以上到颅顶之间的皮肤。枕大神经在浅出腱膜孔与枕血管的排列由内侧向外侧多依次为神经、动脉、静脉。由于以上解剖特点，枕大神经在其行程中既接近寰枢关节，又多次发生曲折并绕穿枕下的肌层和筋膜。如果寰枕关节和这些肌肉、筋膜发生病变，就容易刺激和压迫枕大神经而产生一系列神经卡压症状。

二、病因病机

其病因是风、寒、湿、热以及病理产物痰、瘀为患，其病机为正气内虚而外感风、寒、湿、热致使经络气血阻滞。神经走行途经某些解剖部位，如骨孔、骨性隆起、筋膜、腱性肌缘和纤维骨性管道时，易遭遇反复摩擦刺激或受压而产生病理改变，这种受到慢性病理性刺激的皮神经受累症候群即为神经卡压综合征。因其常无明显诱因，起病缓慢，容易被忽略而转成慢性疾病，甚至造成难以解除的临床顽症，患者往往难以忍受其苦，故应争取早期诊治，以利神经功能的恢复。

三、辨证分型

1. **血瘀气滞证**：枕后疼痛，活动不利。活动时患侧疼痛加剧，头颈部强迫体位，局部有明显压痛点，有时可触及筋结、条索。舌紫暗，苔薄，脉涩或弦紧。

2. **风寒湿痹证**：枕后强痛，拘紧麻木。可兼有恶风，发热，无汗，头重如裹。舌淡，苔薄白或腻苔，脉弦紧。

四、诊断

1. **症状**：枕大神经嵌压引起枕后疼痛，多呈针刺样或刀割样放射性痛，主要位于一侧的枕下，并向枕上、头顶部放射，甚至可波及前额及眼眶区。疼痛常呈发作性出现，自发或因旋转头部，尤其是向对侧旋转时诱发。有时颈部活动、咳嗽、打喷嚏也可诱发或加剧疼痛。多数患者在疼痛间歇期仍感枕后部钝痛或酸痛。此外，在疼痛发作期常伴有颈部肌痉挛，多数患者平素有颈部僵硬感。

2. **体征**：可见颈肌紧张乃至强迫性头位，如头稍后仰并向患侧倾斜，患侧枕大神经出口处（C2棘突与乳突连线之中点，相当于风池穴）及顶结节、上颈椎棘突或椎旁等部位可有压痛，并向头顶部及前额部放射，有的在枕部头皮下可扪及痛性结节。枕大神经支配区皮肤也多有感觉过敏或减退，少数病程长者，甚至可出现脱发现象。

五、治疗

1. **针刀治疗**：患者坐位，头部稍前屈，前额置于托架上。取第2颈椎棘突与患侧乳突尖连线的中点（风池穴），标记之。局部麻醉针自此点刺入，向上45°缓慢进针，患者自觉有酸胀麻痛放射感时提示针接近枕大神经，回吸无血则注射麻醉药，如无酸麻放射感，则退针再重新进针，寻找放射感。麻醉生效后，针刀刀口线平行于神经血管走行方向缓慢进针，有放射感时退针，在神经两侧进行分离松解。术毕用输液贴保护针眼。7 日 1 次，2 次为 1 个疗程。

2. 整脊复位手法：用疏散法按摩头部，用点按、弹拨法松解枕颈部头夹肌、颈夹肌。用整脊手法，矫正颈、胸、腰椎曲度异常，矫正寰枢椎关节异常，松解颈部旋转肌痉挛。

3. 辨证用药：

（1）气带血瘀证：

治法：活血化瘀，理气止痛。

主方：和营止痛汤（《伤科补要》）加减。

（2）风寒外袭证：

治法：祛风散寒，止痛。

主方：葛根汤（《伤寒论》）合蠲痹汤（《医学心悟》）加减。

4. 中药熨法：在枕后部进行中药熥熨，以改善局部血液循环，减轻局部炎性状态，松解肌肉紧张度。采用活血化瘀、温经通络的中草药打成粗粉，加酒、醋各半拌匀，装入布袋中加热，置于病变局部进行热敷，致皮肤潮红，每次 30min。注意温度，防止烫伤。

5. 功能练习及注意事项：日常适当进行颈部旋转活动，尤其是后仰转头练习。防止长时间低头工作。

第三节　急性颈椎间盘突出症

一、概述

急性颈椎间盘突出症，是指因急性扭伤、慢性劳损、外感风寒等因素，引起颈部肌肉筋膜肌腱张力压力改变，造成局部力学失衡，颈椎骨关节紊乱移位，椎间孔错动狭窄，颈椎间盘突出，卡压神经根，而出现急性颈背痛、上肢麻痹窜痛等症状的综合征。

急性颈椎间盘突出症属于"神经根型椎病"范围内，属中医"项痹病""痛痹"范畴。

二、病因病机

此病因为年老体弱，气血衰退，肝肾亏损，但亦与局部长期劳损或外伤有直接关系，在上述因素情况下风寒湿等外邪乘虚而入，从而产生了经脉瘀滞，经络受阻，气血运行不畅，为其主要病机。《黄帝内经》指出："肾主骨，生髓。"若肾精亏少，骨髓的化源不足，不能营养骨骼，则出现骨骼脆弱，肢体无力，故骨骼易于退变。《黄帝内经》又云："肝藏血""肝主身之筋膜""宗筋主束骨而利机关。"筋膜是一种联络关节肌肉，主司运动的组织。若肝血不足，血不养筋，则出现颈部的筋骨韧带钙化而退变。肝肾不足，特别是肾精亏损为本病之本，而经脉瘀阻，气血运行不畅，乃本病之标。

三、辨证分型

1. **血瘀证**：颈部有外伤史，颈肩背上肢疼痛麻木，多为刺痛，可向一侧或双侧肩、臂、手放射，夜间尤甚，指端麻木，肢体无力或拘挛，肌肉紧张，压痛明显。舌质紫暗，或有瘀斑、瘀点，脉弦涩或细涩或细弦。

2. **风寒证**：颈肩背疼痛，颈项强硬，或四肢酸痛麻木，头痛头重，遇风寒加重，得温热则缓，无汗。舌苔薄白或白腻，脉浮紧或浮缓。

3. **肝肾不足证**：颈肩背酸痛，肢体麻木无力，颈部压痛，放射痛，颈椎活动不利，伴有头晕目眩、耳鸣耳聋、失眠多梦、腰膝酸软。舌质红绛，舌体瘦，苔少或无苔，脉沉细或细数。

四、分型

1. **侧方神经根型**：突出的椎间盘在后纵韧带的外侧、钩椎关节内侧，临床症状以突出之髓核压迫脊神经根而产生的神经根性症状为主，表现为颈项痛、疼痛放射至肩胛、枕部或上肢，严重者有麻木感，臂丛神经牵拉试验阳性，在头顶加压使颈椎伸直或向患侧屈曲会引起神经根性痛，向上拔伸头部疼痛可缓解，即压顶试验阳性。

2. **旁中央脊髓型**：突出的椎间盘偏于一侧，而且介于脊神经根与脊髓之间，可以压迫二者产生单侧脊髓及神经根的压迫症状。中央型或较大的颈椎间盘突出，以脊髓受压症状为主，一般可分为三类：运动系统障碍，表现为痉挛性瘫痪，但相对较轻，没有感觉障碍；脊髓中央管综合征，表现为严重的运动和感觉障碍，上肢为主；上肢痛并脊髓受压，表现在上肢出现下运动神经元受损症状，下肢为上运动神经元受损症状，神经根性痛是本型的特征。

3. **中央脊髓横贯型**：突出椎间盘位于椎管中央脊髓的正前方，压迫脊髓双侧的腹面，产生脊髓双侧的压迫症状。大部分传导束受累，如皮质脊髓束、脊髓丘脑束、后核及其他部分，出现严重的痉挛性瘫痪和括约肌功能障碍，1/3 患者表现有锥体系和锥体外系症状和体征。

五、诊断

1.病史：本病多发生于长期低头工作人群，由于慢性劳损而颈部不适或慢性酸痛，因颈部外伤或（和）感受风寒而急性发作。

2.临床表现：

（1）症状：颈肩背痛发作急骤，伴有上肢麻痹、窜痛，可痛至指端；颈椎活动严重受限，并于颈椎旋转、上肢伸展等特殊体位时症状加重；日间患侧上肢高举过头以缓解疼痛；重度患者不能平卧，或睡眠时为减轻疼痛而被动上抬肩臂以头枕手，或把头偏向患侧；个别患者长期头颈侧倾、臂上举位，牵拉卡压静脉及淋巴，引起静脉淋巴循环障碍，而至头面部显著肿大。

（2）体征：颈部肌肉僵硬，以患侧斜方肌、前中后斜角肌明显，压痛，可触及突出椎间盘之下位棘突偏歪或后凸，颈椎后伸及患侧屈曲活动明显受限。患侧臂丛神经牵拉试验阳性，压顶试验阳性，手握力下降，患侧肢体皮肤感觉迟钝。

3.影像学检查：

（1）X线检查：40岁以下中青年颈椎间盘突出者，X线摄片多见颈椎曲度变直或轻度后凸，病变椎间隙前窄后宽；40岁以上患者可见颈椎曲度变直或后凸、棘突不在同一线上、钩椎关节不对称、椎间孔变小，椎间隙变窄，椎间盘突出节段项韧带钙化。

（2）CT或MRI检查：可显示突出的椎间盘大小、形状，以及对脊髓、神经根压迫的程度。

4.其他辅助检查：双上肢肌电图检查有助于了解神经受损部位及受压程度。

六、治疗

1.治疗原则：急性期以活血化瘀、消除神经根水肿为主，缓解期以理筋、整脊、辨证用药为主。

2.治疗方法：

急性期：用葛根汤、桃红四物汤、五苓散等加减化裁，以散寒除痹，活血化瘀，利水消肿，解除神经根水肿，缓解疼痛；针刺或针刀远近取穴，调畅经络，疏通气血，局部减张减压，缓解疼痛。

疼痛明显者配合非甾体类消炎止痛药物，如双氯芬酸钠缓释片口服，或静脉给予20%甘露醇注射液脱水改善症状。

缓解期：通过理筋、整脊、练功疗法，按照组织层次进行整体调衡治疗；配合辨证论治，全身调节。

（1）理筋疗法：

①药熨法：

药熨法：在颈背、胸背及疼痛侧上肢行药熨，将活血化瘀、温经通络的中药打成粗粉，加酒、醋各半拌匀，加热后纱布包裹，在病变局部热熨致皮肤潮红，以改善肌肉功能，缓解疼痛，每次30min。

②针刺针刀法：取颈4~7节段夹脊穴为主，配合痛肢循经取穴，毫针刺每次15~20min。针刀选取高张力、高压力以及明显压痛点，或触及结节、条索部位，针刺深度为肌筋膜。

③推拿法：行颈胸背分筋理筋法，首先点按脊旁肌以分筋、戳按椎板间以分骨，其次提拿斜方肌肩井穴，弹拨前中后斜角肌，并点按其起止点，按揉肩胛胸背间肌，缓解肌肉痉挛，松解关节粘连僵硬。

（2）整脊调曲疗法：

①整脊复位手法：行牵颈折顶法、颈椎旋提法和提胸过伸法以调整颈椎曲度和椎体旋转。对侧方神经根型和旁中央脊髓型颈椎间盘突出患者，先行牵颈折顶法，待颈椎曲度出现后再配合颈椎旋提法。

②整脊调曲法：取仰卧位颈椎布兜牵引，以调整颈椎椎间隙及颈曲。旁中央脊髓型、中央脊髓横贯型不宜进行颈椎牵引。

上述理筋、调曲疗法，每日1次，10次为1个疗程，休息1日后再行第2个疗程。

（3）辨证论治：

①血瘀证：

治法：活血化瘀，行气止痛。

主方：身痛逐瘀汤（《医林改错》）加减。

②风寒证：

治法：疏风散寒，祛湿止痛。

主方：葛根汤（《伤寒论》）加减。

③肝肾不足证：

治法：补益肝肾：

主方：六味地黄汤加减（《景岳全书》）。

3. 中成药：选用温经祛寒、活血止痛的中成药，如颈复康颗粒或颈痛颗粒等，也可局部敷贴活血止痛类膏药。

4. 练功疗法：进行自主功能锻炼，加强颈肩胸背部肌肉功能，以增强颈椎稳定性，维护脊柱外平衡。

（1）犀牛望月：站立位，两足与肩同宽，目视前方，缓慢向后上方旋转到极限，再继续向后用力 6~8s，缓慢回旋到中立位。再向对侧旋转。

（2）与天争力：两足与肩同宽，舌尖抵上颚部，用鼻吸气，意念引气上巅顶，头项向上拔起，头顶天，脚踏地；呼气，气从口呼出，意念引气下行，过丹田至涌泉而出。

（3）手拿肩井：手握对侧斜方肌，用力抓起，再突然放松，反复做 10 次。左右交替操作。

（4）捏拿项肌：以手大把拿捏颈项部肌肉，拿起握住，突然放松，反复做 10 次。左右手交替操作。

七、注意事项

（1）一般 1 个疗程可显效，2 个疗程复查 X 线摄片，观察椎曲恢复程度，临床疗效观察 4~6 周。神经功能恢复可能还需较长时间。

（2）疼痛剧烈，颈部活动严重受限者禁用推拿按摩手法，不宜使用牵引调曲法和整脊手法。

（3）缓解期切忌暴力推拿及正骨，牵引调曲法严格掌握适应证和禁忌证。

（4）敷药时温度以患者适应为宜，不能过烫，避免烫伤；所用药物尽量选择对皮肤刺激小的，敷后如局部皮肤有红点、出现过敏反应者，需停用本法。

第四节　颈钩椎关节紊乱症

一、概述

颈钩椎关节紊乱症是指因头颈姿势不正，肌力失衡，导致钩椎关节紊乱，引起以颈项疼痛、活动障碍为主要表现的疾病。钩椎关节紊乱症属中医"项痹病"范畴。

二、病因病机

本病好发于早期变性的椎间盘部位。后关节错位触诊易于发现，钩椎关节错位，除侧弯侧摆式易于触诊外，轻度的扭转或滑膜嵌顿，虽引起较重的症状，但关节变形不易触诊。关节错位，关节失稳，肌肉、肌腱、筋膜被动牵拉，出现紧张痉挛，颈部气血循行失调，经脉瘀阻，出现疼痛及功能障碍。

三、辨证分型

1.气滞血瘀证：颈项疼痛，活动不利。活动时患侧疼痛加剧，头部歪向患侧，局部有明显压痛点，有时可触及筋结、条索。舌紫暗，苔薄，脉涩或弦紧。

2. **风寒外袭证**：颈项背部强痛，拘紧麻木。可兼有恶风、发热、头痛等表证。舌淡，苔薄白，脉弦紧。

四、分期

1. **急性期**：突发头部转动障碍，尤其不能向一侧旋转，转头则牵涉颈肩背疼痛，颈部有压痛，多发于颈胸段，与外伤关系密切。X 线摄片可见钩椎关节不对称，前曲有改变或正常。

2. **慢性期**：有颈项转动障碍病史，疼痛自行好转，但逐渐感觉颈项活动不灵活，牵拉颈肩有酸痛感或颈部活动障碍，X 线摄片有明显钩椎关节不对称，颈曲变小，或有阶梯状改变，或有双边征。

五、诊断

1. **病史**：该病多见于青壮年，多有睡枕不当，睡姿不正确，长时间保持一个姿势引起颈项僵硬，一般有颈项外感风寒或外伤等病史。

2. **临床表现**：

（1）症状：表现为颈项疼痛或牵涉肩背痛。颈部活动障碍，以旋转受限为主，颈项处于弹性固定状态。

（2）体征：颈部肌肉紧张，活动受限，以旋转功能受限为主。相关软组织的附着点、颈椎两侧肌肉压痛，以斜方肌、肩胛提肌压痛为甚，可有棘突间压痛。

3. **影像学检查**：X 线摄片正位可见钩椎关节不对称，椎体倾斜；侧位片见前曲变小或有双边征。

六、治疗

（一）治疗原则

急性期以理筋疗法缓解疼痛为主；慢性期以理筋、调曲、练功为主。

（二）治疗方法

1. **急性期**：

（1）理筋疗法：

①点穴转项法：点健侧内关，同时嘱患者自行转动颈部。针刺风池、颈夹脊、肩井、列缺。

②塌渍疗法：用活血化瘀、淡渗利湿、活络止痛的中药组方，研成粉末状，水调成稠厚药膏，制成 3～5mm 厚药饼，置于患处 30min。

2. 慢性期：

（1）理筋疗法：

①药熨法：可在颈背部进行药熨，以改善肌肉功能，采用活血化瘀、温经通络的中药打成粗渣，加酒、醋各半拌匀，装入纱布袋中加热，置于病变部位热敷致皮肤潮红，每次 30min。

②针刺法：取夹脊、肩井、秉风、天突、外关、列缺等穴，配合电针治疗，每次 30min。

③推拿法：在项背部用点按、揉搓、提拿手法，松解肌肉肌腱痉挛与挛缩。

④灸法：取阿是穴、天柱、肩井、肩中俞，用艾条灸或艾炷灸。每次灸 10~20min，或 5~7 壮。

（2）整脊调曲疗法：

①整脊复位手法：行按脊松枢法、牵颈折顶法、颈椎旋提法、提胸过伸法调整椎体旋转，矫正钩椎关节错位。

②牵引调曲法：行仰卧位颈椎布兜牵引，以改善颈椎曲度。上述理筋、调曲法每日 1 次，10 次为 1 个疗程，休息 1 日，再行第 2 个疗程。

（3）辨证论治：

①气带血瘀证：

治法：活血化瘀，理气止痛。

主方：和营止痛汤（《伤科补要》）加减。

②风寒外袭证：

治法：祛风散寒，止痛。

主方：葛根汤（《伤寒论》）加减。

（4）练功疗法：进行自主功能练习。

以颌点肩：头颈向两侧旋转，以下颌角为指引，对向同侧肩峰。要求缓慢用力。

旋肩仰头：头向后仰，双肩外旋，缓慢活动。

七、注意事项

（1）本症一般 1 个疗程康复，如仍未康复按颈椎椎曲异常综合征治疗。

（2）颈肌在紧张疼痛状态下，不宜强行旋转复位手法。

（3）如颈曲变小者，先行牵颈折顶法，1 周后颈曲改善，再行颈椎旋提法。

（4）不宜用颈椎侧扳法。

（5）药熨时温度以患者适应为宜，不能过热，避免烫伤；所用药物尽量选择对皮肤刺激小的，药熨后如局部皮肤有红点、出现过敏反应者，需停用本法。

第五节　肩胛胸背肌筋膜炎

一、概述

肩胛胸背肌筋膜炎是指因劳损或风寒湿邪侵袭，导致肩胛胸背筋膜、肌肉损伤，粘连或纤维性变，卡压刺激神经引起的肩胛胸背部疼痛。肩胛胸背肌筋膜炎属中医"背部伤筋""痹证"范畴。

二、病因病机

潮湿、寒冷的气候环境，是最多见的原因之一，湿冷可使肌肉血管收缩、缺血、水肿，引起局部纤维浆液渗出，最终形成纤维织炎。肌肉紧张，拉伤，一些特殊体位对特定肌肉的慢性损伤等慢性劳损为其另一重要发病因素。肌肉、筋膜受损后发生纤维化改变，使软组织处于高张力状态，从而出现微小的撕裂性损伤，最后又使纤维样组织增生、肥厚、收缩，挤压局部的毛细血管和末梢神经出现疼痛。

三、辨证分型

1.气滞血瘀证：背部胀痛、刺痛，痛无休止，胸闷不适，性情暴躁、易怒，上腹胀满，日轻夜重，晨起稍活动症状缓解。舌紫暗或有瘀斑、瘀点，或舌下脉络曲张，脉弦。

2.气血亏虚证：背部隐痛，酸困无力，日轻夜重，时痛时止。伴有四肢乏力，心慌气短，易出汗、口渴、五心烦热。舌淡，苔薄白，脉沉细。

3.寒湿侵袭证：背部冷痛重着，转侧不利，静卧痛不减，受寒及阴雨加重，肢体发凉。舌质淡，苔白或腻，脉沉紧或濡缓。

四、诊断

1.病史：长期伏案工作、单上肢运动或肩背重物，引起肩胛胸背肌筋膜损伤，或风寒湿邪侵袭，导致肩胛胸背肌肉经络阻滞不通。

2.临床表现：

（1）症状：肩胛胸背部疼痛，以酸痛、钝痛、锐痛、胀痛为主，轻重不等。少数患者疼痛剧烈，难以忍受，伴有重物压迫感，可牵涉颈项部。

（2）体征：肩胛内侧背部肌肉痉挛，压痛明显。背部触及疼痛结节或条索状物，局部叩击痛，皮肤苍白或充血。

3.影像学检查：X线摄片提示部分病例可出现胸椎旋转侧凸改变，并可排除胸部肿瘤、结核等疾病。

4. 实验室检查：抗 "O"、血沉正常或稍高，HLA-B27 阴性。

五、治疗

1. **治疗原则**：理筋、调曲、辨证用药和练功四大治疗原则，以理筋为主。

2. **治疗方法**：

（1）理筋疗法：

①药熨法：于胸背部采用中药熥熨，将活血化瘀、温经通络的中药打成粗渣，加酒、醋各半拌匀，加热后纱布包裹，在病变局部热熨致皮肤潮红，每日 1 次，每次 20min。

②针刺法：选用阿是穴、附分、肺俞、膏肓、厥阴俞、天宗等穴。可配合电针治疗，每日 1 次，每次 15min，10 次为 1 个疗程，休息 1 日，再行第 2 个疗程。

③推拿法：运用推、拿、按、摩、揉、摇、牵、拍等手法，舒筋活络。

④拔罐法：如肌肉粘连严重者可结合刺络放血拔罐或走罐疗法。

⑤针刀松解法：有明确的肌腱、筋膜结节及末梢神经卡压征者，是施行针刀疗法的最佳适应证。

（2）整脊调曲疗法：

①整脊复位手法：若患者出现胸椎旋转侧凸改变者，可选用提胸过伸法调整胸椎旋转侧凸。

②操作方法：患者端坐于矮凳，双手十指交叉抱于枕后部，术者呈马步立于患者背后，双手从患者上臂前方绕过反握患者前臂腕上部，用前胸抵住患者背部，同时双腿用力伸直上起，胸向前顶，双臂上托后拉，瞬间完成操作，可以听闻患者背部发出 "咔咔" 声响。结束操作。

③适应证：肩胛胸背部伤筋、合并胸椎侧凸的各类颈椎病、肋椎关节紊乱。

④禁忌证：严重骨质疏松，并有严重心肺疾病者，心脏支架、起搏器术后者。

⑤注意事项：用力和缓，禁忌暴力，不追求有响声。

（3）药物疗法：

①辨证论治：

A. 气滞血瘀证：

治法：活血化瘀，理气止痛。

主方：身痛逐瘀汤（《医林改错》）加减。

B. 气血亏虚证：

治法：益气养血活络为主，佐以舒筋之品。

主方：八珍汤（《正体类要》）加味。

C.寒湿侵袭证：

治法：散寒除湿，温通经络。

主方：乌头汤（《金匮要略》）加减。

②其他药物疗法：疼痛严重者可辅以消炎镇痛药及维生素类药物。

3.练功疗法：肩上举背伸运动，向后旋肩运动，肩胛中间撞树运动，扩胸运动。

第六节　颈椎管狭窄症

一、概念

颈椎管狭窄症是指颈椎管发育狭小、颈椎体后缘骨质增生、韧带肥厚，或者由于相邻颈椎对位不良等而引起椎管前后径变窄，压迫神经血管脊髓而引起一系列综合征。颈椎管狭窄症在脊柱椎管狭窄中属较常见的一种病症。在各种脊柱疾病中，椎管狭窄症发病率呈上升趋势，早期多数患者颈部症状不明显，而四肢症状比较多，严重影响患者的正常生活。

颈椎管狭窄常根据椎管前后径来判断其狭窄程度，颈椎管狭窄是引起脊髓型颈椎病、根型颈椎病、椎动脉型颈椎病的主要因素。随颈脊髓受压程度而临床症状有所不同。一般常有程度不等的四肢感觉、运动及括约肌功能的改变，重者出现瘫痪。

颈椎管狭窄症既往文献称"脊髓型颈椎病"，属于中医"痿证"范畴。

二、诊断要点

1.病史：发病年龄多在40岁以上，有长期低头或仰头等体位工作致颈部慢性劳损的因素，或有颈部外伤史。

2.临床表现：

（1）症状：长期反复的单侧或双侧上肢疼痛、麻木，或下肢出现放射痛。肌肉紧张，步态不稳，头重脚轻，有踩棉花样感觉；手指精细运动功能障碍；或胸部有束带感。

上颈椎神经受损时，放射至头、颈、肩、上肢；下颈椎神经受损时，放射至上肢、双手或胸部等。脊髓压迫可引起间歇性跛行。部分患者可有排尿不畅、男性性功能障碍及会阴部感觉异常。

（2）体征：颈部僵硬，后伸或侧屈活动受限，后伸时症状加剧，颈椎棘突上、棘突旁有压痛；肌力下降，肌张力增高，呈不完全性痉挛性瘫痪；膝腱反射和跟腱反射亢进，踝阵挛阳性；病理反射出现，如霍夫曼反射或巴氏征阳性。也有少数患者无明显体征。

3. **影像学检查：**

（1）X线检查：颈椎X线平片上可见颈椎曲度变直或向后成角，或阶梯状改变，椎间狭窄，钩椎关节不对称，椎体后缘骨赘形成，斜位片可见椎间孔变小、关节突关节重叠、后纵韧带钙化等。

（2）CT检查：是颈椎管狭窄症的常规检查，可以显示椎体后缘骨刺、多个椎间盘突出、椎管容积减小、黄韧带的增厚及钙化等。

（3）MRI检查：显示多个椎间盘突出，椎管节段性狭窄，可见后纵韧带或黄韧带增厚等。

4. **辅助检查：**包括肌电图检查。神经体感电位（SEP）潜伏期平均值延长者为传导障碍，提示脊髓、神经压迫性损伤。

三、鉴别诊断

有脊髓刺激或者损害症状体征出现时需与颈椎管狭窄症相鉴别。DR摄片能够诊断颈部骨折脱位、寰枢椎半脱位、颈椎先天性畸形，对于颈椎骨结核、骨肿瘤等能够做出可疑提示。以下几种疾病则需特别注意与本病鉴别。

1. **脊髓肿瘤：**一般症状呈进行性发展，到了晚期则可出现四肢完全性瘫痪以及大小便失禁等表现，进展速度比颈椎管狭窄症要快得多。颈椎管狭窄症除非发病后颈部受到外伤，较少出现四肢完全性瘫痪的情况。X线摄片可见椎管扩大或椎间孔变大。MRI检查能确定椎管内肿瘤的诊断。

2. **颈脊髓空洞症：**多见于20~30岁，男女比例3：1，发病缓慢。本病突出的临床体征是节段分离性感觉障碍，即痛、温觉减退或消失，而触觉及深感觉完整或相对正常。早期手内在肌无力萎缩，逐渐向上发展，上肢腱反射消失。DR摄片正常，MRI检查可发现颈脊髓存在空洞。

3. **颈椎后纵韧带骨化症：**本病可与椎管狭窄症合并存在。其X线摄片表现在侧位片上可见椎体后方相当于后纵韧带部位有密度增高骨化影，大小形态不一。CT检查能准确了解后纵韧带骨化的形态、成熟度、位置、范围、对脊髓的压迫等情况。

四、辨证分型

1. **肝阴不足证：**头晕目眩，胸闷心悸，睡眠不宁，四肢麻痹、颤抖、无力，面色苍白。舌质淡红，舌苔白，脉弦细、无力。

2. **督脉阳虚证：**四肢无力发冷，疲乏，盗汗或自汗。舌质淡红，苔白滑，脉虚无力。

五、治疗

1. 治疗原则：理筋，调曲，练功，配合上病下治。

2. 治疗方法：

（1）理筋疗法：

①药熨法：对颈胸背部外用中草药施治，缓解肌肉紧张粘连。可将活血化瘀、温经通络的中草药打成粗渣，加酒、醋各半拌匀，装入纱布袋中加热，置于病变部位进行热熨治疗，致皮肤潮红。

②针刺法：针刺颈夹脊穴和胸椎的华佗夹脊穴、肩井、肩中俞、肩外俞、曲垣等穴，通经活络；四肢穴位按循经取穴。可配合电针治疗，每日 1 次，每次 30min，10 次为 1 个疗程，休息 1 日，再行第 2 个疗程。

（2）整脊调曲疗法：

①整脊复位手法：以提胸过伸法及胸腰旋转法为主，用以调整颈、胸、腰椎曲度和椎体旋转。症状缓解后适当选用牵颈折顶法。

②牵引调曲法：采用上病下治方法为主，重点应用四维调曲法调整腰曲，复原胸椎。

上述理筋、调曲疗法每日 1 次，10 次为 1 个疗程，休息 1 日，再行第 2 个疗程。

（3）药物疗法：

①辨证论治：

A. 肝阴不足证：

治法：滋阴养肝，祛风除湿。

主方：独活寄生汤（《备急千金要方》）加减。

B. 督脉阳虚证：

治法：补肾填精，通调督脉，强筋健骨。

主方：肾气丸（《金匮要略》）或补肾熟干地黄丸（《圣济总录》）或还少丹（《普济方》）、右归饮（《景岳全书》）、舒筋保安汤（《普济方》）。

②中成药：选用具有活血化瘀、舒筋止痛作用的中成药，如颈复康颗粒、恒古骨伤愈合剂等。

（4）练功疗法：

①卧位练功：平卧于床，去枕，做头后仰运动、旋转运动。

②坐立位练功：犀牛望月，顶天立地，旋肩活胸。

（5）水针疗法：颈椎管狭窄症的治疗方法，采用硬膜外注射，能消除肿胀，松解粘连，缓解症状。

（6）手术治疗：颈椎管狭窄症的手术治疗方法多样，须慎重选择，各种术式均有其适应证。对脊髓仅受到局限或节段性压迫者，经前路手术直接切除致压病变，视需要做自体植骨融合及内固定；一般对脊髓广泛多节段受压者宜取后路减压内固定融合术。

（7）TMC 射频热凝靶点技术：治疗部位精确，直接作用在病变部位，治疗电极为 7mm，如同一根针灸针，数据精确到 1mm 以下，适用于病情较轻者。

（8）功能练习：可加强背伸肌、旋转肌、腹肌的肌力锻炼，使颈椎的稳定性增加，从而推迟颈椎关节退变的速度。

六、注意事项

（1）一般 4~8 个疗程，以改善椎曲，扩大椎管容积。脊髓神经功能恢复需较长时间，治疗不能操之过急。

（2）急性期不宜用颈椎牵引法，更不宜做颈部的按摩推拿。

（3）禁用旋转类手法。

（4）颈椎牵引不能超重，安装牵引后应随时了解患者自我感觉，如有脊髓刺激症状，应停止使用。

（5）内服或注射激素类药物，请严格按照药品使用说明，避免并发症。

（6）注意卧床休息，尤其急性期，使颈部肌肉放松，有利于症状的缓解。

（7）如经整脊治疗 4 周无效，或症状进行性加重，应选用其他疗法。

（8）外敷药物时温度以患者适应为宜，不能过热，避免烫伤；所用药物尽量选择对皮肤刺激小的，敷后如局部皮肤有红点、瘙痒，出现过敏反应者，需停用本法。

第七节　颈椎病

一、概述

颈椎病是由于颈椎间盘退变，椎间关节失稳，继发骨质增生、韧带肥厚、椎间隙变窄等组织结构改变，刺激或压迫神经根、脊髓、椎动脉、交感神经等组织，产生的一系列症状和体征的综合征。本病是一种多见于 40 岁以上中老年的慢性疾病。现在，年轻人发病率呈上升趋势。

二、病因病机

1. 退行性变：颈椎间盘、椎体、椎间小关节等的退变，是颈椎病发生的主要原因。

2. 颈部损伤：颈部损伤分急性损伤和慢性损伤两种，慢性损伤者为多见。如长期伏案工作，使颈部经常处于一种强制性体位，可引起颈部肌肉、韧带、筋膜、关节等的劳损。此外风寒湿邪可诱发颈椎病的发生。

三、辨证分型

1. 风寒痹阻证：颈、肩、上肢窜痛麻木，以痛为主，颈部僵硬，活动不利，恶寒畏风。舌淡红，苔薄白，脉弦紧。

2. 血瘀气滞证：颈肩部、上肢刺痛，痛处固定，伴有肢体麻木。舌质暗，脉弦或涩。

3. 痰湿阻络证：头晕目眩，头重如裹，四肢麻木不仁，纳呆。舌暗红，苔厚腻，脉弦滑。

4. 肝肾亏虚证：眩晕头痛，耳鸣耳聋，失眠多梦，颈项酸痛，肢体麻木，面红目赤。舌红少苔，脉弦细。

5. 气血亏虚证：头晕目眩，面色苍白，心悸气短，四肢麻木，倦怠乏力。舌淡苔少，脉细弱。

四、诊断要点

临床症状以颈项、肩臂、肩胛内上角、上胸壁及上肢疼痛或麻木为最常见。根据不同组织结构受累而出现不同临床表现，可分为如下类型：

1. 神经根型：此型发病率最高，因颈丛和臂丛神经受压而致，具有典型的根性症状（麻木、疼痛），且范围与颈脊神经所支配的区域相一致。严重者上肢有沉重、酸软无力、握力减退或持物易坠落等现象。

检查见颈椎活动受限，病变颈椎棘突上、棘突旁、患侧肩胛骨内上角常有压痛。上肢及手指的皮肤感觉减退，可有肌肉萎缩。臂丛神经牵拉试验阳性（图8-1），压顶试验阳性（图8-2）。X线检查：正位片显示钩椎关节和椎间关节变窄，侧位片显示颈椎变直或反弓，椎间隙变窄，有骨质增生，韧带钙化。

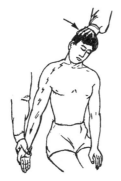

图8-1　臂丛神经牵拉试验

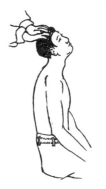

图8-2　压顶试验

2. 椎动脉型：头颈旋转时引起眩晕发作是本病的最大特点。临床表现为头晕、头痛、耳鸣、视力减退、听力下降，可见猝倒发作。

检查见颈椎棘突部有压痛，仰头或转头试验阳性。X 线检查：钩椎关节有骨质增生，向侧方隆突，以及椎间孔变小。脑彩超、MRI 椎动脉造影对诊断有帮助。

3. 交感神经型：该型颈椎病是以交感神经兴奋的症状为主。临床表现为头晕、眼花、耳鸣、手麻、心动过速、心前区疼痛等一系列症状。

检查见头颈部转动时症状明显加重，刺激交感神经可诱发或加重相关症候群。

4. 脊髓型：脊髓型颈椎病以慢性、进行性四肢瘫痪为特征。早期双侧或单侧下肢肌肉紧张、麻木、无力、走路不稳或有踩棉花感。一旦延误诊治，常发展为不可逆性神经损害。

检查见颈部活动受限不明显。上肢动作欠灵活，手部内在肌萎缩，下肢肌张力可增高。生理反射（肱二头肌和肱三头肌、髌腱、跟腱反射）可亢进。常可引出病理反射，如霍夫曼征、巴宾斯基征阳性。

脊髓造影、MRI 可确定病变部位和受压程度。肌电图检查对诊断有一定的帮助。

五、治疗

以手法治疗为主，配合药物、针灸、牵引、练功等治疗。

（一）外治方法

1. 手法治疗：

（1）理筋手法：术者用双手拇指或食中指、掌根部，从头枕部开始，沿头夹肌、颈夹肌、大直肌、前中后斜角肌、斜方肌、背阔肌、骶棘肌的纤维方向，分别向项外侧沟及背部揉捻理筋。手法由轻到重，再由重到轻、反复 8~10 次；再用双手或单手提拿颈后、颈两侧及肩部的肌肉，反复 3~5 次。

注意：前中斜角肌止于第 1 肋骨上面，后斜角肌止于第 2 肋骨上面。

（2）整脊复位手法：

①旋转扳提顶推法：颈椎小关节错位、棘突偏歪、神经根症状典型者用之。以棘突向右偏歪为例，患者坐于低凳上，术者站其背后，左手拇指顶住偏歪棘突的右侧，右肘窝部夹住患者下颌部、手掌托扶健侧头部，使颈部向左前下方屈曲，然后将头颈部向右侧后上方旋转扳提，同时左手拇指用力顶推偏歪棘突向左。此时，可有指下位移感或伴有响声，头颈部恢复中立位，手法结束（图 8-3）。

②仰卧拔伸旋转法：患者仰卧于治疗床上，术者坐于床头低凳上，用双膝抵紧患者两肩部固定；两手分别托其枕颌部，用力向上拔伸并缓慢地左、右旋转数次，恢复中立位放松牵引。继之，一手把患者头部托起，另一手多指揉按、提拿颈

部筋肉数遍。

2. **枕颌带牵引治疗**：患者坐位或卧位，依据颈椎曲度确定牵引方向，牵引重量为 3～5kg，每次牵引时间约 30min，每日 1～2 次。牵引可以缓解肌肉痉挛，扩大椎间隙，矫正颈椎小关节紊乱，缓解症状，为颈椎复位手法做准备。牵引重量和时间长短，可根据患者情况灵活掌握（图 8-4）。

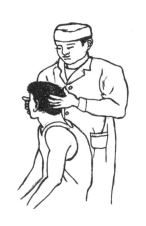 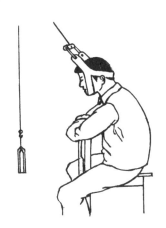

图 8-3　旋转扳提顶推法　　　　图 8-4　枕颌带牵引

3. **针灸疗法**：

主穴：大椎、大杼、颈夹脊、后溪、阿是穴等。

配穴：风寒痹阻加风门；劳伤瘀阻加膈俞；肝肾亏虚加肝俞、肾俞；头晕头痛加百会、太阳；恶心呕吐加内关、中脘；上肢麻木加曲池、合谷。

留针 15～20min，每日 1 次，10 次为 1 个疗程。

刺络拔罐：在颈项部阿是穴皮肤毫针叩刺出血，拔罐，每周 2 次。

电针法：取穴同毫针刺法，每次选取 2～4 个穴，针刺得气后，电针治疗 20min，每日 1 次，15 次为 1 个疗程。

4. **皮内针疗法**：局部穴位常规消毒后，双侧百劳、肩中俞穴位，针尖朝向脊柱方向，双侧相对而刺，埋入皮肤后，在针体下和皮内针上以胶布固定，用指腹轻轻按压，无刺痛即可，留针 2～3 天。每周 2 次。

5. **针刀疗法**：患者坐位或俯卧位，头前屈曲 30° 定点。治疗点选在病变椎体上、下棘突间及两侧旁开 1～1.5cm 处，刀口线与脊柱纵轴平行，先于颈椎正中切刺项韧带骨化病变处的棘上、棘间韧带，然后旁刺达关节突关节囊。刀口线与颈椎纵轴平行，针体垂直于皮肤，刺破深筋膜，刀口线调转 90° 角，纵切 3～5 刀出针。在横突末端上、下边缘处松解 3～5 刀，松开部分横突表面的深筋膜。如果斜方肌紧张度高，提拿肩井困难，则松解斜方肌前部肌筋膜。出针后用无菌敷料按压针孔

1～2min，封闭针孔，输液贴保护。

（二）药物治疗

1. 内服药：

（1）风寒痹阻证：

治法：祛风散寒，除湿止痛。

主方：葛根汤（《伤寒论》）加减。

（2）血瘀气滞证：

治法：活血化瘀，行气止痛。

主方：身痛逐瘀汤（《医林改错》）加减。

（3）痰湿阻络证：

治法：健脾除湿，化痰通络。

主方：半夏白术天麻汤（《医学心悟》）加减。

（4）肝肾亏虚证：

治法：补益肝肾。

主方：六味地黄汤（《景岳全书》）加减。

（5）气血亏虚证：

治法：补气养血。

主方：八珍汤（《正体类要》）加减。

2. 外用药：外用药以活血止痛、舒筋活络为主，可选用舒筋活络药膏、活血散外敷。

六、功能练习

颈椎病急性发作期以休息为主，在慢性期提倡颈肩臂肌肉功能锻炼，增加颈椎稳定性，有利于颈椎病的恢复及疗效巩固，预防颈椎病的复发。此外可以做体操、太极拳等运动锻炼。

七、预防与调护

合理用枕，保持良好睡姿。长期伏案工作者，应注意经常做颈项部的功能活动。急性发展期可以颈托固定1～2周。慢性期以活动锻炼为主。注意心理调护，以科学的态度向患者做宣传和解释，帮助患者树立信心，配合治疗，早日康复。

第八节　前斜角肌综合征

一、概述

前斜角肌综合征（又称 Naffziger 综合征或 Adson 综合征、Coote 综合征）是由于各种原因引起的前斜角肌的痉挛、紧张或在第 1 肋骨附着处有分叉畸形，造成斜角肌间隙变小，从中穿行的臂丛神经、锁骨下动脉和锁骨下静脉受到压迫、刺激，引起一侧肩与上肢尺侧放射性疼痛，手部发冷、变紫、感觉异常、麻木等主要表现的综合征。

本病多发生于中年人，女性多于男性（多见于 30 岁以上瘦弱女性），右侧多于左侧，一般好发于下垂肩的人群及工作生活习惯之中头经常偏向患侧的人群。本病属中医学"伤筋病"范畴。

二、病因病机

传统医学认为，先天不足或筋骨损伤，致使筋肉挛缩，气机受阻，血行不畅而发为本病。现代医学认为主要与损伤、骨性畸形和肌性畸形有关。

前斜角肌起于第 3 至第 6 颈椎横突前结节，止于第 1 肋骨的上缘里面；其作用为颈同侧屈，对侧旋，前屈，上提第 1 肋骨；受颈 5~7 神经前支支配。当前斜角肌发生损伤，或保护性痉挛，或前斜角肌发生肥厚和纤维化时，可牵扯第 1 肋骨抬高而间接压迫臂丛和锁骨下动脉，引起神经血管压迫症状。

骨性畸形如颈肋、高位第 1 肋骨或臂丛位置偏后等先天畸形，肋骨可长期慢性刺激臂丛神经而引起前斜角肌痉挛、肌肉肥大。此肌又进一步抬高第 1 肋骨而加重对臂丛神经的刺激，形成神经血管束压迫症状。

肌性畸形如前、中斜角肌肌腹的解剖变异而相互融合，神经血管束在经过肌腹，或穿过前、中斜角肌某一肌腹时，因受到斜角肌融合或挛缩的束缚，引起神经血管的压迫症状。除此之外正常情况前斜角肌应止于第 1 肋骨内侧缘，若前斜角肌的附着点靠外也可引起神经血管的压迫症状。

受上述因素的影响，当臂丛神经受压迫时出现上肢神经症状，锁骨下动脉受压迫时出现血供减少症状，而锁骨下静脉受压迫则出现静脉回流障碍。

三、易患人群

（1）长期伏案工作的人群，比如文员、科研人员、程序员，其中女性比男性更易患病。

（2）高强度体力劳动者，比如建筑工地的工人们，由于经常提拿重物，可引起肩带肌肉和韧带肥厚，从而压迫到神经和血管。

（3）经常过度外展上肢的体育运动员，经常性将锁骨下神经血管压向第1肋，引发前斜角肌综合征。

（4）孕期妇女，由于怀孕期间关节松动且腹部负担过重，容易导致孕期出现前斜角肌综合征。

（5）颈肋或前、中斜角肌相互融合异常者。

四、常见损伤情况

当颈部处于后伸侧屈位时，头部突然向对侧和侧屈方向旋转，使一侧前斜角肌受扭转力牵拉而产生损伤，或将导致前斜角肌及周围肌肉出现保护性痉挛，进而导致斜角肌构成的三角间隙变窄，卡压从中通过的神经血管束；除此之外由于肌肉痉挛紧张将进一步升高第1肋骨，引发神经血管受压迫。

五、诊断

1. 病史：多有搬运重物或颈部肌肉牵拉性外伤史或长期体位不当、颈部反复劳累的相关病史。

2. 临床表现：

（1）**症状：**锁骨上窝前斜角肌部位疼痛、胀满、牵掣感。患侧上肢有放射性疼痛和触电感，或麻木、蚁行、刺痒等感觉，以上臂内侧、前臂和手部的尺侧及小指、无名指为明显。面部易出汗、患肢皮温降低等。患者常以健侧手托住患肢，以减轻疼痛。

（2）**体征：**早期会出现患肢皮肤凉，肤色白，如静脉回流障碍则出现手指肿胀，肤色由白转紫。患侧锁骨上窝处可触及紧张、肥大而坚硬的前斜角肌肌腹，局部有明显压痛，并向患侧上肢放射。抬高患肢症状可明显减轻，患肢下垂或向下牵拉时症状明显加重。慢性期出现患肢小鱼际肌肉萎缩，肌力减弱，持物困难，手部感觉减退。晚期可出现手指溃烂难愈。

① Adson 试验或斜角肌试验：临床检查的目的是通过拉紧前斜角肌和中斜角肌，减少斜角肌间隙，增大任何已经存在的对锁骨下动脉和臂丛的压迫。检查的方法是患者坐位，深吸气，然后屏住气，颈部伸直，将头转向检查的一侧，上肢处于向下、向后位，医生同时检查患侧桡动脉搏动及在锁骨上窝听诊血管杂音。脉搏减小或消失为阳性，提示有压迫存在。

②肋锁试验（军姿试验）：双肩向下，向后垂肩，患侧向前挺胸、抬头。这个姿势使锁骨更靠近第1肋骨，肋锁间隙变窄，可能造成对血管神经束的压迫，检查

产生的症状和桡动脉搏动减弱提示血管神经束受压。

③过度外展试验：当上肢过度外展达到180°，血管神经束被拉向胸小肌韧带和喙突、肱骨头，同时检查患侧桡动脉搏动及在患侧锁骨上窝听诊血管杂音。如果出现桡动脉搏动减弱或消失、闻及血管杂音等，均提示有血管神经束的压迫。

④ Allen试验：患者的肘部向上头部屈曲90°，掌心向前，肩部水平位，嘱患者将头部转向对侧，桡动脉的脉搏消失为阳性。

⑤ 3min举臂运动试验：诊断胸廓出口综合征最可靠的试验是3min举臂运动试验，患者取坐位，前臂外展90°，肘屈曲90°，嘱患者缓慢但稳固地张开与握紧拳头3min。正常人除轻度疲劳外无任何症状，有明显胸廓出口综合征的患者开始出现肢体沉重、疲劳，逐渐手麻，进行性臂肩部疼痛，在试验的3min内常致举起的手自动落下。

双臂交叉抬举试验：此试验用于已有临床症状表现的患者，患者坐位，双臂交叉胸前，检查者握住患者的肘部，向前上举到极限，保持这一姿势30s或更长时间，这一检查的阳性体征表现为脉搏增快、皮肤颜色改变、手部皮温增加，神经征象有麻木、刺痛、疼痛等不适感，表现类似肢体压麻后的解压、循环恢复时的表现。

（3）检查：主要有X线、CT、MRI、血管造影等。

①X线片：可见颈椎、胸椎的结构异常如颈肋、第7颈椎横突过长或高位胸肋。

② CT：可见由于肌细胞肥大引起横断面面积增大；肌纤维增生可导致局部密度增大，CT值增大；当与周围组织粘连使得CT片示前斜角肌与周围组织界限不清。

③磁共振（MRI）：采用激发性手臂体位的对比增强磁共振血管造影能够提供非常好的血管图像，它是一种有用的诊断工具。磁共振神经成像也可用于检测臂丛受压，这可能会进一步辅助神经型胸廓出口综合征的诊断。

④血管造影：用于辅助诊断胸廓出口综合征或帮助选择手术治疗手段。动脉造影用于检查上肢动脉瘤、颈肋压迫动脉等症状，静脉造影用于检查静脉血栓患者的侧支血管状态。

六、鉴别诊断

1.**肋锁综合征**：锁骨上窝无胀满，在锁骨上窝摸不到痉挛的斜角肌。

2.**神经根型颈椎病**：上肢神经放射性痛、麻症状，但无手指胀、凉、肤色发白或发紫等改变，艾迪森征阴性。

3.**胸小肌综合征**：令患者做胸肌收缩，或上肢过度外展，做患肢抗阻力内收检查，可出现症状，脉搏减弱或消失。改变肩臂位置后，症状减轻，压痛点在喙突部位。

4.雷诺病：是由于寒冷或情绪激动引起发作性的手指（足趾）苍白、发绀，然后变为潮红的一组综合征，神经功能查体基本正常。

七、辨证分型

1.气滞血瘀证：颈项疼痛，活动不利。活动时患侧疼痛加剧，头部歪向患侧，局部有明显压痛点，有时可触及筋结、条索。舌紫暗，苔薄，脉涩或弦紧。

2.风寒外袭证：颈项背部强痛，拘紧麻木。可兼有恶风、发热、头痛等表证。舌淡，苔薄白，脉弦紧。

八、治疗

治疗原则：舒筋活络，解痉止痛。

1.理筋疗法：

（1）药熨法：在颈肩锁骨上窝疼痛部位行药熨，将活血化瘀、温经通络的中药打成粗渣，加酒、醋各半拌匀，加热后装入纱布袋中，在病变局部热熨致皮肤潮红，以改善肌肉功能，缓解疼痛，每次30min。

（2）针刺治疗：

①毫针治疗：取风池、肩井、华佗夹脊、颈臂及上肢相关穴位，可加用电针治疗，留针20min。每日1次，10次为1个疗程。

②刺络拔罐：

取穴：缺盆、颈夹脊、曲池、孔最、外关。

方法：穴位常规消毒后，缺盆、颈夹脊均用三棱针点刺，而余穴则用28号0.5寸毫针向四下斜刺，然后出针，迅速用闪火法将大小适中的玻璃罐拔于穴位上，留罐15min，可拔出紫血若干。每日或隔日1次，10次为1个疗程。

（3）推拿治疗：以患侧锁骨上窝斜角肌部位为主。急性期患肢应制动休息，手法要轻柔，以缓解斜角肌痉挛，促进局部炎性水肿吸收，减轻对臂丛神经及血管神经束的影响。

取穴与部位：风池、肩井、缺盆、大椎、曲池、手三里、合谷等穴，颈肩及上肢部阿是穴。

主要手法：按揉、提拿、点按、弹拨、擦法、牵抖等手法。

操作方法：患者取坐位，术者一手托其健侧下颌，一手拇指按揉弹拨斜角肌下部及锁骨上窝1、2肋骨上面，以僵硬结节部为重点，自内向外沿锁骨下反复拨揉。周围软组织如斜方肌以提拿法松解，棘突旁肌以指揉法掌揉法擦法松解，力量由轻到重，以患者能忍受为度。再配合拇指点揉风池、肩井、大椎、曲池、手三里、合谷等穴，以局部酸胀为度。医生用一指禅推法或按揉法沿督脉及患侧第3颈椎至第 6 颈椎横突，上下往返操作，时间 10~15min。

2. 整脊复位手法：以拔伸颈椎手法为主。患者颈项部肌肉放松后，医生一手持续托起下颌，另一手扶持后枕部，使颈略前屈，下颌内收。双手同时用力向上提拉，维持牵引力约 20s，并左右小幅度（5°）旋转头部 8~10 次，以运动颈椎小关节。

3. 辨证论治：

（1）气滞血瘀证：

治法：活血化瘀，理气止痛。

主方：和营止痛汤（《伤科补要》）加减。

（2）风寒外袭证：

治法：祛风散寒，温经止痛。

主方：葛根汤（《伤寒论》）加减。

4. 水针疗法：对前斜角肌症状明显，局部压痛甚者，可用 1% 利多卡因 5~10mL 局部注射。患者取坐或卧位，头转向对侧，在锁骨上 2.5cm 胸锁乳突肌锁骨头后缘处，嘱患者深吸气屏住，以确定前斜角肌位置，然后用细针垂直刺入 0.5cm 左右，回抽无血及气泡即可注入药物。

5. 手术治疗：如果保守治疗无效，且症状又不能忍受时则应采取手术治疗，其手术方式与进路可参照颈肋手术，应在术中仔细探查臂丛与锁骨下动脉受压的原因及部位，将前斜角肌切断，分离并缓解神经血管受压情况。

九、功能锻炼

进行自主功能锻炼，加强颈、肩、胸、背部肌肉功能，以增强其活力和韧性，维护脊柱外平衡。

1. 犀牛望月：站立位，两足与肩同宽，目视前方，缓慢向后上方旋转到极限，再继续向后用力 6~8s，缓慢回旋到中立位。再向对侧旋转。

2. 与天争力：两足与肩同宽，舌尖抵上颚部，用鼻吸气，意念引气上巅顶，头项向上拔起，头顶天，脚踏地，呼气，气从口呼出，意念引气下行，过丹田至涌泉而出。

3. 提拿肩井：手握对侧斜方肌，用力抓起上提，再突然放松，反复做 10 次。左右手交替操作。

4. 捏拿项肌：以手大把拿捏颈项部肌肉，拿起握住，突然放松，反复做 10 次。左右手交替操作。

第九节　中斜角肌综合征

中斜角肌病变卡压肩胛背神经、胸上神经引起的肩背痛为主的症候群称为中斜角肌综合征。主观症状多，体征少。

一、解剖

中斜角肌主要起自C2～C6横突后结节，止于第1肋骨上面的锁骨下动脉沟后方。神经支配：颈神经丛（C1～C7），中斜角肌起始部75%为腱性结构，其最大长度2.34cm±0.62cm，最大宽度1.36cm±1.09cm。肩胛背神经起自C5脊神经前支，距椎间孔1.1cm处，起始后19%穿过中斜角肌腱性部，50%穿过肌性部，31%越过中斜角肌表面，然后斜向后下经肩胛提肌深面达肩胛骨内上角外0.5cm处，发出分支支配大、小菱形肌，未见分支支配肩胛提肌。

肩胛提肌由来自C3、C4脊神经前支的上、下支支配，且两支均经中斜角肌表面越过而不受卡压。胸长神经40%分为上、中、下3支，20%上支缺如，40%下支缺如。上支起自C5脊神经前支，45%与肩胛背神经共干，穿过中斜角肌腱性或肌性起始部；18%单独穿过中斜角肌肌性部。中支发自C6脊神经前支，25%穿过中斜角肌肌性部。下支发自C7脊神经前支，不穿越中斜角肌。上、中支支配前锯肌上部，下支支配前锯肌下部。

二、临床表现

1. 症状：肩背部酸痛不适为本病主要症状。患者均诉肩背部沉重感，疼痛部位不确切，喜按压、捶打肩背部。常诉任何姿势均不适，阴雨天、受凉、劳累后酸痛可加重。

臂麻、手凉：患者均有程度不同的臂麻，部位常不确定，可在桡侧，也可发生在尺侧，有的尺、桡侧均有。有的患者手凉，外展和举臂时加重。

2. 体格检查：锁骨上窝和肩胛骨内侧缘T2～T4椎旁有固定压痛点，伴有肩部、臂部放射痛，常伴有缩颈收肩动作，通常称为缩颈收肩征。

三、诊断

本症临床症状多、客观体征少是其特点。

诊断要点：a. 本症好发于30岁左右青年，女性多于男性。b. 疼痛部位不确切的肩背痛，且其他原因和疾病难以解释者。c. 锁骨上窝和肩胛骨内侧缘有放射性压痛，缩颈收肩征阳性。d. X线检查排除颈椎异常。

四、辨证分型

1. **血瘀气滞证**：肩背部疼痛，活动不利。活动时患侧疼痛加剧，头颈部强迫体位，局部有明显压痛点，有时可触及筋结、条索。舌紫暗，苔薄，脉涩或弦紧。

2. **风寒湿痹证**：肩背部酸痛不适，有沉重感，拘紧麻木。恶风寒，得温痛减，遇寒加重。舌淡，苔薄白或腻苔，脉弦紧。

五、治疗

1. **针刀治疗**：患者坐位，头部稍前屈，前额置于托架上。麻醉注射针自C2～C6棘突旁开1cm，向横突基底部刺入，患者自觉有酸胀麻痛放射感时提示针接近脊神经前支。针刀刀口线平行于神经血管走行方向缓慢进针，有放射感时退针，在中斜角肌表面及边缘进行分离松解。术毕用输液贴保护针眼。7日1次，2次为1个疗程。

在斜角肌止点也可做针刀剥离。用0.6mm针刀在中斜角肌肌腱附着在第1肋骨的止点针刺，不可有前后的偏差。此进针点风险较高，必须谨慎操作。

2. **整脊复位手法**：点按、弹拨手法松解中斜角肌，提拉旋转手法缓解肌肉痉挛。用整脊手法，矫正颈胸腰椎曲度异常，矫正寰枢椎关节异常，松解颈部旋转肌痉挛。按摩中斜角肌时，用力宜轻柔，可以㧒法、弹拨法、捻按法联合使用，力量由轻开始，逐渐加大，以患者能够耐受为宜。注意不要按压颈动脉，避开窦房结。

3. **辨证用药**：

（1）气滞血瘀证：

治法：活血化瘀，理气止痛。

主方：和营止痛汤（《伤科补要》）加减。

（2）风寒外袭证：

治法：祛风散寒，温经止痛。

主方：葛根汤（《伤寒论》）合蠲痹汤（《医学心悟》）加减。

4. **药熨法**：颈侧部进行中药煏熨，以改善局部血液循环，减轻局部炎性状态，松解肌肉紧张度。采用活血化瘀、温经通络的中草药打成粗渣，加酒、醋各半拌匀，装入布袋中加热，置于病变局部进行热敷，致皮肤潮红，每次30min。注意温度，防止烫伤。

5. **功能练习及注意事项**：日常做颈部旋转活动，尤其是后仰转头练习。防止长时间低头工作，防止外感寒凉。

6. **病变部位注射疗法**：常可收到很好效果，注射疗法无效者可进行手术。

手术方法：颈丛麻醉，锁骨上二横指胸锁乳突肌后缘做横切口，逐层解剖，暴露前、中斜角肌起始部，观察其和肩胛背神经、胸长神经、臂丛神经和锁骨下血管的关系，见肩胛背神经均不同程度地遭受中斜角肌的卡压，有的在腱性部，有的在肌性部，还有的伴有前斜角肌卡压臂丛神经及锁骨下血管倾向，故有的行中斜角肌腱性部分切断，有的行前斜角肌和中斜角肌部分切断，松解卡压的神经，术中一定要把卡压神经的因素完全去除。

第十节　寰枢椎半脱位

一、概述

寰枢椎半脱位是指枢椎向前、向后及侧方移位，齿突两侧间隙不对称，导致上颈段失稳，神经、脊髓受牵拉挤压刺激出现一系列症候群的一种病症。本病好发于青少年，以男性多见。本病属中医学"骨错缝""筋出槽"范畴。发育缺陷、创伤骨折引起者，不在此范围内。

二、病因病机

外感风寒，经筋失养。素体气虚或颈部闪挫伤迁延不愈者，因风寒之邪外袭导致营卫失调，气血不畅，不能调养颈部经筋而发生痉挛、僵硬，如果长期痉挛，局部气血瘀滞筋脉失养加重，以致形成恶性循环，而发本病。

外伤劳损作用于上颈段可直接造成横切韧带、翼状韧带的撕裂或松弛，或引起滑囊、韧带的充血、水肿，引起寰枢关节旋转不稳或半脱位。

现代医学认为，咽部炎症及上呼吸道感染等因素，促使寰枢关节周围滑膜充血、水肿和渗出增加，引起齿突与韧带之间的间隙增宽，容易造成齿状突滑脱或颈部旋转后的位移，形成旋转交锁，造成寰枢关节半脱位。

三、易患人群

（1）久坐缺乏颈肌锻炼者、震荡、突然性改变体位者。

（2）中年女性、产后、哺乳期妇女。

（3）后关节、寰枢椎异常者。

四、常见损伤情况

咽部炎症及上呼吸道感染等因素，促使寰枢关节周围滑膜充血、水肿和渗出增加，引起齿突与韧带之间的间隙增宽，容易造成齿状突滑脱或颈部旋转后的位移，形成旋转交锁，造成寰枢关节半脱位。

对客观估计不足，思想准备不够，如倒水、猛起，甚至打喷嚏等无防备的情况下超负荷负重、超限度举重，造成颈部负重太大。

还有高处坠跌、重物挫压、交通事故等意外损伤，也可造成寰枢椎半脱位。

五、分型与鉴别诊断

1. 分型：

（1）气滞血瘀证：颈项疼痛，活动不利。活动时患侧疼痛加剧，头部歪向患侧，局部有明显压痛点，有时可触及筋结、条索。舌紫暗，苔薄，脉涩或弦紧。

（2）风寒外袭证：颈项背部强痛，局部及上肢拘紧麻木。可兼有恶风、发热、头痛等表证。舌淡，苔薄白，脉弦紧。

（3）湿热内蕴证：上呼吸道感染症状尚在，并有颈项疼痛，活动不利。发热恶寒，汗出或无汗。舌淡红，苔薄白，脉浮数。

2. 鉴别诊断：

（1）齿状突骨折：有明显的颈部外伤史，颈部运动完全障碍，X 线片或 CT 扫描可见骨折线。

（2）落枕：无明显外伤史，常于晨起疼痛，颈部只限于某一方向的运动受限。

六、诊断

1. 急性期：

（1）症状：枕部及颈肩部疼痛明显，运动时疼痛加剧，可向肩臂部放射。颈部肌肉僵硬、旋转受限，呈强迫体位。当累及椎 – 基底动脉时，出现眩晕、恶心、呕吐、耳鸣、视物模糊等症状。当累及延髓时，则出现四肢麻痹、发音障碍及吞咽困难等。

（2）体征：颈部强直，呈强迫性体位。寰椎侧块、枢椎横突及棘突压痛，棘突侧向偏歪，颈部活动受限。所累及神经支配区域有皮肤痛觉过敏或迟钝。累及脊髓时可有上肢肌力减弱，严重时出现腱反射亢进，霍夫曼征阳性；下肢肌张力增高，步态不稳，跟腱反射亢进，巴宾斯基征阳性。位置觉及振动觉减退。

（3）辅助检查：X 线片可见齿状突偏离枢椎中心线，齿状突中线与枢椎中线不重叠，正位片见齿状突与枢椎两侧块的间隙不对称或一侧间隙消失。

2. 慢性期：

（1）症状：

①急性期病史。

②伤后颈肩部疼痛明显，运动时疼痛，可向肩臂部放射。颈部肌肉僵硬、旋转受限，呈强迫体位。出现眩晕、恶心、呕吐、耳鸣、视物模糊等症状。当累及延

髓时，则出现四肢麻痹、发音障碍及吞咽困难等。

（2）体征：颈部强直，呈强迫性体位。寰椎侧块、枢椎横突及棘突压痛，棘突侧向偏歪，颈部活动受限。所累及神经支配区域有皮肤痛觉过敏或迟钝。累及脊髓时可有上肢肌力减弱，严重时出现腱反射亢进，霍夫曼征阳性；下肢肌张力增高，步态不稳，跟腱反射亢进，巴宾斯基征阳性。位置觉及振动觉减退。

（3）辅助检查：X 线片可见齿状突偏离枢椎中心线。

七、治疗

（一）治疗原则

急性期以理筋疗法缓解疼痛为主，慢性期以理筋、调曲、练功为主。

（二）手法

点穴转项法、物理疗法、中药塌渍、柏石散塌渍、药熨法、针刺法、推拿法、灸法，行按脊松枢法、牵颈折顶法、颈椎旋提法、提胸过伸法调整椎体旋转，矫正寰枢椎半脱位。

（三）取穴与部位

风池、颈夹脊、肩井、列缺等穴位。

1. 急性期：

（1）点穴转项法：点健侧内关，同时嘱患者自行转动颈部。指针点穴疗法作用风池、颈夹脊、肩井、列缺等穴位。或者针刺治疗。

（2）物理疗法：选用直流电离子导入疗法、低频脉冲电疗法、超声波疗法，以减轻组织水肿。

（3）中药塌渍：柏石散塌渍，黄柏与石膏 2∶8 比例，适量加水调配成膏状，涂于纱布上，敷在病变部位，每次 4h，每日 2 次。

2. 慢性期：

（1）理筋疗法：

①药熨法：适用于风寒及血瘀证者。采用活血化瘀、温经通络的中药打成粗粉，加酒、醋各半拌匀，加热后布包裹，在颈背部进行药熨，病变局部热敷致皮肤潮红，每次 30min。

②针刺法：取夹脊、肩井、秉风、天突、外关、列缺等穴，配合电针治疗，每次 20min。

③推拿法：在颈项部用点按、揉搓、提拿手法，松解肌肉肌腱痉挛与挛缩。

④灸法：取阿是穴、天柱、肩井、肩中俞穴，用艾条灸或艾炷灸。每次灸 10～20min，或 5～7 壮。

（2）正脊调曲疗法：

①整脊复位手法：行按脊松枢法、牵颈折顶法、颈椎旋提法、提胸过伸法调整椎体旋转，矫正寰枢椎半脱位。

②牵引调曲法：行仰卧位颈椎布兜牵引，牵引重量 3～5kg，以患者能忍受为宜，每次牵引时间 20～30min。以改善颈椎曲度，建立颈椎稳定状态。上述理筋、调曲法每日 1 次，7 次为 1 个疗程。

（3）辨证论治：

①气滞血瘀证：

治法：活血化瘀，理气止痛。

主方：和营止痛汤（《伤科补要》）加减。

②风寒外袭证：

治法：祛风散寒，止痛。

主方：葛根汤（《伤寒论》）加减。

③湿热内蕴证：

治法：清热解毒，活络止痛。

主方：荆防败毒散（《摄生众妙方》）加减。

（4）练功疗法：进行自主功能练习。

以颌点肩：头颈向两侧旋转，以下颌角为指引，对向同侧肩峰。要求缓慢用力。

旋肩仰头：头向后仰，双肩外旋，缓慢活动。

（四）功能锻炼注意事项

（1）颈部肌肉在紧张疼痛状态下，不宜施行旋转复位手法。

（2）详细询问病史，防止误诊误治。

（3）辨证使用中药外治法，分清寒热，寒者热之，热者寒之。

（4）药熨时温度以患者适应为宜，不能过热，避免烫伤；所用药物尽量选择对皮肤刺激小的，药熨后如局部皮肤有红点、出现过敏反应者，需停用本法。

第十一节 胸椎小关节紊乱症

一、概述

胸椎小关节紊乱症，系指胸椎小关节在外力作用下发生解剖位置的改变，表现为关节囊滑膜嵌顿而形成的不全脱位，且不能自行复位而导致的疼痛和功能受限等症状的一种病症。临床又称为胸椎错缝、胸椎小关节错缝、胸椎小关节脱位、胸椎小关节滑膜嵌顿、胸椎小关节机能紊乱等。

本病为临床常见病证，多见于女性或体力工作者，好发于第 3~6 胸椎之间。本病是引起胸背痛的常见原因，抑或伴有不同程度的急慢性肋间神经痛和胸腹腔脏器功能紊乱等症状，易被误诊为心血管系统、呼吸系统及消化系统的"神经官能症"等。本病属中医学"筋伤""胸椎错骨缝"范畴。运用推拿疗法治疗本病，有显著疗效。

二、病因病机

（一）解剖

胸椎小关节由胸椎后关节、肋骨小头关节、肋横突关节三组关节构成，属联动、微动关节。该关节参与胸廓的构成，具有自身特点。

肋头关节：由肋头关节面与胸椎椎体的肋凹及椎间盘构成。其中第 1、11、12 肋头仅与相应胸椎的 1 个肋凹相关节，其余各肋头均上移，与相应胸椎的上肋凹、上 1 位胸椎的下肋凹及两者间的椎间盘相关节。肋头关节的前面，有肋头辐状韧带加强，韧带自肋头前面，呈扇形放散于相邻的两个胸椎体及椎间盘。在多数肋关节腔内，肋头与椎间盘之间，尚有短纤维构成的肋头关节内韧带联结。第 1、11、12 肋头关节囊较松弛。

肋横突关节：由肋结节关节面与相应胸椎的横突肋凹构成。第 11、12 肋骨无肋结节，故无此关节。关节囊薄而松弛，在关节的内侧、外侧、上方有下述韧带加强；在关节内侧，关节囊与肋横突韧带附着，此韧带起于肋颈与横突之间；在外侧，有强韧的肋横突外侧韧带，联结横突尖与肋结节；在关节上方，有肋横突上韧带，此韧带起于肋颈的前面和后面，向上止于上 1 位横突及其根部，此韧带最内缘与胸椎体之间围成 1 孔，内有肋间后动脉和胸神经的背侧支通过，分布于脊柱两侧。肋头关节与肋横突关节为联合运动关节，形式为肋颈以贯穿肋结节和肋头中心的运动轴旋转，出现肋的升降运动（图 8-5、图 8-6）。

胸椎后关节：其上关节突关节面主要向后，略向上、向外下，关节突关节面主要向前，略向下、向内。所以胸椎后关节的关节面与水平面几乎垂直，呈冠状位排列，更有强大的韧带及肋椎关节在旁，稳定性较强，不易发生脱位。整个胸脊椎的运动前屈 50°，后伸 55°，侧屈 100°，旋转 40°，因此胸椎后关节以侧屈为主。

胸椎小关节由关节突关节、肋椎关节和肋横突关节组成。其中肋横突关节是肋骨结节与胸椎横突的肋凹相关节，肋椎关节的运动和肋横突关节在功能是联合的，运动轴为由肋小头中点至肋结节的连线，随着胸廓运动肋颈绕运动轴旋转；胸椎的关节突关节由相邻椎体的上下关节突构成，其关节面呈冠状侧方运动比较灵活。

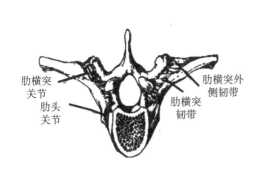

图 8-5　肋椎关节

肋横突关节
肋头关节
肋横突外侧韧带
肋横突韧带

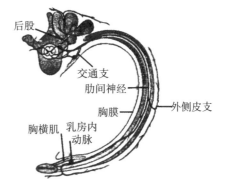

图 8-6　肋间神经

后股
交通支
肋间神经
胸膜
外侧皮支
胸横肌
乳房内动脉

（二）结构

胸椎小关节薄而细小，所以易于形成半脱位，肋横突关节从第1至第10肋由每肋结节关节而与横突肋凹构成，关节结构亦不稳定。在外伤、劳损、胸椎间盘及胸椎韧带退行性变等情况下，可使胸椎小关节正常位置改变，胸椎内外平衡失调，进而导致胸椎小关节后仰或仰旋移位而紊乱。胸椎小关节紊乱导致神经、血管等周围软组织的功能受到伤害而出现相应的症状和体征，称胸椎小关节紊乱症；胸椎小关节紊乱的常见症状是脊背疼痛。但由于胸椎小关节错位程度和对周围神经、血管影响的不同，临床除表现为常见的脊背疼痛外，还可表现为不同程度的急慢性肋间神经痛和胸腹腔脏器功能紊乱等症状，而这些症状又常被误诊为心血管、呼吸系统、消化系统的"神经官能症""更年期综合征"等。

在 X 线及 CT 影像学中，可以认为关节间隙在正常宽度的基础上，如存在着1mm 左右宽度的差异，称为错缝；存在着 3mm 左右宽度的差异，称为半脱位；如存在 5mm 左右宽度的差异，则应称为全脱位。所以中医称小的错缝为错，大的错位称落，这就是错、落之分。

（三）胸椎小关节发生紊乱的常见原因

1. 急性外伤：有明显的外伤史，多因持物扭转或撞击，使胸椎后关节发生错位，导致关节滑膜、韧带、神经、血管等受到嵌顿挤压、牵拉等刺激，发生紊乱，并反射性地引起肌肉痉挛。

2. 慢性劳损：

（1）由于胸椎间盘退变变薄，椎间隙变窄，胸椎后关节的关节囊韧带松弛，而使胸椎后关节发生错位。

（2）长期在不协调姿势下工作、学习，使背膂部软组织经常处于过度收缩、牵拉、扭转，而发生慢性劳损。由于这些软组织的紧张、痉挛等外平衡的不协调，促使内平衡不协调，而致胸椎后关节发生错位。

（3）外伤后未经及时治疗，风寒湿邪侵入背脊部的经络、肌肉，致肌肉痉挛，气滞血瘀，日久胸脊椎的内外平衡失调，后关节发生错位。

由于局部遭受外力因素或长期伏案工作，或随年龄增长发生退行性改变，关节周围的韧带松弛，关节产生不稳定，使此类微动关节发生解剖位置改变，关节交锁在不正常或扭转的位置上而引起的一系列病变。通常是肋骨结节后移与其相应胸椎横突的肋凹错开，肋小头亦可后移；或关节突关节的上（下）关节面侧方移动而错开，关节间隙改变，关节内压力亦相应变化，或有滑膜被嵌顿，周围结构力学平衡改变，出现相应的刺激症状、体征及功能变化。

三、诊断

1.有外伤史或长期不良姿势病史：如骤然上举、转侧，长期伏案、扭身等。

2.临床症状及体征：典型患者在发病时，往往可闻及胸椎小关节在突然错位时的"咯嚓"声响，轻者发生关节劳损，表现错位节段局部明显疼痛和不适；重者可引起韧带撕裂、后关节错位，表现为"岔气"，牵掣颈肩作痛，且感季肋部疼痛不适、胸闷、胸部压迫堵塞感，入夜翻身困难，以及相应脊神经支配区域组织的感觉和运动功能障碍。

急性胸椎小关节紊乱，患者呈痛苦面容，头颈仰俯、转侧困难，常保持固定体位（多为前倾位），不能随意转动；受损胸椎节段棘突有压痛、叩击痛和椎旁压痛，深吸气疼痛更甚，棘突偏离脊柱中轴线，后凸隆起或凹陷等。受损胸椎节段椎旁软组织可见有触痛、触及痛性结节或条索状物。

3.触诊：错位节段胸椎棘突有明显压痛、叩击痛或偏歪（超过1mm）。棘突旁（约1.5cm）软组织可有不同范围和程度的紧张，甚至痉挛，触之常可感觉有条索状物，压之疼痛。

4.X线、CT检查：由于胸椎小关节紊乱症属于小关节解剖位置上的细微变化，其X线摄片常不易显示（但也有的人认为，其病变棘突歪斜、小关节间隙不对称，存在1mm宽度，差异的阳性率为100%）。

X线平片、CT影像检查，可除外胸椎结核、肿瘤、骨折、类风湿等疾病。

四、临床分型

根据发病情况，分单纯型和复合型。单纯型以脊背疼痛为主证，复合型常兼有肋间神经痛和胸腹腔脏器的相关症状。

根据病变节段，分为上胸椎（T1～T5）型、中胸椎（T6～T9）型和下胸椎（T10～T12）型三型。

本病上段胸椎损伤主要表现为头、颈、胸腔脏器和上肢的感觉异常及功能紊乱，而中、下段胸脊椎主要表现为腹腔实质性器官和结肠脾曲的消化道功能紊乱症状。

五、治疗

1. **治疗原则**：舒筋通络，理筋整复。

2. **治疗目的**：纠正胸椎小关节错位，治疗软组织病损。

3. **手法部位及取穴**：病变部位及周围软组织及穴位。

4. **手法**：一指禅推法、滚法、弹拨法、掌按法和推擦法等。

5. **体位**：患者取卧位或坐位，术者取站位。

6. **操作**：采取放松手法，在胸椎棘突两旁，以错位病变节段为中心，以一指禅推法、滚法、弹拨法对椎旁软组织松解 10min 左右。

2. **整复手法**：

（1）俯卧推按法：患者俯卧，自然放松，医者站立于患者患侧，右手掌根按压患椎棘突，左手置于右手背上，嘱患者深呼吸，医者双手掌根随呼气渐用力，于呼气末时，右手掌根向下方给予一小幅度的推冲动作，此时可闻及关节整复的响声。此法适用于中、下段胸椎的调整。

患者俯卧，医者站立于患者患侧，右手掌按压在患椎棘突，左手或前臂内侧托住天突穴下胸骨正中，托离床面，然后瞬间发力，双手反向用力，使胸椎再后伸扩大 5°~10°。

（2）扩胸牵引法：患者坐位，双上肢上举 180°，两手掌前后相叠。医者站立于患者侧后方，右手拇指按住患椎棘突，左手臂按抵住患者的两臂肘关节处。然后医者双手瞬间发力，右手前推，左手后扳，使之复位。

（3）端坐膝顶法：患者坐在方凳上，令患者十指相扣置于颈项部。医者在其身后，两手抓住患者双肘，膝关节顶在患者偏歪或后凸的棘突上，两手徐徐用力向后牵引，至牵引到最大限度时，膝顶与双手向后扳瞬间发力，此时可听见"咔嗒"响声。

3. **结束手法**：手法调整成功后，可酌情配合用推擦法，冬青膏或红花油等外敷，透热为度。

六、日常养护及功能锻炼

（1）平常注意动作协调，注意保暖，避免伏案过于劳累。经常做扩胸锻炼，对于本病的预防有益。

（2）不可剧烈运动，忌荤腥油腻、内寒急气。

（3）本病就诊多属于急性发作，一般 1~3 次治疗即可。预后良好。

第十二节　腰椎小关节紊乱症

一、概述

腰椎小关节紊乱症又称腰椎骨错缝或小关节滑膜嵌顿，是临床常见病、多发病，也是引起急性腰痛的常见原因，一般伤后立即发生剧烈腰痛。此病多由于腰部的不协调动作而引起腰椎小关节解剖位置的细微改变。患者往往屈身侧卧，腰椎不能伸直，自主活动障碍，恐惧被动活动，常被误诊为急性腰肌扭伤。

二、病因病理

腰椎屈伸运动时，小关节的关节囊亦随之做移动，腰椎前屈时关节囊紧张，后伸时松弛。当腰部在不正确的姿势下负重，或突然闪扭时，使脊柱后关节的关节突受到牵拉，而引起关节位置的移动失常，小关节间隙张开，在小关节腔内形成负压，使滑膜嵌入关节间隙，而出现剧烈疼痛，继发腰背肌反射性痉挛，使被嵌顿的滑膜受到更大的挤压，造成疼痛持续不断。本病从病理上可分为后关节单纯性半脱位、滑膜嵌顿性半脱位、后关节炎 3 类。

中医学认为，肝肾不足，筋骨失养，或因跌仆闪扭，则发生关节错位，不能步履。《医宗金鉴》记载："跌打损伤，瘀聚凝结，身必俯卧，若欲仰卧，皆不能也，疼痛难忍，腰筋僵硬。"指出本病多由外伤因素所引起。

三、诊断依据

1. **病史**：多因站立姿势不正确，强力扭腰，或扛抬重物或手提重物等单侧腰部运动，导致腰部扭挫伤所致。

2. **临床表现**：

（1）症状：腰痛，腰部活动受限，尤以后仰受限明显，严重者有向臀部、大腿或骶尾部牵扯痛，但是其痛不过膝。站立时髋关节呈半屈位，需双手扶膝以支撑。脊柱任何活动，如咳嗽等震动都会使疼痛加重，但不能确切指出疼痛部位。反复发作者腰部疼痛较轻；突然发作者，自觉腰部突发绞锁感，不能活动，呈强迫性体位。

（2）体征：脊旁肌肉处于紧张状态，尤以竖脊肌为重。棘突偏歪、韧带隆起、棘突和椎旁关节突压痛。站立时髋膝关节呈半屈曲位，需双手扶膝以支撑。直腿抬高试验阴性。

3. **影像学检查**：

（1）X 线检查：急性发作者，腰曲改变不大。反复发作者，腰椎侧位 X 线片

第八章 常见脊柱疾病

可见腰曲有异常改变；腰椎正位片可见腰椎单一或两三个椎体旋转、棘突偏歪。

（2）CT 检查：可见关节突处关节间隙左右不对称。

（3）MRI 检查：可排除腰椎间盘突出症等。

四、诊断分型

1. 滑膜嵌顿型：指腰椎后关节在强力扭挫情况下关节错缝，可在肌力运动作用下自行复位，残留关节囊滑膜嵌顿。表现为腰痛，腰部活动尚可，腰肌紧张不严重，棘突偏歪不明显，椎旁有压痛。

2. 关节错缝型：指腰椎后关节错缝卡压在关节突上，不能复位。表现为腰痛严重，腰部僵硬，强迫性体位，棘突偏歪，或有下肢走窜样麻木感觉。

五、治疗

1. 治疗原则：急性期以理筋疗法缓解疼痛为主，缓解期以理筋、调曲、练功为主。

2. 治疗方法：

（1）急性期：

①药熨法：选用活血化瘀、通络止痛类中草药，水煎后，在腰背肌处行药物熨烫，以舒经活络，缓解疼痛。每日 1 次，每次 30min。

②针刺或刺血拔罐法：可选腰痛穴、委中穴、第 3 腰椎横突处针刺放血；可选腰部夹脊穴及下肢的环跳、阳陵泉、光明等穴位针刺。可配合电针治疗，每日 1 次，每次 30min，10 次 1 个疗程，休息 1 日，再行第 2 个疗程。

③卧硬板床，休息 72h。

（2）缓解期：

①理筋疗法：药熨、针灸疗法或刺络放血、拔罐法，同急性期治疗。

②正脊调曲疗法：

A. 整脊复位手法：行腰椎旋转法纠正椎体旋转、侧弯。

B. 牵引调曲法：理筋后，腰曲异常者，可应用四维整脊牵引床辨证调曲法治疗。

（3）中成药：可选用具有消肿止痛、疏风散寒、温经通络作用的中成药，如腰痛宁胶囊、恒古骨伤愈合剂等，也可局部敷贴活血止痛类膏药。

（4）练功疗法：双手置于髂前上棘，用力向上撑，同时做腰腹部向前挺并做左右摆动；做五点支撑运动。

六、日常养护及功能锻炼

（1）急性期不宜行整脊调曲法，以免加重损伤；不宜局部推拿。

101

（2）如果是关节错缝型，容易继发椎间盘突出，因此，对这种类型的治疗一定要嘱咐患者卧床休息，否则可能继发椎间盘突出症。

（3）药熨时温度以患者适应为宜，不能过高，避免烫伤；所用药物尽量选择对皮肤刺激小的，敷后如局部皮肤有红点，出现过敏反应者，需停用本法。

第十三节　第3腰椎横突综合征

一、概述

第3腰椎横突周围组织的急性损伤如处理不当或慢性劳损，可引起横突周围瘢痕粘连、筋膜增厚和肌腱挛缩，使穿过肌膜的神经血管受到卡压，引起腰臀部疼痛，第3腰椎横突处明显压痛，此即第3腰椎横突综合征，亦称第3腰椎横突滑囊炎，或第3腰椎横突周围炎。因其影响邻近的神经纤维，故常伴有下肢疼痛。本病多见于青壮年，尤以体力劳动者常见。

二、病因病理

第3腰椎横突是腰背筋膜中层肌肉筋膜的附丽区，又是相邻横突间的横突间肌、横突间韧带的附丽区。第3腰椎处于5个腰椎中心，是腰椎前屈后伸、左右旋转的活动枢纽，加之在各腰椎中第3腰椎横突最长且弯度也大，故在腰部频繁活动中所受剪力也最大，易受损伤。此外，腰1、2横突外侧有下部肋骨覆盖，腰4、5横突外侧有髂骨保护，只有腰3横突孤居腰中部外侧缺乏保护，所以腰3横突上附丽的软组织更易受损伤。

多因急性腰部损伤未及时处理或长期慢性劳损所致。第3腰椎居5个腰椎的中点，其两侧的横突最长，是腰肌和腰方肌的起点，并有腹横肌、背阔肌的深部筋膜附丽其上。第3腰椎为5个腰椎的活动中心，其活动度较大，腰腹部肌肉收缩时，此处受力最大，易使肌肉附丽处发生撕裂性损伤。

第3腰椎横突部的急性损伤或慢性劳损，使局部发生炎性肿胀、充血、渗出等病理变化，引起横突周围瘢痕粘连，筋膜增厚，肌腱挛缩，也可发生骨膜、纤维组织、纤维软骨增生等病理改变。风寒湿邪侵袭可加剧局部炎症反应。

臀上皮神经发自腰1~3脊神经后支的外侧支，穿横突间隙向后，再经过附着于腰1~4横突的腰背筋膜深层，分布于臀部及大腿后侧皮肤。故第3腰椎横突处周围组织损伤可刺激该神经纤维，久则神经纤维可发生变性，导致臀部及腿部疼痛麻木。

由于在解剖上腹横肌、腹内斜肌、腹外斜肌借助腰背筋膜起于腰1~4椎横突，因此附着于横突上的软组织病变就可影响这些腹壁组织而产生腹痛。由腰部病变引起的腹痛，称为腰源性腹痛，以腰3横突引起者最为常见。腰源性腹痛的产生有时与腰部软组织劳损性病变相伴的自主神经紊乱有关，也可能和腰部某些节段性软组织与部分腹腔脏器存在着反射性联系有关。所以，当一定部位的腰部软组织发生病变时常引起相应脏器痉挛、疼痛。

三、诊断

1. 病史： 腰部劳损、负重或牵拉伤病史。

2. 症状： 腰部中段单侧或双侧疼痛，呈持续性，可牵涉大腿后侧、膝部及大腿内侧疼痛，腰部僵硬不能弯曲，弯腰及旋转时疼痛加剧，劳累后明显加重，休息平卧后症状缓解。严重者行动困难、翻身困难，站立时常以手扶持腰部。常伴有腹部脏器痉挛、腹部疼痛。

3. 查体：

（1）运动障碍：腰部屈伸及转侧运动受限，以健侧侧屈或旋转时较甚。

（2）局部压痛：患侧第3腰椎横突尖处有局限性压痛，可引起同侧臀部及下肢后外侧反射痛；可触及一纤维性硬结或假性滑囊。

4. 辅助检查： X线片可见腰3横突肥大而长。

四、治疗

（一）理筋疗法

1. 针刀疗法： 依据本病的特点，选取施术的具体部位在第3腰椎横突尖部。患者取俯卧，腹下垫枕，全身放松。在腰3横突基底部进针，向横突尖部松解，以刀口线和人体纵轴线平行刺入，当针刀刀口接触腰3横突骨面时，用横行剥离法，感觉肌肉和骨尖之间有松动感出刀，然后用无菌纱布块压迫针孔片刻，输液贴保护针眼。

2. 物理治疗： 超短波、红光、直流电治疗。

（二）推拿治疗

1. 治疗原则： 舒筋通络，活血散瘀，消肿止痛。

取穴及部位：肾俞、大肠俞、秩边、环跳、委中、承山及腰臀部阿是穴等。

主要手法：擦、按、揉、弹拨、推、擦法等手法。

2. 操作方法：

（1）局部松解法：患者俯卧。医生站于患者身旁，先在患侧腰3横突周围用擦法、按揉法治疗，配合点按肾俞、大肠俞，时间约5min。

（2）弹拨推揉法：医生用双手拇指在腰3横突尖端做与条索垂直方向的弹拨，

配合横突尖端的推揉，时间约 5min。

（3）**循经揉滚法**：沿患侧臀部、股后至膝部用滚法、揉法推拿，点按患侧环跳、秩边、委中等穴，时间约 5min。

（4）**透热直擦法**：直擦患侧膀胱经，横擦腰骶部，以透热为度。

五、日常养护及功能锻炼

平时要经常锻炼腰背肌，要注意腰部的保暖，勿受风寒。疼痛明显时应卧硬板床休息，起床活动时可用腰围保护，以减轻疼痛，缓解肌肉痉挛。

第十四节　腰椎间盘突出症

一、概述

腰椎间盘突出症是以腰椎间盘退变为基础，再加外力、劳损的因素，导致纤维环破裂，髓核从破裂处突出或脱出，压迫腰神经根或马尾神经等软组织，而出现腰骶部酸痛、下肢疼痛、麻木甚至肌肉瘫痪等一系列临床症状的病症。

本病好发于 25～45 岁，男性多于女性。随着计算机的普及和工作、生活方式的改变，此病在青少年群中开始激增，成为一种严重影响人们工作、生活的多发病。腰椎间盘突出症是腰腿痛最常见原因之一。本病属于中医学"腰痛病"范畴。

二、病因病机

本病与腰部急慢性损伤、感受风寒湿邪等因素有关，而其根本原因在于肝肾亏虚。肝肾不足，筋骨失养，复受劳损扭挫，或感风寒湿热之邪，经络阻塞，气滞血瘀，不通则痛。

（一）内因

1. 解剖的缺陷：腰椎间盘纤维环后外侧较为薄弱，纵贯脊柱全长的后纵韧带加强了纤维环后面的稳定性，但自第 1 腰椎平面以下，后纵韧带逐渐变窄，至第 5 腰椎和第 1 骶椎间，其宽度只有原来的一半。腰骶部是人体受力最大的部分，故后纵韧带变窄造成了自然结构上的弱点，使髓核易向后方的两侧突出。

2. 椎间盘退变：随着年龄的增长，椎间盘可有不同程度的退变，至 30 岁以后退变更加明显。由于负重和脊柱运动的机会增多，椎间盘经常受到来自各方向力的挤压、牵拉和扭转应力，因而容易使椎间盘发生脱水、纤维化、萎缩，弹力下降，致脊柱内外力学平衡失调，稳定性下降，最后因外伤、劳损、受寒等外因导致纤维环由内向外破裂，这是本病发生的最主要原因。

（二）外因

1.外力损伤：外力损伤是引起该病的重要因素。腰椎排列呈生理性前凸，椎间隙前宽后窄，椎间盘前厚后薄。在弯腰搬运重物时，受体重、肌肉和韧带张力的影响，髓核产生强大的反抗性张力，在此情况下，若腰部过度负重或扭伤，就可能使纤维环破裂而髓核向破裂处突出产生症状。

2.积累性劳损：椎间盘在弯腰运动或震荡受压时会变形，同时椎间盘吸水能力降低，压力解除后变形和吸水能力方能恢复。若长期从事弯腰工作，或腰部积累性劳损，致髓核长期得不到正常充盈，纤维环的营养供应会长期不足，加之腰背软组织张力增高，导致椎间盘内压力升高，故轻微的外力也可使纤维环破裂而致髓核突出。

3.寒冷刺激：长期受寒冷的刺激，使腰背肌肉、筋膜、韧带等软组织痉挛、收缩影响局部血液循环，进而影响椎间盘的营养供应。同时，由于肌肉的紧张痉挛，导致椎间盘内压力升高，特别是对于已变性的椎间盘，更易造成纤维环破裂，致使髓核突出。

三、诊断

1.病史：腰部劳损及外伤病史。

2.症状：

（1）疼痛：表现为腰部疼痛，呈针刺样、触电样疼痛，向患侧下肢放射痛。咳嗽、喷嚏、便秘等腹压增高时疼痛加剧。

（2）麻木：久病患者或神经根受压严重患者，可见感觉迟钝、麻木等。中央型突出可见鞍区麻痹。

（3）活动受限：腰部各方向活动均受限，以前屈和后伸为甚。

（4）患肢温度下降：患者感觉患肢怕冷，皮肤温度降低。

（5）下肢瘫：中央型突出严重压迫后方硬膜内的脊神经，此时症状突然加重，双下肢无力，出现瘫痪，会阴部感觉迟钝或消失，二便失控。

3.查体：

（1）腰椎脊柱姿势改变：表现为脊柱侧弯、生理前凸减弱或消失、后凸畸形等改变，尤以脊柱侧弯最多见，占80%以上。

（2）腰部运动障碍：以前屈和后伸明显。

（3）压痛点：在椎间盘突出相应椎体的间隙、棘突旁深压痛，用力按压可引起下肢放射痛；环跳、委中、阳陵泉等处有不同程度的压痛。

（4）直腿抬高试验及加强试验阳性，屈颈试验、挺腹试验阳性。

（5）趾背伸肌或跖屈肌力改变：腰4～腰5椎间盘突出，表现为趾背伸肌力减弱或消失；腰 5~骶 1 椎间盘突出，表现为趾跖屈肌力减弱或消失。

（6）腱反射改变：腰 3~腰 4 椎间盘突出，膝腱反射减弱或消失；腰 5~骶 1 椎间盘突出，跟腱反射减弱或消失。

（7）皮肤感觉改变：腰 4~腰 5 椎间盘突出，小腿前外侧、足内侧皮肤感觉减退或消失；腰 5~骶 1 椎间盘突出，外踝、足外侧皮肤感觉减退或消失；马尾神经受压，马鞍区感觉减退或消失。

4. 影像学检查：X 线片检查可见椎间隙变窄，生理曲度消失、脊柱侧弯等异常改变。CT、MRI 检查可显示椎间盘突出的节段及脊髓、神经根受压情况。

四、治疗

以手法治疗为主，配合牵引、药物、针灸、练功等治疗，必要时手术治疗。

1. 手法治疗：对症状较轻，脊柱侧弯不重，直腿抬高可达 50° 者，适宜推拿手法。患者俯卧，术者在腰腿痛处依次做按压、揉摩、拿捏、提腿扳动等手法。

（1）斜扳伸腿法：适于个别症状严重，不能起坐患者。患者侧卧，术者面对患者，一手扳髂骨后外缘，一手推其肩前，两手同时向相反方向用力斜扳，这时可在腰髂部闻及弹响声（图 8-7）。然后伸直下肢做腰髋过伸动作各 3 次，术毕，换体位做另一侧。

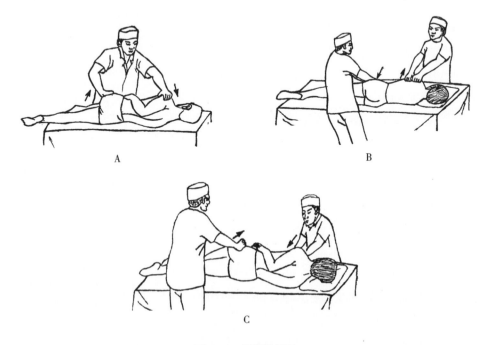

图 8-7 斜扳伸腿法

(2) 麻醉推拿法：以硬膜外麻醉较为安全。麻醉后，施行推拿手法。

第一步：患者仰卧，术者及助手 2~3 人分别拉患者两足踝部及两侧腋窝部，做对抗拔伸牵引（图 8-8），然后做顺时针旋转髋关节 3~4 圈后，再将患肢做直腿抬高，并在最高位置时用力将踝关节背伸，共做 3 次，健侧也做 3 次。

第二步：患者侧卧，患侧在上，术者站于患者背后，以一侧手臂托起患侧之大腿，另一手压住患侧腰部，先转动髋关节 2~3 圈，再将髋关节在外展 30° 位置下做向后过伸 2 次，即扳腿（图 8-9）。换体位做另一侧。

第三步：用斜扳伸腿法。本法亦可两人操作。

第四步：患者俯卧，术者将两下肢摇动 2~3 圈（此时腰部随之摇动），然后做腰过伸，共做 2 次（图 8-10）。

第五步：患者俯卧，助手 2~3 人再做一次腰部拔伸。同时术者用掌根按压第 4、5 腰椎棘突部，共做 3 次，每次约 1min（图 8-11）。

麻醉推拿术中要注意麻醉反应。术后当天可有腰痛、腹胀等反应，第 2 天起腰腿痛即逐渐减轻。对个别严重患者，2 周后可进行第 2 次麻醉推拿。该法现在已较少使用。

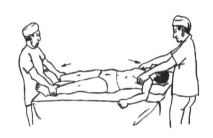

图 8-8 仰卧拔伸

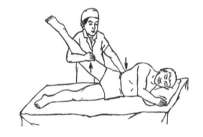

图 8-9 侧卧扳腿

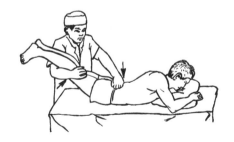

图 8-10 俯卧运腰

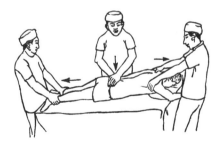

图 8-11 仰卧对抗拔伸

2. 针灸治疗：

主穴：腰阳关、肾俞、阿是穴、夹脊穴、环跳、委中等。

配穴：腿痛明显加风市、阳陵泉、绝谷；患肢发凉加灸法、拔罐；疼痛甚者加阿是穴刺络放血拔罐法；患肢沉重加阴陵泉。

3. 骨盆牵引：对初次发作或反复发作的急性期患者，在腰骶部缚好骨盆牵引器后，仰卧床上，每侧各用 10kg 重量做牵引，并抬高足跟一侧的床架做对抗牵引，每天牵引 1 次、每次约 30min。牵引重量及牵引时间可结合患者感受而调节。

4. 浮针疗法：取腰痛穴（位于前额正中），患者取仰卧位或正坐位，局部皮肤消毒后，采用两步到位手法或强化针感手法，右侧腰痛向左平刺 1.5 寸，左侧腰痛向右平刺 1.5 寸，双侧腰痛向下平刺 1.5 寸，出现局限性、强化性针感后即可出针。每日治疗 1 次，10 次为 1 个疗程。

5. 温针灸疗法：在疼痛的局部取经穴或阿是穴。按照温针灸操作，每根针每次 3~4 壮（放置艾团时）或 1~2 壮（放置艾条段时）。也可配合远端穴位针刺治疗。每次可选取 2~6 个穴位做温针灸，每天 1~2 次，5 次为 1 个疗程。

6. 针刀疗法：

（1）定位：患者腹部垫枕俯卧。在以下部位切寻压痛和软组织异常改变。

①腰椎棘突旁：主要有浅层的胸腰筋膜浅层、背阔肌，中层的骶棘肌，深层的横突棘肌、关节囊。多在夹脊、膀胱经内侧线以及三焦俞、肾俞、气海俞和大肠俞附近。

②臀部：主要是臀大、中、小肌，梨状肌和阔筋膜张肌。包括秩边、环跳、居髎等穴。

③大腿后侧：主要是股二头肌，半腱、半膜肌。包括承扶穴和殷门穴。

④大腿外侧：主要是阔筋膜张肌。包括风市、中渎和阳关穴。

⑤小腿后侧：主要是深层的比目鱼肌和浅层的腓肠肌。包括委中、合阳、承筋、承山、飞扬、跗阳和昆仑等穴。

⑥小腿前外侧：主要是胫骨前肌、趾长伸肌。包括阳陵泉、外丘、光明、阳辅等穴。

（2）常规消毒。

（3）进针：与局部体表垂直刺入。

（4）切刺：达到病灶层，纵行切刺，横行切刺，必要时"十"字切刺。

（5）出针：用纱布块压住进针点，迅速将针拔出，稍按压贴无菌敷料。

7. 药物治疗：

（1）内服药：

①气滞血瘀证：

治法：行气活血，祛瘀止痛。

主方：身痛逐瘀汤加减。

②风寒湿证：

治法：祛风散寒化湿，通络止痛。

主方：独活寄生汤加减。

③肾虚证：

治法：偏阳虚者治宜温补肾阳，强筋壮骨；偏阴虚者治宜滋补肾阴，强筋壮骨。

主方：偏阳虚者用右归丸加减；偏阴虚者用左归丸加减。

（2）外用药：外用海桐皮汤熏洗配合外贴伤湿止痛膏等。

五、日常调护及功能锻炼

急性期患者应严格卧床休息。腰腿痛症状减轻后，应积极进行腰背肌的功能锻炼，可采用飞燕点水、五点支撑练功，可在腰围保护下起床活动。

避免腰部过度劳累或外感风寒。

第十五节　腰椎管狭窄症

一、概述

腰椎管狭窄症是指椎管、神经根管因骨性或纤维结构异常而导致管腔狭窄，压迫马尾神经或神经根引起的临床症候群。

二、病因病机

1. **原发因素**：由于先天发育因素所致的椎管腔狭小，称为原发性椎管狭窄，临床比较少见。

2. **继发因素**：为后天多种因素引起的椎管狭小，如腰椎小关节退变、黄韧带肥厚、椎弓根过短、椎板肥厚、关节突肥大等。

三、诊断

本症多见于中老年人，青壮年偶有发病，以椎间盘型为主。

1. **症状**：

（1）持续性下腰痛和腿痛：临床可见有单纯腰痛者，也有单纯腿痛者，也可腰腿同时疼痛。下肢痛可单侧也可双侧。如腰腿同时疼痛，则腰痛多见于发病的早期，逐渐出现腿痛。其腰腿痛的特点多为站立位或行走较久出现腰腿痛进行性加重；若下蹲、坐位或骑自行车时，疼痛自行缓解。腰部常呈前屈体位，后伸时腰痛加重。严重者会出现马尾神经受压症状，马鞍区麻木、二便失禁。

（2）间歇性跛行：为腰椎管狭窄症最典型的症状，90％以上患者有此症状，多在走路和锻炼以后出现单侧或双侧下肢麻木、沉重、疼痛和无力，越走症状越严重，被迫采取休息、下蹲后症状很快缓解，可继续行走，至出现同样症状时再休息。

（3）足底感觉异常：足落地时有"踩棉花"的感觉或麻木不仁。

（4）椎管狭窄严重：可出现不全性弛缓性截瘫，双下肢不能站立步行，排便无力或尿潴留。

2. 体征：

（1）脊柱可有侧弯，患者常呈腰部略向前屈的体位，腰部后伸明显受限，腰部过伸试验阳性。

（2）小腿和足可有触觉和痛觉减退。肌力减退，肌张力减弱。有时可出现膝腱反射和跟腱反射减弱、消失。如马尾神经受压，可出现鞍区麻木或肛门括约肌松弛无力。

（3）直腿抬高试验多为阴性或弱阳性，无病理反射。

3. 影像学检查：

（1）X 线检查：X 线正位平片可测量双侧椎弓根之间距离，当小于 18mm 时考虑为椎管狭窄；X 线侧位片测量矢状径大小，即椎体后缘至椎板与棘突交界处的距离，小于 13mm 时考虑椎管狭窄。

腰椎管狭窄症的正位片表现为侧弯，椎弓根大，椎弓根间距小，椎间关节肥大且向中线偏移，下关节突间距小，椎板间隙狭窄。侧位片表现为椎曲紊乱，在退变型多为椎曲变直，甚至反弓；假性滑脱型多出现下曲上弓，椎体间有滑移；骨质疏松型多为椎曲增大，椎体后缘骨质增生，椎弓根短，关节肥大，椎间孔小，椎间隙狭窄。斜位片可见椎弓根切迹小、椎间孔狭窄及峡部不连等。

（2）椎管造影：这是确定椎管狭窄最有价值的方法。当造影显示前后径小于 10mm 时，则一定出现椎管狭窄症状。

（3）CT 检查：诊断价值较大，不仅可直接看到椎管的骨性狭窄，而且可以看到椎间盘、黄韧带等软组织情况。能对椎管、侧隐窝等进行精确测量。

（4）MRI 检查：诊断价值更大，鉴别诊断意义重大，可以清晰地显示椎管内肿瘤、血肿等病变。

四、临床分型

1. 椎间盘型： 指多个椎间盘退变，椎间盘突入椎管，引起椎管狭窄。其特点为 X 线片示椎曲变直或反弓；MRI 示多个椎间盘膨出，压迫硬膜囊。

2.**假性滑脱型**：指腰椎小关节退变，关节软骨崩解消失，关节结构破坏，椎体向前或向后移位，形成椎体滑脱。X 线片见腰椎小关节退变，关节面软骨消失，椎体滑脱Ⅱ度以下，椎体突入椎管致椎管狭窄。

3.**骨质疏松型**：因多个椎体骨质疏松，椎体压缩、塌陷，椎曲紊乱，导致椎管狭窄。

4.**韧带肥厚、骨化型**：后纵韧带肥厚、骨化及黄韧带肥厚，致椎管狭窄。

五、治疗

以手法治疗为主，配合药物、针刀、练功等治疗，必要时行手术治疗。

1. 外治方法：

（1）手法治疗：手法治疗的目的是活血舒筋，疏散瘀血，松解粘连，使症状得到缓解。常用手法为按揉法、㨰法、拿法、搓法、擦法以及下肢屈伸的被动运动。可参考腰椎间盘突出症的手法治疗。

（2）针刀疗法：针刀沿病变节段棘突旁开 1 寸肌间隙刺入，到关节突关节后，沿骨面向椎间孔外口松解神经根周围短韧带；向关节突关节内侧松解黄韧带、侧隐窝。严格遵循针刀操作规范操作，防止神经损伤。

（3）针灸治疗：取穴：腰阳关、肾俞、大肠俞、气海俞、命门、环跳、风市、委中、昆仑等穴位，每日 1 次，10 次为 1 个疗程。

刺络拔罐法：取背部督脉和膀胱经经穴为主，采用刺络拔罐法。常取穴大肠俞、腰眼、肾俞、阿是穴等。

2. 药物治疗：

（1）内服药：

①风寒痹阻证：

治法：祛风散寒，通络止痛。

主方：蠲痹汤加减。

②肾气亏虚证：

治法：滋补肝肾，疏通经脉。

主方：补肾壮筋汤加减。

③气虚血瘀证：

治法：补气活血，化瘀止痛。

主方：补阳还五汤加减。

④痰湿阻滞证：

治法：理气化湿，祛痰通络。

主方：二陈汤加减。

（2）外用药：外用活血止痛类膏药配合海桐皮汤熏洗。

六、日常养护及功能锻炼

（1）腰腿痛症状减轻后，积极进行腰背肌功能锻炼，可采用飞燕点水、五点支撑练功，以增强腰部肌力。

（2）急性发作期休息 2 ~ 3 周。症状严重者，可佩戴腰围，减少后伸活动。腰部避免劳累和外感风寒。

第十六节　骶髂关节结构紊乱症

一、概述

在不良位置和肌肉不平衡的情况下，身体的负重会引起骶髂关节的扭伤，使骶髂关节结构紊乱，韧带松弛。韧带或肌肉损伤后，局部血肿发生纤维性变，致使肌肉、韧带或关节内发生粘连，引起慢性腰痛。

二、骶髂关节解剖特点

骶髂关节在构造上属于滑膜关节，但从运动范围来看，可以认为是屈戌关节或滑动关节。其大小及形状随个人有很大差异，即使同一人，两侧也不完全相同。关节为一真正的动关节，关节面覆以透明软骨，有滑膜、关节间隙及滑液，骶骨关节面呈凹面，而髂骨呈凸面。

骶髂关节由骶骨髂骨的耳状面构成，骶骨的耳状面在上三骶椎的侧部，向外向后，其前面较后面为宽；髂骨的耳状面向前向内，整个的关节显得向后向内。关节面之间只有很窄的间隙。

骶髂关节的髂骨关节软骨面仅为骶骨关节软骨面厚度的 1/3，小的穿孔即可使髂骨骨髓与软骨接触，引起骶髂关节炎。由于髂骨翼的炎症直接刺激髂腰肌，早期侵犯髋关节，所以在发病早期即能出现髋关节屈曲性挛缩。

在骶髂关节的周围主要有骶髂前韧带、骶髂后韧带、骶结节韧带、骶棘韧带等，维持关节的稳定。

骶髂关节是微动关节，耻骨联合的易动性依靠骶髂关节的功能。肌肉的作用，特别是站立的结果，使骶髂关节的易动性朝两个方向，即骶骨和髂骨的关系是垂直滑动动作及左右摆动动作。骶髂关节的活动度一般为上下的滑行运动，有前后活动甚少。男性骶髂关节的活动在 30 ~ 40 岁时开始消失，女性在 40 ~ 50 岁消失。随年龄增长，骶髂关节常发生纤维性或骨性强直。

正常直立时，骨盆应在水平位置，腰 5 与骶 1 之间呈 41°，腰 4 与腰 5 之间呈 19°，髂前、后上棘连线应与地面平行。躯干正常屈曲时，腰椎和骨盆应同时前屈，由第 11 胸椎至第 1 骶椎的距离一般为 20cm，如腰椎有疾患时，患者只能借骨盆前旋而使躯干半屈曲，腰椎并没有屈曲；如骶髂关节有疾患时，弯腰时虽然腰椎屈曲使躯干半屈曲，但骨盆并未前旋。腰椎完全屈曲时，由第 1 胸椎至第 1 骶椎的距离较直立时可以增加 6cm。

三、病因

突然滑倒单侧臀部着地，地面的反冲外力沿坐骨结节向上传导，上身重力向下冲击，二力集中于骶髂关节，迫使髂骨向上、向内错移；或使单下肢突然负重，剪力作用于骶髂关节，如跳高、打球等，都可以使骶髂关节过度前后旋转，髂骨向上向内而引起紊乱。

四、诊断要点

1. 症状：

（1）骶髂部疼痛伴腰腿痛，活动时痛甚。

（2）耻骨联合处疼痛，有时向腹股沟、大腿内侧传导，活动时有响声。

（3）卧位时翻身困难，患者常取侧卧位，患侧在上，翻身时疼痛加剧；坐位弯腰活动时，疼痛及活动受限程度均比站立弯腰活动时减轻。

（4）尾骶部痛、肛门紧缩感。

（5）股骨大转子外侧及大腿前方疼痛。

（6）站立时，患者常将体重支持在健侧下肢，患侧下肢呈松弛屈曲状，常伴有骨盆及脊柱代偿性偏斜。

2. 体征：

（1）双侧髂后上棘不在同一平面，高低不一。背部肌肉挛缩，或有脊柱侧凸。步行时呈跛行步态且患侧臀沟下垂。前错位患侧下肢增长，骶髂关节病变部位处可扪及一凹陷，凹陷处有压痛；后错位患侧下肢缩短，骶髂关节部位可扪及突出的阳性物，阳性物有明显压痛。

（2）患侧髂骨后缘压痛，疼痛向臀部、大腿小腿后侧和外侧放射；耻骨联合处压痛，坐骨结节部位压痛。

（3）立位屈曲受限；直腿抬高试验大多阳性，一般无坐骨神经痛症状。患侧下肢外展外旋困难，"4"字试验无法进行。骶髂旋转试验阳性，骨盆分离试验阳性，俯卧提腿试验阳性，床旁试验阳性。

3. **影像学检查**：X 线片见骶髂关节模糊，髂骨面密度增高，或可见左右两侧关节间隙不等宽。

五、治疗

1. 理筋法：

（1）药熨法：选用活血化瘀，通络止痛类药物，水煎后，在腰背肌处行药熨，以舒经活络，缓解疼痛。每日1次，每次30min。

（2）灸法：可选上髎穴、次髎穴、中髎、下髎、膀胱俞、白环俞等穴位进行艾灸。每日1次，每次30min，10次为1个疗程，休息1日，再行第2个疗程。

（3）针刀治疗：对于陈旧病变，首先用针刀松解骶髂关节囊及其周围痛性结节，再行手法复位。

2. 整脊调曲法：

（1）整脊复位手法：

①斜扳法：患者侧卧，患侧向上，屈髋屈膝，健侧下肢伸直，全身肌肉放松。医者立于患者前面，前臂置于患者肩前部向后固定其躯体；另一上肢屈肘并放于患侧臀部大转子上方，两脚自然分开，双臂同时向前后交错施力逐渐增大幅度，感到有明显的抵抗时，轻巧地顿挫闪动一次，即可听到复位的弹响声。术毕，患者自觉痛感减轻或消失，根据病情，必要时隔日再给予复诊施治。

②手拉足蹬法：患者患侧在上侧卧位，医者立于足侧，双手握患肢踝关节，向远心端牵拉患肢，一足跟蹬健侧的坐骨结节，用力向头侧蹬坐骨结节，同时用力，使其复位。最后改用两手交叉按压两侧髂后上棘部位，分别向外推压，使错位的髂骨得到可靠复位

③拔伸法：患者仰卧位，医者立于患侧，一手握住其踝关节，另一手扶按髋部稍固定骨盆，强力屈膝屈髋至最大限度。然后令患者全身放松，做快速伸膝的拔伸动作，此法可重复操作2~3次，以患者痛感消失或减轻为度。

（2）牵引调曲法：理筋后，腰曲异常者，可应用四维整脊牵引床辨证调曲法治疗。

3. 中成药：可选用具有消肿止痛、疏风散寒、温经通络作用的中成药，如腰痛宁胶囊、恒古骨伤愈合剂等，也可局部敷贴活血止痛类膏药。

4. 练功疗法：双手置于髂前上棘，用力向上撑，同时腰腹部向前挺并做左右摆动；做五点支撑运动。

5. 注意事项：

（1）急性期不宜行正脊调曲法，以免加重损伤；不宜局部推拿。

（2）如果是关节错缝型，容易继发椎间盘突出。

（3）药熨时温度以患者适应为宜，不能过高，避免烫伤；所用药物尽量选择

对皮肤刺激小的，敷后如局部皮肤有红点，出现过敏反应者，需停用本法。

第十七节　腰椎滑脱症

一、概述

腰椎滑脱症是指由于腰椎椎弓根峡部断裂不连续，或软骨退变缺失，使小关节不稳，致使相邻上位椎体向前或向后滑移，刺激和压迫脊神经根、马尾神经等引起腰痛、腿无力等一系列症候群。本病属中医"腰痛""痹证""痿证"范畴。

二、功能解剖

1. **脊椎骨的椎弓**：是椎体与椎板的弓形连接部分，左右各一，与椎板共同组成椎间孔。椎弓与椎体相连接部分较厚，因为上关节突和横突均发自此段；但与椎板相连接的峡部较薄弱，特别是腰 4、5 的椎弓峡部，内有一凹陷，是后关节囊韧带的附着点。腰 4、腰 5，腰 5、骶 1 的后关节承载负重力大，特别是在久坐或腰曲增大的情况下，躯干的纵轴力线落在此两关节下，因此，容易受伤，也容易因久坐或椎曲增大而长期充血、瘀血、缺血、变性、退化，造成峡部脱钙而崩裂。

2. **椎弓峡部**：如有一侧退变，则以其为基底部的上关节突不稳，后关节紊乱，椎体旋转，刺激神经产生症状。

3. **关节突**：椎体的下关节突与下一个椎体的上关节突一前一后组成的后关节，在正常的腰曲下后关节有向前的倾向力。当前缘的上关节突因峡部不稳，甚至断裂，其关节的前倾力必定加大，引起椎体向前旋转。如果双侧的上关节突因峡部断裂，脊柱的弹性阻尼振动平衡消失，失去了弹性恢复力，椎体在下关节突向前的弹性倾向分力下出现滑脱。

4. **椎弓**：是脊椎在胚胎第 6 周后出现软骨骨化中心后逐渐形成的。如果骨化不完全，容易造成椎弓骨化中心不融合，造成峡部缺损，仅为纤维性连接。由于峡部骨不连，在椎曲分力作用下，纤维连接分离，造成椎弓峡部裂椎体滑脱。

三、病因

1. **外伤**：因腰部扭挫伤，后关节错缝导致椎弓峡部创伤性退变，造成峡部隐裂。

2. **慢性劳损**：特别是长时间久坐或妇女妊娠椎曲增大，由于载重的应力造成椎弓峡部长期充血而退变。

3. **先天性骨化中心发育不全**：椎弓峡部未骨化是纤维性连接，成年后因腰椎的椎曲向前压而逐步崩解。

四、诊断要点

1. 病史：本病多见中老年人，女性居多，长期弯腰负重工作者多发。腰部慢性劳损、坐姿不正的久坐或先天腰部椎曲较大，引起异常应力作用于椎弓峡部及椎小关节，使局部长期炎性变而退变、裂变，发生椎体前或后滑脱。

2. 临床表现：

（1）症状：多为慢性痛，常为酸胀、沉重、乏力感，开始时感到下腰酸软无力、久坐、久站即感下腰酸痛，躺下休息后减轻，严重时下腰痛，放射至骶部，或双下肢麻木，甚至酸痛无力，或大小便无力。

（2）体征：有明显腰椎前凸，臀部后凸，腰部触诊局部有压痛、凹陷，腰部后正中处呈"阶梯状"改变。腰部活动障碍，前屈明显受限。有坐骨神经及下肢相应的神经支配区皮肤感觉减弱，直腿拍高试验阳性，或下肢腱反射减弱或消失。

（3）影像学检查：

①X线检查：正立位摄片示椎体旋转或轻度侧弯，侧位摄片示椎曲加大或出现上弓下曲，并可以显示滑脱程度（将滑脱腰椎下一椎体的上面纵向分为4等份，正常时，椎体后缘成一连续弧线，滑脱时，移动距离在1/4以下者为Ⅰ度，1/4~1/2者为Ⅱ度，以此类推）。左右斜位摄片示椎弓峡部发白退变、断裂或崩解。

②CT检查：CT检查可获得脊柱的三维立体结构，对椎弓根峡部不连续的诊断率较高，在相应层面上可见椎弓根峡部断裂，并可清楚显示滑脱程度、侧隐窝狭窄、椎管狭窄及硬膜囊、神经根受压情况；如合并椎间盘退变突出，可清晰显示。

③MRI检查：观察椎管内外的解剖状态有无变异。矢状面可显示椎体移位和椎弓根峡部不连处软组织影像，横断面显示与CT检查相同。

五、诊断分型

1. 前滑脱：由于腰椎椎弓峡部不连续，或退化、断裂，导致小关节不稳，椎曲加大，骶椎上部的腰椎逐渐向前方滑动移位，刺激和压迫脊神经、马尾神经引起腰痛。

2. 后滑脱：由于腰椎椎弓峡部不连，或退化、断裂，椎曲变小或反弓导致骶椎上部的腰椎逐渐向后方滑动移位使相体向后滑脱，一般比较少见。

六、鉴别诊断

1. 腰椎间盘突出症：本病腰腿痛较严重，下肢有放射性麻木、疼痛，直腿抬高试验阳性。临床上椎弓根裂椎体滑脱症与腰椎间盘突出症可以同时存在，X线、CT或MRI检查能明确诊断。

2. **腰骶后关节病**：此病亦称退变性滑脱，多发生于50~60岁中老年人，多见于腰4至腰5节段，一般由于腰椎退行性变引起，滑脱程度很少超过30%，椎弓根峡部没有明显断裂。X线摄片正侧位、双斜位能明确诊断。

3. **椎间盘型腰椎管狭窄症**：该病多发于中老年人，起病缓慢，主要症状是腰痛、腿痛及间歇性跛行，站立行走时症状加重，休息、下蹲时症状可减轻。X线摄片示椎曲变直或反弓；椎管造影或CT检查显示多个椎间盘突出、椎管狭窄。

4. **腰椎结核和马尾肿瘤**：这两种疾病可以出现进行性、不全性瘫痪，下肢症状以麻痹无力为主，或伴有全身症状，如果是腰椎结核，X线摄片则有椎骨软骨面破坏，椎间隙消失。对马尾肿瘤，CT、MRI检查可明确诊断。

七、辨证分型

1. **风寒湿痹证**：腰部疼痛僵硬，下肢酸痛麻木，头痛头重，恶风寒，无汗或有汗。舌苔薄白或白腻，脉浮紧或浮缓。

2. **气滞血瘀证**：腰部剧痛，痛有定处，痛如锥刺刀割，腰部僵硬俯仰艰难，痛处拒按。舌质紫暗，或有瘀斑、瘀点，舌下络脉瘀紫怒张，苔薄白，脉沉涩。

3. **脾肾阳虚证**：腰腿痛，反复发作，恶寒喜暖，喜揉喜按，遇劳加重，少气懒言，面色㿠白，口淡不渴，大便稀溏，夜尿频数，男子阳痿，女子月经后期量少。舌淡胖而嫩，舌苔白滑，脉沉而无力。

4. **肝肾阴虚证**：腰腿酸痛乏力，劳则加重，卧则减轻，形体瘦削，面色潮红，心烦失眠，口干舌燥，手足心热，大便秘结，舌红少津，脉细数。

八、治疗

1. **治疗原则**：理筋，调曲，练功，以复位调曲为主。

2. **治疗方法**：

（1）理筋疗法：

①针刺法：取肾俞、腰眼、八髎等穴，如伴有下肢麻痛者则加环跳、委中、承山、光明等穴。可配合电针治疗，每日1次，每次30min，10次为1个疗程，休息1日，再行第2个疗程。

②针刀疗法：先定位滑脱椎体的棘突，取其下棘突间隙旁开1寸，针刀刺入直达小关节，在小关节间隙及其周围进行松解，沿椎体外缘横突根部松解软组织，进针宜缓慢，有放射痛时应退针，调整进针方向。

③推拿法：在腰背采用点、揉、推、擦等推拿手法，时间15~20min为宜，

滑脱部位如属前滑脱型禁用按压法。

（2）整脊调曲疗法：

①整脊复位手法：

A. 前滑脱：患者侧卧位，用腰椎斜扳法，在肩盆向上下分离的基础手法作用下，推肩向后，压骨盆向前旋转。每次操作，左右各扳 1 次。

B. 后滑脱：患者俯卧位，术者一手拇指按压滑脱椎体的棘突向下用力，另一手向上扳患者的骨盆，两手向反方向同时发力。每次操作，左右各扳 1 次。此为以子寻母整复法。

②牵引调曲法：辨证调曲，根据临床分型，结合腰骶角情况，调曲牵引，腰骶角变小者先用三维调曲法，2 周后改用戴着腰围行四维调曲法。上述理筋、调曲疗法每日 1 次，10 次为 1 个疗程，休息 1 日，再行第 2 个疗程。

（3）药物疗法：

①辨证治疗：

A. 风湿痹阻证：

治法：祛风除湿，蠲痹止痛。

主方：独活寄生汤（《备急千金要方》）加减。

B. 寒湿痹阻证：

治法：温经散寒，祛湿通络。

主方：附子汤（《金匮要略》）加减。

C. 湿热痹阻证：

治法：清利湿热，通络止痛。

主方：清火利湿汤（《中医骨伤证治》）加减。

D. 气滞血瘀证：

治法：行气活血，通络止痛。

主方：复元活血汤（《医学发明》）加减。

E. 肾阳虚衰证：

治法：温肾壮阳，通痹止痛。

主方：温肾壮阳方（《中医骨伤证治》）加减。

F. 肝肾阴虚证：

治法：滋阴补肾，强筋壮骨。

主方：养阴通络方（《中医骨伤证治》）加减。

②中成药：用具有活血化瘀、舒筋活络功效的中成药，如腰痛宁胶囊、恒古骨伤愈合剂等。

九、练功疗法

练功疗法是巩固疗效的关键。主要锻炼腰大肌、腹肌、腹内压、竖脊肌维持腰椎力量的平衡。

十、注意事项

（1）一般整脊调曲法治疗 2 个疗程，复查 X 线摄片，观察复位效果。如 II 度以上滑脱疗效不佳者，改用其他疗法。

（2）本病治疗以调曲复位为主，主要运用三维调曲法、四维调曲法。注意辨证使用本法，并密切观察患者的自我感觉。行三维调曲法、四维调曲法要注意力线的支点必须正确。

（3）退变性滑脱，以腰椎小关节软骨退变为主，可选用补益肝肾、改善软骨代谢类药物，壮腰健肾丸、骨疏康胶囊等。

第十八节　慢性腰肌劳损

一、概述

慢性腰肌劳损又称"功能性腰痛""腰背肌筋膜炎"，主要是由于长期职业劳损或感受寒湿，导致腰骶部肌肉、筋膜、韧带等软组织的慢性损伤，引起局部无菌性炎症，从而发生腰骶部一侧或两侧的弥漫性酸胀疼痛，是慢性腰腿痛中常见的疾病之一。本病好发于体力劳动者和长期静坐缺乏运动锻炼的人员。本病属中医学"腰痛病"范畴。

二、病因病理

1. 慢性劳损：腰背肌慢性积累性损伤是引起腰肌劳损的主要原因。多因习惯性姿势不良，或长时间处于某一固定体位，致使一侧或两侧肌肉持续收缩而得不到舒张，筋膜及韧带处于持续牵拉状态，而产生过度疲劳，代谢产物的积聚则引起组织炎症、水肿，刺激脊神经后支产生持续性腰痛。日久导致肌筋膜变性、增厚与肌肉粘连，肌肉挛缩，肌力减弱，形成慢性顽固性腰痛。

2. 迁延性因素：多因急性损伤之后未能得到及时有效的治疗，或治疗不彻底，或反复损伤，致使受伤的腰肌筋膜不能完全修复。微循环障碍得不到有效改善，慢性无菌性炎症长期刺激，乳酸等代谢产物得不到有效清除，刺激神经末梢引起持续性腰痛；肌纤维变性或瘢痕化，也可刺激或压迫神经末梢而引起慢性腰痛。

3. 先天性畸形：常见的畸形有骶椎隐性裂、腰椎隐性裂、骶椎腰化、腰椎骶化、第 5 腰椎横突与髂骨形成假关节等。由于上述因素存在，削弱了腰椎的承重能力和腰骶关节的稳定性，降低脊柱的内外力平衡，造成部分腰背肌代偿性劳损。

中医认为风寒湿邪侵袭，肌肉在风、寒、湿等外邪侵袭，营卫不和，气机不畅，经络不通，不通则痛；筋膜、经筋受累，而使肌肉的收缩能力明显下降，肌肉处于易疲劳状态，从而引起劳损性慢性腰痛。

三、诊断要点

1. 病史：有慢性损伤或急性损伤未愈病史。

2. 临床表现：

（1）症状：腰痛以酸胀痛为主，运动功能基本正常，阴雨天或劳累后加重。腰部酸胀痛时轻时重反复发作，呈钝性胀痛或酸痛，经休息或改变体位可减轻，劳累、阴雨天气、遭受风寒湿刺激则症状重。急性发作时，腰痛加重，局部肌肉痉挛，腰部运动受限，患侧臀部及大腿前外侧牵掣痛。腰部功能基本正常，但久坐、弯腰后有时活动受限；常喜双手捶腰或双手撑腰，以减轻疼痛。

（2）体征：

压痛点：常在一侧或两侧骶棘肌、骶髂关节背面、骶骨背面和腰椎横突等处，压痛以酸、胀痛为主，可有一侧或双侧骶棘肌紧张。

直腿抬高试验阴性：患者主动抬高正常，而被动抬高则接近正常。

3. 影像学检查：X 线片可见脊柱生理曲度改变、腰椎滑移、椎体退行性改变，或有先天性畸形或解剖结构缺陷。

四、鉴别诊断

1. 增生性脊柱炎：腰痛以夜间、清晨明显，稍做运动后症状减轻，X 线片可见椎体边缘骨赘形成。

2. 腰椎间盘突出症：典型的腰痛伴患侧下肢放射痛，腰部活动受限，脊柱侧弯，直腿抬高试验、加强试验阳性、挺腹试验阳性，腱反射改变，皮肤感异常。腰椎 CT 或 MR 检查有助于明确诊断。

五、辨证分型

1. 血瘀气滞型：有外伤史或慢性劳损病史，腰部酸痛，痛有定处，劳累后加重。舌质暗或有瘀点、瘀斑，脉涩或细涩。

2. 风寒湿痹型：有感受风寒湿侵袭病史，腰部酸胀疼痛，隐隐作痛，痛处弥漫，阴雨天加重。舌淡胖，苔白腻，脉数。

3. 肾虚型：先天素体虚弱，腰部酸痛，头晕脑涨，目眩耳鸣。舌淡苔薄白，脉虚弱无力。偏阳虚者，脉细而软，或虚浮，短气力怯，小便清利；偏阴虚者，脉大而软，或细数，小便黄。

六、治疗

1. 理筋疗法：

（1）药熨法：选用活血化瘀、通络止痛、祛寒除湿类中草药，水煎后，在腰背肌处行药熨，以疏通经络，缓解疼痛。每日 1 次，每次 30min。

（2）针刺疗法：

主穴：取肾俞、命门、腰阳关、大肠俞、环跳、委中及阿是穴等穴。

配穴：取腹部腧穴如气海、关元等；位于腹外斜肌、腹内斜肌的相应腧穴如滑肉门、带脉、冲门等。可用温针灸。留针 20min。

（3）拔罐疗法：取肾俞、腰阳关、大肠俞、环跳及阿是穴拔罐，留罐 10min。

（4）牵引疗法：自身悬吊牵引或骨盆带牵引，可缓解神经受压症状及肌肉痉挛不适。

（5）耳针疗法：刺腰骶区、神门区、肾区等，可稍做捻转，两耳同刺，留针 10min，隔日 1 次，可连做 2～3 次。

（6）推拿按摩：按、滚、点、压、弹拨、擦、拍击法及被动运动手法。

①温经通络法：患者取俯卧位。医生用掌推法沿脊柱两侧足太阳膀胱经自上而下直推，再沿腰椎两侧足太阳膀胱经用掌根揉法、滚法施术，手法宜深沉而缓和，时间为 5～8min。

②活血祛瘀法：以双手拇指点揉两侧三焦俞、肾俞、气海俞、大肠俞、关元俞、膀胱俞、志室、秩边等穴位，配合弹拨紧张痉挛的肌肉，对有下肢牵掣痛者，在患侧臀部及下肢前外侧用抖法、按揉法施术，以缓解伴随症状。时间为 5～8min。

③放松手法：沿腰部两侧膀胱经用掌擦法施术，横擦腰骶部，以透热为度。

2. 辨证治疗：

（1）血瘀气滞型：

治法：活血化瘀，行气止痛。

主方：血瘀为主，肝脉搏坚而长，尺脉实者，用复元活血汤加减；气滞为主，脉沉弦或伏结者，用八味顺气散加味。

（2）风寒湿痹型：

治法：祛风，散寒，除湿，通络。

主方：风邪为主者，小续命汤加减；寒邪为主者，干姜附子汤加肉桂、杜仲；湿邪为主者，渗湿汤加减。

（3）肾虚型：

治法：偏阳虚者补益肾阳；偏阴虚者，滋补肾阴。

主方：偏阳虚者，肾气丸加肉苁蓉、补骨脂、巴戟天、鹿茸；偏阴虚者，六味地黄丸加龟板、当归、杜仲、续断。

七、功能练习

功能练习包括撑腰旋转，侧身运动，马步冲拳。

八、注意事项

防止寒凉，避免足涉凉水；避免久坐、长时间驾车；禁忌长时间弯腰工作。

九、日常养护

（1）推拿治疗本病有较好疗效，但关键是要消除致病因素，即改变原来的腰部超负荷现象，才能达到满意的治疗效果。

（2）在日常生活和工作中，注意纠正习惯性姿势不良，尽可能变换体位，勿使过度疲劳。

（3）睡硬板床，同时配合牵引及其他治疗，如理疗、热敷、熏洗等。

（4）腰部注意保暖，汗出不可当风，避免感受风、寒、湿外邪侵袭。

（5）加强腰骶部肌肉锻炼。

第十九节　急性腰肌扭伤

一、概述

急性腰肌扭伤指运动或劳动时腰骶关节及腰背两侧肌肉、筋膜、韧带、关节囊、滑膜等软组织的急性损伤或者腰椎小关节错缝，而引起腰骶部疼痛及功能障碍的疾病。此病多为突然承受超负荷牵拉或扭伤等间接外力导致。

二、病因病机

凡跌仆、闪扭伤及腰脊，则筋膜肌肉肌腱损伤，气血瘀滞而痛。《金匮翼》有"瘀血腰痛者，闪挫及强力举重得之。盖腰者，一身之要，屈伸俯仰，无不由之。若一有损伤，则血脉凝涩，经络壅滞，令人卒痛不能转侧，其脉涩日轻夜重者是也"的记载。

急性腰扭伤主要是闪、扭、挫等外力所致，腰部运动姿势不正而致肌肉拉伤导致肌肉痉挛为闪腰；用力不当，或抬扛重物时肌肉配合不协调，使腰部肌肉、韧带受到剧烈地扭转、牵拉等使腰部受伤为扭腰；外物撞击腰部为直接外力所致产生损伤而血肿称挫腰。腰扭伤轻者表现为骶棘肌和腰背筋膜不同程度地痉挛与出血；较重者可发生棘上、棘间韧带的撕裂损伤；严重者可发生后关节紊乱与滑膜嵌顿等。此病是常见腰背疼痛疾病。

三、易患人群

(1) 青壮年体力劳动者，体育运动者、长期弯腰工作。
(2) 久坐缺乏腰背肌锻炼者、震荡、突然性改变体位者。
(3) 中年女性、产后、哺乳期妇女。
(4) 后关节、腰骶角异常者。

四、常见损伤情况

1. 腰部用力姿势不当：在膝部伸直弯腰提取重物时，重心距离躯干中轴较远，因杠杆作用，增加了肌肉的载荷，容易引起腰部肌肉的急性扭伤。

2. 行走失足：行走不平坦的道路或下楼梯时不慎滑倒，腰部前屈、下肢处于伸直位时，亦易造成腰肌筋膜的扭伤或撕裂。

3. 动作失调：两人搬抬重物或其他劳动及活动时，动作失于协调，身体失去平衡，重心突然偏移，或失去控制，致使腰部在肌肉无准备情况下，骤然强力收缩，引起急性腰扭伤。

对客观估计不足，思想准备不够，如倒水、弯腰、猛起，甚至打喷嚏等无防备的情况下超负荷负重、超限度举重，造成腰部负重太大。

4. 其他：高处坠跌、重物挫压、交通事故等意外损伤情况。

五、分类

1. 腰肌筋膜损伤：腰部肌肉在脊柱各节段中最为强大，其主要作用在于维持身体的姿势。坐位或立位时，腰背部肌肉无时不在收缩以抵抗重力作用于头、脊柱、胸廓、骨盆，不仅控制前屈时身体向下传达的重力，且能恢复直立姿势。除侧方的肌群外，骶棘肌最易受累而引起损伤。多因弯腰提取重物用力过猛，或弯腰转身突然闪扭，致使腰部肌肉强烈地收缩，而引起腰部肌肉和筋膜受到过度牵拉、扭捩损伤，严重者甚至撕裂。

其好发部位以骶骨附着点处最常见，其次为棘突旁或横突上的筋膜附着处，而位于肌腹中部的撕裂则较少见。

2. 急性腰部韧带损伤：当腰椎前屈90°搬移重物时，骶棘肌处于松弛状态，臀部肌肉和大腿后部肌肉收缩，以腰椎为杠杆将重物提起，支点常处于腰骶部，这时棘上韧带、棘间韧带无骶棘肌保护，人体上半身的重量及重物全部落在韧带上，仅由韧带维持脊柱姿势，棘上韧带和棘间韧带所承受的牵拉力最大，此时突然过度受力，如搬运重物，或用力不当等，超越了韧带的负荷能力，则出现棘上韧带、棘间韧带或髂腰韧带的损伤。

腰背部的屈、伸动作常使棘突分开和挤压，造成棘间韧带的各部分之间相互摩擦、牵拉和挤压，日久可引起其变性。在此基础上，一旦加上外伤的因素，该韧带有可能发生松弛、破裂、穿孔，造成棘间韧带损伤。且棘上韧带在腰骶部多缺如，因此，在极度弯腰时，该处棘间韧带所受拉力更大；当在膝关节伸直位弯腰时，骨盆被固定在旋后位，棘间韧带受到高度牵拉，均为棘间韧带损伤好发在腰骶部的原因。在腰4以上的棘间韧带损伤，特别是断裂，多合并棘上韧带同时断裂。

此外，腰部的直接撞击也可引起韧带损伤。轻者韧带撕裂，重者韧带部分断裂或完全断裂。可因局部出血、肿胀、炎性物质渗出，刺激末梢神经而产生疼痛。

腰部棘间韧带较强大，但在腰5至骶1处常缺如或较为薄弱，而腰部活动范围较大，故也易造成损伤。

3. 急性腰椎后关节滑膜嵌顿：每节腰椎均有3个关节，即两个后滑膜关节和一个前椎间盘关节。相邻椎体上下关节突的关节面相吻合，构成关节突关节，周围被一层薄而坚韧的关节囊所包裹，可进行屈伸和旋转运动，起着稳定脊柱和防止椎体滑移的作用。当腰部突然过度前屈并向一侧旋转时，可使关节突关节间隙变大，关节内负压增大，滑膜进入关节间隙，腰椎伸直时可发生滑膜嵌顿。滑膜和关节囊有丰富的感觉和运动神经纤维，因而发生急性腰痛。以腰4、腰5后关节多见。

4. 腰骶关节损伤：人体上半身重量依靠腰骶间的椎间盘和小关节支撑在下半身上，腰骶部是整个脊柱中负重最大的部分。当脊柱发生屈曲、后伸和旋转运动时，都作用于关节突关节上，而关节有关节囊、韧带相连，允许一定的活动，但在过伸时遭到牵拉伤、撕裂和半脱位，导致腰骶关节损伤。另外，腰骶部的异常结构如隐性脊柱裂、腰椎骶化也是诱发因素。

由于外力的作用，脊柱关节发生超出正常生理活动范围的一过性过度牵扯及扭转后，其小关节或周围筋肉组织发生移位、扭转或撕裂，致组织充血或肿胀，日久瘀血机化形成粘连；关节囊破裂时，伴有关节内出血、肿胀，机化后形成索条状结缔组织，造成关节内粘连。偶有韧带的过牵而把其附着的骨组织撕下，造成撕脱性骨折，或引起腰背筋膜及神经组织损伤。

六、诊断

1.急性腰肌筋膜损伤：

（1）症状：有明显损伤史，患者常感到腰部有一响声或有组织"撕裂"感。

疼痛：伤后即感腰部一侧或两侧疼痛，疼痛多位于腰骶部，可影响到一侧或两侧臀部及大腿后部。

轻伤者，损伤当时尚能坚持继续劳动，数小时后或次日症状加重；重伤者，损伤当时即不能站立，腰部用力、咳嗽、喷嚏时疼痛加剧。

活动受限：患者不能直腰、俯仰、转身，动则疼痛加剧。患者为减轻腰部疼痛，常用两手扶住并固定腰部。

（2）体征：

①肌痉挛：肌肉、筋膜和韧带撕裂可因疼痛而出现肌肉的保护性痉挛，腰椎生理前凸减小；不对称性的肌痉挛引起脊柱生理性侧弯等改变。

②压痛：损伤部位有明显的局限性压痛点，常见于腰骶关节、第3腰椎横突尖和髂嵴后部，可伴有臀部及大腿后部牵涉痛。

③功能障碍：患者诸方向的活动功能均明显受限。

④直腿抬高、骨盆旋转试验可呈阳性。

（3）辅助检查：X线检查一般无明显异常。可排除骨折、骨质增生、椎间盘退变等。

2.急性腰部韧带损伤：

（1）症状：

①有明显外伤史。

②伤后腰骶部有撕裂感、剧痛，弯腰时疼痛加重。疼痛可放散到臀部或大腿外侧。

（2）体征：

①肿胀：局部可见有肿胀，出血明显者有瘀肿。

②肌肉痉挛：以损伤韧带两侧的骶棘肌最为明显。

③压痛：伤处压痛明显，棘上韧带损伤压痛浅表，常跨越两个以上棘突；棘突间损伤压痛较深，常局限于两个棘突之间；髂腰韧带损伤压痛点常位于该韧带的起点处深压痛；单个棘突上浅压痛常为棘突骨膜炎。有棘上、棘间韧带断裂者，触诊可见棘突间的距离加宽。

④活动受限：尤以腰部前屈、后伸运动时最为明显。

⑤利多卡因局部封闭后疼痛减轻或消失，也可作为损伤的诊断性治疗方法之一。

（3）辅助检查：严重损伤者应做 X 线摄片检查，以排除骨折的可能性。

3. 急性腰椎后关节滑膜嵌顿：

（1）症状：

①有急性腰部扭闪外伤史，或慢性劳损急性发作。

②腰部剧痛，精神紧张，不能直立或行走，惧怕任何活动。

③腰部不敢活动，稍一活动疼痛加剧。

（2）体征：

①体位：呈僵直屈曲的被动体位，腰部正常生理弧度改变，站、坐和过伸活动时疼痛加剧。

②肌痉挛：两侧骶棘肌明显痉挛，重者可引起两侧臀部肌肉痉挛。

③压痛：滑膜嵌顿的后关节和相应椎间隙有明显压痛，一般无放射痛。棘突无明显偏歪。

④功能障碍：腰部紧张、僵硬，各方向活动均受限，尤以后伸活动障碍最为明显。

（3）辅助检查：X 线检查可见脊柱侧弯和后凸，两侧后关节不对称，椎间隙左右宽窄不等。可排除骨折及其他骨质病变。

七、治疗

1. 治疗原则：舒筋活血，散瘀止痛，理筋整复。

2. 手法：一指禅推法、擦法、按法、揉法、弹拨法、擦法、抖腰法、腰部斜扳法。

3. 取穴与部位：阿是穴、肾俞、大肠俞、命门、三焦俞、秩边、委中、八髎等穴位，腰骶部及督脉腰段。

（1）急性腰肌筋膜损伤：

①患者取俯卧位。用一指禅推法和擦法在腰椎两侧往返操作 3～4 遍，以放松腰部肌肉。然后在伤侧沿竖脊肌纤维方向用擦法操作，配合腰部后伸被动活动，幅度由小到大，手法力量由轻到重，时间为 5～8min。

②用一指禅推法、按揉法在压痛点周围治疗，逐渐移至疼痛处做重点治疗，时间为 5min 左右。

③继上势，按揉肾俞、大肠俞、命门、秩边、环跳、委中、阿是穴等穴位，以酸胀为度，在压痛点部位做弹拨法治疗，弹拨时手法宜柔和深沉。时间为 5min 左右。

④继上势，在损伤侧沿竖脊肌纤维方向用直擦法，以透热为度。患者侧卧位，患侧在上做腰部斜扳法。

（2）急性腰部韧带损伤：

①患者取俯卧位。用按揉法和擦法在腰脊柱两侧往返操作 3～4 遍，然后在伤

侧顺竖脊肌纤维方向用㨰法操作，以放松腰部肌肉。时间为 3～5min。

②继上势，用一指禅推法、按揉法在韧带损伤节段脊柱正中线上下往返治疗，结合指摩、指揉法操作。时间为 5～8min。

③继上势，点按压痛点，可配合弹拨法操作，对棘上韧带剥离者，用理筋手法予以理筋整复。时间为 3～5min。

④继上势，在损伤节段的督脉腰段用直擦法，以透热为度。对髂腰韧带损伤者，加用侧卧位，做患侧在上的腰部斜扳法。

（3）急性腰椎后关节滑膜嵌顿：

①患者取俯卧位。用按揉法和㨰法在患者腰骶部治疗。时间为 5～8min。

②根据滑膜嵌顿相应节段，在压痛明显处用按揉法操作，手法先轻柔，后逐渐加力深透，以患者能忍受为限。时间为 3～5min。

③术者双手握住其踝部牵拉，使患者腰部左右摇晃 10～20 次，幅度由小至大，然后抖腰法操作 3～5 次，以松动后关节，有利于嵌顿的滑膜自行解脱。

④解除嵌顿。在上述治疗的基础上，可选用以下方法操作。

A. 斜扳法：患者侧卧位，下方腿伸直，上方腿屈曲，对滑膜嵌顿位于上腰段的，按压臀部用力宜大；对滑膜嵌顿位于下腰段的，推扳肩部用力宜大；对滑膜嵌顿位于中腰段的，按压臀部和推扳肩部两手用力应均等。左右各扳 1 次，不要强求"咯嗒"声响。

B. 背法。

4. 针灸与针刀：圆利针针刺八髎穴，针刀疏剥点刺压痛点、结节、条索等病变部位，或者松解椎小关节、横突尖、髂棘内缘、骶髂关节部。

八、日常养护及功能锻炼

1. 日常养护：

（1）患者注意睡硬板床，避免腰部过度活动，以利于损伤的恢复。

（2）注意腰部保暖，必要时可用腰围加以保护。

（3）缓解期应加强腰背肌功能锻炼，有助于巩固疗效。

2. 功能锻炼：

（1）屈膝收腹：双膝关节屈曲，收腹，双手交叉置于胸前，后背部用力压床，坚持 10s，重复 6～8 次。

（2）屈伸髋膝：双髋、双膝关节屈曲，双手抱膝，抬头，往上方前倾，坚持 5s，重复 6～8 次。

（3）偏卧撑：双手撑地，一侧膝关节贴于胸前，另一侧下肢绷直，脚尖着地，腰部慢慢下沉，坚持 5s。左右交替，重复 6～8 次。

（4）抱膝蹲立：患者立姿，双脚与肩同宽，上体前屈，慢慢下蹲，两手抱膝，坚持5s，重复6~8次。

第二十节　脊柱骨折

一、概述

脊柱骨折为骨科常见骨折。其发生率占全身骨折的5%~6%，以胸腰段骨折发生率较高，其次为颈椎、下腰椎，上胸椎最少，常伴有脊髓或马尾神经损伤。

二、脊柱解剖

1. **脊柱**：由7个颈椎，12个胸椎，5个腰椎，5个骶椎及4个尾椎组成，共33块。

2. **胸腰段（T10~L2）**：为胸腰曲移行部，所受应力较高，骨折最多见。

3. **三柱概念**：Denis 提出三柱理论，将人体脊柱解剖学上分为三柱。

前柱：包括前纵韧带，椎体和椎间盘的前2/3。

中柱：包括椎体和椎间盘的后1/3，后纵韧带。

后柱：包括椎弓根、椎板、小关节，以及后方韧带复合体。

三、病因病机

1. **直接暴力**：如打击、碰撞等。

2. **间接暴力**：所致脊椎骨折与脱位，根据其发病机理可分为屈曲型和伸直型两种类型。屈曲型占所有脊椎骨折脱位的90%以上，其中大部分发生在胸腰段。

四、诊断要点

1. **外伤史**：如高处坠落、车祸等。

2. **症状**：伤处局部疼痛、肿胀及活动受限，可伴有脊柱畸形。腰椎骨折多伴有腹胀、腹痛、便秘等。

3. **体征**：骨折部有压痛和叩击痛。颈椎、胸椎骨折可并发脊髓损伤，腰椎骨折可并发脊髓圆锥和马尾神经损伤。可致患者四肢瘫、截瘫和大小便功能障碍等。

4. **影像学检查**：

（1）X线片检查：以显示骨折部位，损伤类型及移位程度。

（2）CT检查：可了解椎体、椎弓和关节突等损伤情况以及椎管容积之改变。

（3）MRI检查：可了解椎骨、椎间盘对脊髓的压迫，脊髓损伤后的血肿、液化和变性等。

五、骨折分类

(一) 颈椎

1. 屈曲型损伤：

(1) 压缩性骨折。

(2) 骨折脱位，后纵韧带断裂，关节突关节交锁，骨折，脊髓损伤。

2. 垂直压缩型损伤：

(1) Jefferson 骨折：第 1 颈椎双侧性前后弓骨折。

(2) 爆裂性骨折。

3. 过伸损伤：

(1) 无骨折 – 脱位过伸损伤：额面部有外伤痕迹。

(2) 枢椎椎弓骨折（缢死者骨折）。

4. 齿突骨折：

第一型：齿状突尖端撕脱骨折。

第二型：齿状突基部、枢椎体上方横行骨折。

第三型：枢椎体上部骨折，累及上关节突。

(二) 胸腰椎骨折

1. 稳定性骨折：包括前柱损伤、后柱完整。

2. 不稳定性骨折：包括两柱骨折、爆裂骨折、三柱骨折脱位，可损伤脊髓。

(三) 骨折形态分类

1. 压缩性骨折：椎体前方压缩楔形变。

2. 爆裂性骨折。

3. Chance 骨折：又称座带骨折（seat belt fracture）。由 Chance 于 1948 年首先描述此骨折，故文献又常称 Chance 骨折。表现为椎体水平状撕裂性损伤，不稳定。

4. 脊柱骨折－脱位：椎体向前或向后移位，伴关节突关节脱位或骨折。

六、临床表现

(1) 有外伤史。

(2) 局部疼痛，腰背部或颈部痉挛，不能站立，翻身困难。

(3) 合并腹膜后血肿症状：腹痛、腹胀、肠麻痹。

(4) 合并神经损伤表现，四肢或双下肢感觉运动障碍。

七、转运要点

脊柱骨折和脱位如搬运不当可加重脊柱和脊髓损伤，造成不可挽回的严重后果。对可疑者，不得任意搬动，就地给予止痛剂及抗休克处理后，在搬运过程中，应使脊柱保持伸直位置，可采用两人或数人在患者一侧，动作一致平托头、背、腰、臀、腿的平卧式搬运法，将患者移至有厚垫的木板担架或硬板床上，使患者仰卧。如颈椎损伤，应有一人固定头部，并略加牵引，勿使其有旋转活动。

八、整复固定

1. 整复方法：屈曲型脊椎骨折可采用此法。

（1）双踝悬吊法：此法复位前可给止痛剂或局部麻醉。患者俯卧，用两侧踝套牵引，将两足徐徐吊起，至身体与床面约成45°角，术者用手掌在患处适当按压，矫正后凸畸形。复位后患者仰卧硬板床，骨折部垫腰枕（图8-12）。

（2）垫枕法：患者仰卧硬板床，骨折部置软枕，垫枕可逐渐加高，使脊柱过伸。配合练功疗法效果更好，适用于屈曲型单纯性胸腰椎压缩骨折，及过伸复位后维持整复效果（图8-13）。

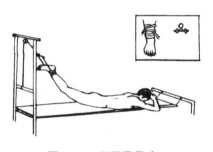 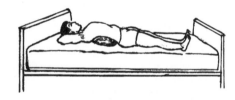

图8-12　双踝悬吊法　　　　　　　　　　　图8-13　垫腰枕

（3）持续牵引法：

①对于轻度移位、无关节交锁的颈椎骨折，一般采用枕颌布兜牵引。将其套住枕部与下颌部，通过滑轮进行牵引，头颈略后伸，牵引重量2～3kg，持续牵引4～6周。如颈椎骨折伴有关节交锁者，需用颅骨牵引。牵引重量逐步增加，并及时摄片了解复位情况，一般采用5～10kg可将交锁整复，牵引方向先略加前屈，复位后，牵引方向改为后伸，重量可逐渐减至1～2kg，维持牵引4～6周后，换戴颈托、石膏围领或颈胸支具。

②伸直型脊椎骨折，颈椎部损伤时，可采用颈椎中立位枕颌布兜牵引，必要时可使颈椎稍向前屈曲位。无脊髓损伤者，持续牵引4～6周后，换颈托或石膏围领保护。腰椎部损伤时，应避免脊柱后伸，根据需要将脊柱保持于伸直或略屈曲的位置。

2. 固定方法：一般单纯性胸腰椎压缩骨折，须仰卧硬板床，骨折部垫软枕。卧床时间为3～4周。对于不稳定性胸腰椎骨折，可采用脊椎骨折夹板或石膏背心、金属与聚乙烯结构性支具固定，固定时间 4~6 个月，必要时也可手术治疗。颈椎骨折脱位者，经整复与持续牵引后，可给予颈托、石膏围领或支具保护。

九、辨证治疗

1. 药物内治法：按照骨折早、中、晚三期用药进行。

2. 药物外治法：

（1）外用膏药：初期外敷消瘀止痛膏；中期外敷接骨续筋膏；后期外敷温经通络膏。

（2）熏洗法：骨折后期海桐皮汤熏洗患处。

（3）中药热熨疗法：选用熨敷验方，方药组成：紫荆皮 60g、防风 45g、荆芥 45g、蔓荆子 30g、白芷 30g、细辛 20g、桂枝 30g、川芎 45g、丁香皮 20g、羌活 45g。

制法：上药研末，和匀备用。

用法：每次取药末 90g，加葱白 7 根，煎水去渣。用毛巾浸泡药液熨敷痛处，冷即再换。

十、功能练习

屈曲型胸腰椎压缩性骨折可采用下述方法。

1. 仰卧式：

（1）五点支撑法：在木板床上，患者仰卧，用头部、双肘及足跟支撑起全身，使背部尽力腾空后伸。伤后早期即可采用此法（见图 7-1）。

（2）三点支撑法：患者双臂置于胸前，用头部及双足跟撑在床上，使全身腾空后伸。本法是五点支撑法的基础上发展，适用于损伤中、后期（见图 7-2）。

2. 俯卧式：

（1）交替抬腿。

（2）飞燕点水。

第二十一节　颈源性眩晕

一、概述

眩晕是人体空间定向障碍产生的一种运动错觉。有周围景物旋转感的称真性眩晕，只感头昏眼花，或头重脚轻、站立不稳的称假性眩晕。因颈椎病刺激或压迫椎动脉及交感神经，影响血管舒缩，使供血不足而出现的眩晕称颈源性眩晕。

1926 年 Barre 首先报道颈椎关节刺激椎动脉交感神经丛可诱发眩晕、头痛、颈痛等症状并命名为 Barre-Lieou 综合征。

1949 年 Bartschi Rocharx 根据眩晕与交感神经的关系提出"颈性眩晕"。

1957 年 Denny Brown 首先提出"椎-基底动脉供血不足症"。

1984 年 5 月我国全国颈椎病专题讨论会上对颈椎病进行了统一，认为椎动脉型和交感型颈椎病可以出现颈源性眩晕。

二、病因病理

1. 颈椎病变：多见于 C1~C3 颈椎退变、骨赘、钩突增生、先天畸形（寰枕融合、寰椎动脉环、颅底凹陷、颈肋）、外伤、炎症。

2. 颈椎不稳定：

软组织病变：颈肌筋膜炎、创伤后出血、水肿、颈部韧带撕裂伤。

血管病变：一侧椎动脉先天发育异常或缺如、颈动脉粥样硬化、血栓形成。

不良生活习惯：歪头书写绘图、仰头工作。

3. 前庭病变：病理性眩晕的主要病因。

前庭系统的周围感受器：外、中、前半规管。中枢位于前庭神经核及大脑皮质，通过与脊髓、眼、小脑、副神经核、自主神经等联系传导中枢的信号。

三、解剖特点

椎动脉起自锁骨下动脉，分为 4 段：

第 1 段为自锁骨下动脉发出进入颈椎横突孔的部分，其后方为 C7 横突、C7、C8 脊神经的前支、交感神经干和颈下交感神经节。

第 2 段为 C6 横突孔上升至 C1 横突孔下口，此段动脉的内侧紧邻钩椎关节，后外侧为关节突关节，动脉周围有交感神经伴行。

第 3 段为 C1 横突孔下口到枕骨大孔处，此段弯曲较多，动脉壁上有 Pacin 小体分布，通过椎动脉血压改变反射性调节血管管径，以保证颈部血流量的正常运行。

第 4 段即颅内段，两侧椎动脉合并为基底动脉，上有脑桥支支配前庭神经核及支配迷路的内听动脉。

四、临床表现

1. 眩晕：为首发症状，多数在改变体位或回头转颈时诱发，表现为旋转感、倾斜感、摇动感、眼前发黑、头重脚轻或下肢发软等，同时伴有复视、眼震、耳鸣、耳聋、恶心、呕吐等症状。

2. 头痛：呈发作性出现，持续数分钟或数小时、数日，表现为偏头痛、后头痛或头部发麻。

3. **颈痛**：颈痛多见于枕下区一侧，以第 2 颈椎棘突偏向一侧较常见。颈痛者有颈部活动障碍或颈部活动时有摩擦音。

4. **眼部症状**：眼前闪光、暗点、视力减退、复视、幻视等。

5. **听觉障碍**：耳鸣、听力减弱甚至耳聋。此类患者易误诊为梅尼埃综合征。

6. **其他表现**：记忆力下降、失眠多梦、纳差、二便失调。此类患者多因查不出内脏器质性病变而误诊为"神经衰弱"或"神经官能症"。

7. **病程长者面部两侧不对称**：眉毛、嘴角、耳、肩部高低不一；两侧眼裂、鼻孔大小不一；鼻梁或人中沟偏歪；两侧鼻唇沟长短不一；两侧额纹多少、深浅不一。

五、诊断要点

1. **眩晕**：为主症，可伴有耳鸣、耳聋、恶心、呕吐、头痛、颈痛等症状。

2. **触诊**：第 1 颈椎横突左右不对称；第 2 颈椎棘突偏歪，棘突旁压痛。第 2～6 颈椎小关节左右不对称；第 3～7 椎突偏歪，棘突旁压痛。

3. **颈椎**：左右转动明显受限，或斜颈。活动受限多以棘突偏向的一侧为主，病程长者可仅表现为患侧活动度减少，但疼痛不明显。

4. **提肩胛肌（肩胛内上角处）**：有摩擦音，第 1、2 颈椎横突后缘可触及硬结。

5. **X 线检查**：开口位片显示寰椎位于口腔中央，齿状突两侧间隙及寰枢关节间隙左右不对称，寰枢关节外侧缘左右不对称。齿状突轴线至枢椎外侧缘之距离不相等，或与寰椎的中轴线不重叠，二轴互成夹角或分离。钩椎关节骨质增生。侧位片显示寰椎与枢椎齿状突前间隙 ≥ 3mm，寰椎后弓呈后倾式或旋转式移位。颈椎生理曲线变直或颈椎后缘连线中断、反张，颈椎前后缘有骨质增生，椎间隙变窄。

六、鉴别诊断

1. **梅尼埃综合征**：多呈发作性眩晕或耳聋，发作时眼球震颤，有头痛、恶心、呕吐，严重者天旋地转，不敢睁眼，面白无汗。无颈部症状、体征和 X 线特征。

2. **良性阵发性位置性眩晕**：常与外伤、耳病引起内耳椭圆囊的耳石变化有关。鉴别要点：a. 常见于 50～60 岁妇女。b. 睁眼见位置性眼球震颤。c. 眩晕有周期性特点。d. 某一体位可造成眩晕，改变体位则眩晕停止，这是本病特点。e. 无颈部症状、体征和 X 线特征。

七、治疗

1. **手法复位治疗**：先放松患部软组织，按错位类型选用：仰头摇正法、低头摇正法、侧头摇正法、侧向扳按法、坐位旋转复位法、胸部垫高俯卧位复位法。

2. 针刺治疗：

（1）肝阳上亢型：

主证：眩晕耳鸣，头痛，每因操劳或恼怒而加剧，面部潮红，急躁易怒，少寐多梦，口苦。舌红，苔黄，脉弦。

选穴：风池、侠溪、肝俞、太冲，均用泻法。太溪、肾俞，用补法。

（2）气血亏虚型：

主证：眩晕，动则加剧，劳累则发，面色苍白、唇甲不华、心悸失眠、神疲懒言、食少。舌淡，苔薄白，脉细弱。

选穴：百会、肝俞、气海、足三里，用补法。

（3）肾精不足型：

主证：眩晕，神疲，健忘，腰膝酸软，遗精耳鸣。偏于阴者五心烦热，舌红，脉弦数；偏于阳虚者，四肢不温，舌淡苔白，脉沉细。

选穴：百会、肝俞、肾俞、关元、足三里、肝俞、三阴交，偏于阳虚者用灸法。

（4）痰湿中阻型：眩晕而见头重如裹，胸闷恶心，少食多寐。舌淡红，舌苔白，脉濡滑。

选穴：头维、内关、中脘、丰隆，针用补法。脾俞、足三里，用灸法。

头痛在后枕部，反阿是穴在攒竹穴；头痛在额部，反阿是穴在络却穴。

3. 辨证用药： 导痰汤合桃红四物汤加减。

组成：制半夏 10，陈皮 8g，枳实 10g，茯苓 12g，制南星 8g，甘草 6g，桃仁 12g（打碎）红花 4g，当归 10g，川芎 8g，郁金 12g。

功效：散瘀通络，利湿化痰。

主治：眩晕。

用法：每日 1 剂，水煎 2 次分服。

加减：眩晕较甚，呕吐频作者，选加代赭石、竹茹、生姜；脘闷不食，大便溏泻，加白蔻仁、砂仁、苍术；耳鸣重听，加葱白、石菖蒲；痰阻气机，郁而化火，心烦口苦，渴不欲饮，苔黄腻，脉弦滑者，加黄连、黄芩。

八、调护

（1）芹菜 30g，鲍鱼 2 只，天麻 10g，瘦肉 50g，煮汤喝。治肝阳上亢眩晕。

（2）母鸡 1 只，宰杀去毛、爪及内脏，洗净，将当归 12g，红参、西洋参各 5g 放入鸡腹内，另加姜和水适量，煨至鸡肉熟烂，调入盐适量，吃肉喝汤。治气血不足眩晕。

（3）山茱萸、茯苓、当归、桑葚、熟地、菟丝子、枸杞子、黑芝麻各 5g，加猪肝 150g 煮汤。治肝肾亏虚眩晕。

（4）枳实 10g，白术 30g，分煎 3 次，去药渣，以汁同米 150g 煮饭，待饭将熟时，将洗干净荷叶 1 张，盖于饭上，继续煮至饭熟，每日早餐或晚餐食用。治痰浊中阻眩晕。

（5）黑木耳 10g，温水泡发，天麻 6g，大枣 10g，大鱼头 250g，生姜 10g，枸杞子 15g 煮汤。治脑供血不足眩晕。

第二十二节 脊源性类冠心病

一、概述

脊源性类冠心病，是指其发作时有心前区疼痛、胸闷、心悸、气促，甚至发生严重的心律失常等类似冠心病的各种心脏症状。

但它不是由于冠状动脉粥样硬化所造成，而是由于颈、胸椎的增生，后纵韧带骨化，关节退变移位，椎间盘突出或颈、胸椎失稳等改变或颈胸椎旁软组织损伤所致。

脊源性类冠心病多以心前区疼痛、胸闷、心悸为主症，故可归属于中医学"胸痹""心痛"范畴。

二、功能解剖

心脏的传出神经为心交感神经和心迷走神经。支配心脏的交感神经节前纤维神经元位于脊髓胸段的第 1~5 节侧角内，其轴突在椎旁交感神经链中上行，在颈部交感神经节内换神经元，发出的节后纤维分别组成心上、中、下神经，支配窦房结、心房肌、房室交界、房室束、心室肌。

当心交感神经兴奋时，其节后纤维末梢释放的去甲肾上腺素与心肌细胞膜上的肾上腺素能 β_1 受体相结合，从而使心率加快，心肌收缩力增强，心排出量增加。

心迷走神经兴奋时，其节后纤维末梢释放乙酰胆碱，与心肌细胞膜上的 M 受体结合，从而使心率减慢，心肌收缩减弱，心排出量减少。

心交感神经和心迷走神经的作用是相对抗的。交感神经兴奋时，迷走神经抑制；而当交感、迷走神经同时兴奋时，则表现为迷走神经的效应，即心率减慢。

冠状血管也是受交感和副交感神经支配的，刺激交感神经可引起冠状循环的血流量增加，刺激迷走神经可引起冠状循环的血流量减少。

三、病因病理

1. 颈源性：

（1）颈交感神经受累：外伤或劳损导致颈椎失稳或骨质增生时，可对后关节囊、项韧带、椎动脉周围支配心脏功能的颈交感神经纤维产生压迫或牵拉性刺激。当颈椎间盘退变突出进入椎管后，可影响分布在椎管内结构中的窦椎神经，突出的椎间盘或骨赘也可压迫刺激第 8 颈神经脊髓中的灰质侧角内交感神经低级中枢，交感神经受累后或发生抑制，或发生兴奋。

当交感神经受到压迫而功能低下时，副交感神经则相对兴奋，引起冠状动脉痉挛性收缩、心肌缺血而发生心绞痛。中老年患者大多有冠状动脉粥样硬化情况，冠状动脉病变，则失去了正常情况下对交感神经受刺激后的舒张反应，反而会引起病变冠状动脉的强烈收缩，导致心肌严重缺血。冠状动脉粥样硬化或血管内皮损伤时，交感神经受刺激可使冠状动脉壁内交感神经纤维末端 5- 羟色胺释放增加，导致血管收缩。因此，当颈椎病引起交感神经兴奋时也可使有病变基础的冠状动脉继发痉挛收缩、心肌缺血。

心脏正常搏动的起搏点在窦房结。人体颈部右侧交感神经纤维大部分终止于窦房结，而左侧交感神经纤维大部分终止于房室结和房室束。当颈椎病颈椎退变增生、颈椎失稳，可对颈部交感神经造成偏于一侧刺激较重，使受累一侧交感神经功能障碍，影响其冲动传递，或使窦房结发出激动过慢，或使异位起搏点形成而导致心律失常。

(2) 颈神经受累：颈脊神经后根受累出现的疼痛分布区和通过脊神经后根反射弧的内脏感觉反射痛分布相似，可出现假性心前区疼痛。C7、C8 神经前根受刺激，胸大肌痉挛，也可表现出胸闷、胸痛的症状；若增生的骨赘压迫或刺激了起源于 C8 ~ T1 的胸前神经内侧支或起源于 C6 ~ C7 的胸前神经外侧支也可引起假性心绞痛；颈椎病引起前斜角肌痉挛压迫臂丛神经，或斜方肌痉挛挤压脊神经后支的分支时，可通过 T1 交感神经反射引起肋间肌的痉挛疼痛，症状类似冠心病心绞痛。

(3) 椎动脉供血不足：椎动脉型颈椎病常出现较明显的心脏症状。这可能是由于椎 - 基底动脉供血不足，使延髓腹外侧区中的血管调节中枢受累功能障碍，异常神经冲动通过脑脊髓反射传到脊髓侧角，再通过交感神经节后纤维到达心脏和冠状动脉，使冠状动脉舒缩功能和心脏自律性发生异常，产生心律失常、心肌缺血而胸闷、胸痛。

2. 胸椎源性：胸椎的病变更容易影响心脏的搏动。胸椎性疾病可致心律失常，是由于各种原因造成 T1 ~ T5 椎体后关节紊乱而刺激脊神经根或交感神经而致病，患者症状发作多与体位改变有关，其心电图显示为单纯性心律失常，其主要表现为颈胸交界或上胸椎处有压痛，室性期前收缩，或传导阻滞。

四、诊断要点

1. 症状：有典型的颈椎、胸椎病症状并伴有心胸痛、胸闷或胸部紧压感，心悸或心律失常。如心率低于 60 次 / 分钟或超过 80 次 / 分钟。

2. **体征**：常伴有各类典型颈椎病、胸椎病病变的体征；压迫椎旁压痛区或改变颈部的姿势可诱发心脏症状的出现；活动度欠灵活，前屈受限在 10° 以上。

3. **辅助检查**：

（1）动态心电图、心肌酶谱、心脏彩超等可排除心脏器质性疾病。

（2）X 线检查：颈椎生理弯曲度变直，或生理曲度存在，但上、中颈段变直；上、中颈段常有 1~3 个不等的双突征或双边征；寰齿间隙左右不对称、寰枢关节间隙不等宽；第 3、4 颈椎钩突常有密度增高，或左右钩椎关节不对称。

（3）试验性治疗：经常规扩冠、抗心律失常及营养心肌治疗，疗效不明显。

五、鉴别诊断

1. **冠心病**：正常人的冠脉循环有很大的储备能力，故在剧烈活动或体力劳动时均能够适应。当冠状动脉发生管腔狭窄，如动脉粥样硬化或痉挛时，血流量减少，心肌就会发生缺血、缺氧，从而引起心绞痛。

冠心病患者在安静状态下，心肌需血、需氧量不多，可无症状出现。一些诱因如吸烟过度或神经反射引起冠脉痉挛，或劳累、情绪激动、寒冷等，临时需血量增加，可引起心脏的负荷加重，冠脉循环不能代偿，使心肌暂时性缺血、缺氧，从而发生心绞痛。而脊源性类冠心病的患者发生心绞痛，多由于低头工作过久或高枕睡眠起床时、突然扭头或甩头所致。可能是颈椎横突如第 2、3 颈椎压迫或牵拉其前面的颈交感神经节，使其发生的心脏神经兴奋性增高，冠状血管急剧收缩之故。

冠心病有心绞痛等典型症状出现，但血脂均高于正常，眼底检查可发现眼底有动脉硬化表现，用硝酸甘油片置舌下含化 1~2min 开始起作用，约半小时后症状消失。而类冠心病则不同，其特点是阵发性的胸闷和心前区疼痛或压迫感。典型的发作为突然发生的疼痛，多在低头劳作过久、高枕睡眠起床、突然扭头或甩头后发生，疼痛部位多在胸骨上段或中段的后面，亦可波及心前区的大部分，常放射至肩、背部及上肢，以左侧多见。疼痛的性质多为压迫感或窒息感，常伴有胸闷、气紧、颈部不适、酸胀感，亦伴有头晕、胀痛、失眠、多汗、易激动等。

2. **心血管神经官能症**：心血管神经官能症具有一般神经官能症的症状，主要由于工作和生活过度紧张，焦虑与尖锐的矛盾所产生的精神创伤所造成，而各种检查缺乏阳性体征。

六、辨证分型

脊源性类冠心病属中医学"胸痹""心痛"的范畴。与外来寒邪侵袭、情志所伤或内伤所致心经脉络瘀阻有关，表现为胸部闷痛阵作，甚则胸痛彻背，或兼气短、喘息、不得卧的症状。病位在心，病性为本虚标实，本虚为心气虚、心阳不足、阴血亏虚，标实为血浊、寒凝、气滞等。

1. 气滞血瘀证：此证多为气郁日久，淤血停着而致。症见胸部刺痛，固定不移，入夜更甚，兼见胸闷不舒，心悸不宁。舌苔薄白，舌质紫绛，脉沉涩。

2. 胸阳痹阻证：此证多为心阳不足、气机痹阻不通。症见胸闷痛甚，痛如刀割，胸痛彻背，遇寒加重，可伴乏力，自汗，气短，心悸。舌淡，苔薄白，脉沉迟无力。

3. 气虚血瘀证：此证多为心气虚，瘀血阻络。症见胸痛时轻时重，伴胸闷感，因劳累而诱发，兼见气短，乏力，心悸，自汗。舌质暗红，苔白，脉弱无力。

4. 阴寒凝滞证：此证多为寒邪内侵、阳气不运、气机阻痹。症见胸痛甚，胸痛彻背，遇寒加重，乏力，自汗，气短，心悸。舌质淡红，苔白，脉沉细或沉紧。

5. 阴虚血阻证：此证多为阴血亏虚，血流不畅。症见胸痛，时轻时重，多为隐痛伴憋闷，劳则加重或诱发，头晕目眩，午后潮热，虚烦不眠。舌暗红，少苔，脉沉细。

七、治疗

脊源性类冠心病的治疗以理筋、调曲、练功为原则，以松解颈、肩、背部肌筋、纠正胸椎关节移位，恢复颈胸椎生理曲度，使骨正筋柔、血脉通畅。

（一）理筋疗法

1. 膏摩药熨：在颈、肩、背部膏摩药熨，以松解肌肉痉挛粘连。

2. 针刺法：取背部压痛点（阿是穴）及膀胱经腧穴（如心俞、肺俞）颈胸段夹脊穴进针，可加电针。

3. 疏理法：对颈、胸、背部肌肉进行捏拿、揉按、分理，以宽胸舒背。

4. 对症点按：

（1）心悸：

①按摩星状神经节反应点（位于胸锁乳突肌内侧缘，环状软骨水平）：使头部偏向同侧30°，用拇指指腹于局部向内按压1~2s，反复操作1~2min，以胸部感到"得气"为度。

②点按脊旁穴：于第2~6胸椎棘突旁2cm处，选择2~3个反应点，用拇指点按1~2s，反复操作1~2min，以胸前"得气"为度。

（2）胸闷：按压天鼎穴、缺盆穴。

（二）整脊调曲治疗

脊源性类冠心病患者常见第1、2颈椎偏移，第3、4颈椎后突伴轻度偏移；第3、4胸椎棘突后突伴轻度偏移等不同情况，故宜采取相应的复位法治疗。

1. **第 1、2 颈椎复位法**：以第 1 颈椎横突偏右为例，患者取坐位，颈部前屈 35°，左偏 35°，右偏旋转 45°，术者站于患者背后，左手拇指触到偏移横突右侧固定之，余四指置于患者头枕部，右手扶持左面部，在右手向右上方旋转的瞬间，左手拇指将横突轻推向患者左侧，常听到"咯"地一声，拇指下有轻度移动感，触之平复或改善，结束手法。

2. **第 3、4 颈椎复位法**：以第 4 颈椎棘突偏右为例，患者取端坐位，医者立于患者背后，左手拇指触到偏移的棘突固定之，右手拇指与其余四指相对置于下部，使略前屈。以第 4 颈椎为中心向左侧屈 30°，此时，右手拇指与其余四指同时用力向上方旋转，左手拇指稍用力向左下推按，常听到"咯"地一声，拇指下有轻度移动感触之平复改善，手法告毕。

3. **第 3、4 胸椎复位法**：患者端坐低凳上，双手自然下垂，术者双手自患者两肩外侧环抱患者上胸部，双手掌在患者胸骨上端手指交叉相握，嘱患者略后仰，背靠医者右膝前，术者上身略前俯，顶住患椎棘突，在患者深吸气后呼气时，双手用力往后下方压，右膝同时往上顶推，此时可听到"咯"地一声，手法结束。

4. **牵引调曲**：用颈椎布兜牵引法，重量为 3～6kg，每天 1～2 次，每次 0.5～1h，1～2 周为 1 个疗程。

（三）药物治疗

1. **气滞血瘀证**：

治则：理气活血，通络止痛。

方药：血府逐瘀汤（《医林改错》）加减。

2. **胸阳痹阻证**：

治则：宣痹通阳，散寒化饮。

方药：瓜蒌薤白半夏汤（《金匮要略》）加减。

3. **气虚血瘀证**：

治则：益气，活血止痛。

方药：补阳还五汤（《医林改错》）加减。

4. **阴寒凝滞证**：

治则：辛温通阳，除痹散寒。

方药：瓜蒌薤白白酒汤（《金匮要略》）加减。

5. **阴虚血阻证**：

治则：养阴活血，通络止痛。

方药：通幽汤（《脾胃论》）加减。

还可选用具有活血通络、散风止痛作用的中成药；或局部敷贴活血止痛类膏药。

（四）功能锻炼

扩胸运动、伸展运动、颈椎后方旋转运动等。

八、注意事项

（1）恢复脊柱内外平衡以后，再取两侧肺俞、心俞、肝俞、内关。颈椎两侧及上背部，以推法、按法、揉法、捏法在两侧同时进行，手法要轻柔缓和，以患者感到酸胀为度。

（2）颈部如有严重强直，左右毫无旋转幅度，不宜做旋转手法，需先做热敷以使肌肉放松，有旋转幅度出现后，方能做旋转手法。

（3）颈椎中线有压痛时，应注意可能有骨折、结核、肿瘤等病变，必须在明确诊断后才能处理。

（4）以上手法可单独应用或交替使用，如在手法过程中出现晕厥、昏迷或脊髓损伤症状说明系手法操作不当或患者体弱致使椎动脉或脊髓受挤压，此时应立即停止操作，患者卧床，并对症用药。

（5）一般患者在 1 次手法后即可达到治疗目的，如果仍有残余症状，可在第 2、3 天再继续施法 2~3 次。

（6）对于这类疾病，首先应按冠心病治疗以免将非典型的冠心病误诊为颈椎病而贻误治疗。对于心绞痛患者诊断为脊源性类冠心病必须慎重，必须要有可靠的依据排除心脏病。

第二十三节　青少年特发性脊柱侧凸症

一、概念

年龄在 7 岁以后，出现脊柱的一个或数个节段在冠状面上向一侧隆凸并椎体旋转，并随年龄增长弯曲增大至发育成熟，而无任何先天性脊柱骨结构异常者称为青少年特发性脊柱侧凸症。亦称"青少年特发性脊柱侧弯症"，属中医"小儿龟背"范畴。

二、诊断要点

1. **性别、年龄**：该病多发于女性，男女比例为 1：4，常见于 7~14 岁青少年。

2. **临床表现**：

（1）症状：轻度的脊柱侧凸患者可无症状，特别好发于青春期女性，随着月经来潮，逐年侧凸加大，至 18 岁发育成熟。胸部及腰背部较少裸露，轻度畸形不易发现。多数是体检或**沐浴更衣时**被发现，多伴有肩胛高低不对称，腰部侧凸，可见凹陷侧肌肉萎缩，左右不对称。重度的脊柱侧凸患者有腰背疼痛，易疲劳、运动后气短、胸闷、心悸、下肢麻木等症状。

（2）体征：患者脊柱呈侧凸畸形（棘突连线偏离中轴线）；脊柱两侧肌肉不对称；凹侧皮温异常；两肩、两肩胛、两侧髂嵴不等高，严重者可见驼背畸形，骨盆不对称，下肢不等长，步态倾斜。Adam 前屈试验阳性。

3. 影像学和辅助检查：

（1）X 线检查：脊柱正立位可见部分棘突偏离正中线，脊柱向一侧或两侧凸，部分椎间隙左右不等，椎体倾斜，椎体两侧不等高，可用 Cobb 法测量其具体侧凸角度。侧位可见颈、胸、腰生理曲度异常。

（2）脊柱 CT 三维重建：可清楚发现骨发育异常。

（3）脊柱侧凸物理检查：包括测身高、体重、坐高、双臂外展位、双中指尖间距等有关项目。

被检查者裸露整个腰背部，自然站立，双足与双肩等宽，双目平视，手臂自然下垂，掌心向内。先观察被检查者双肩是否对称，双肩胛下角是否在同一水平，两侧髂嵴是否等高，棘突连线是否偏离中轴。有 1 项不正常即列为躯干不对称。

三、诊断分型

按照侧凸主曲线顶点的解剖位置，结合临床，将青少年特发性脊柱侧凸症分为以下 3 种类型。

Ⅰ型：胸椎单弧形，主弧由胸椎组成，腰椎侧凸不明显。侧凸程度及预后有很大差异，弧度可发展到很严重，由于椎体旋转使胸椎后凸变平，肋骨后隆，而使肺功能下降，出现胸闷、气短等相应症状。肋骨后隆起的程度不一定与侧凸角度相称。

Ⅱ型：腰椎单弧形，主弧由腰椎组成，胸椎侧凸不明显，但会引起上半身向侧方倾斜。

Ⅲ型：胸腰椎双弧形，胸椎弧顶点在胸 7 节段，腰椎弧顶点在腰 1、2 节段，胸腰椎侧凸同时发生，弯度也大体相同，凸侧肩胛肋骨隆起，椎体向凹侧旋转。胸腰椎弧度交界处的移行椎体无旋转畸形。在青少年时期侧凸有发展趋势。

四、鉴别诊断

1. 继发性脊柱侧凸症：因骨盆倾斜或椎间盘突出、椎间盘炎、骨肿瘤、骨结核、癔症、代谢性骨病、感染性骨病、外伤等其他疾病刺激引起脊柱继发性侧凸，这种脊柱侧凸均能找到原发疾病，按原发疾病治疗，侧凸可改善或消失。

2. 先天性脊柱凸：因先天性脊椎骨畸形导致的脊柱侧凸，此类侧凸自出生开始就出现。

五、辨证分型

1. 肾阳亏虚证：脊柱呈侧凸畸形，坐久后腰部隐隐作痛，酸软无力，肢冷，喜暖。舌淡苔白，脉沉无力。

2. 脾肾阳虚证：脊柱呈侧凸畸形，坐久后腰部隐隐作痛，酸软无力，肢冷，喜暖，纳差，倦怠懒言，气短乏力，大便稀溏。舌质淡红，舌苔滑腻，脉沉无力，或沉迟。

3. 肾虚血瘀证：脊柱侧凸畸形日久、肌肤甲错、易劳累。舌质紫红，苔薄白，脉细涩。

六、治疗

（一）理筋疗法

1. 药熨或熏蒸法：应用疏风散寒、通络药物，水煎后熨烫萎缩侧肌肉或用药物蒸气熏蒸萎缩侧肌肉，以促进萎缩肌肉恢复，每次 30min。

2. 针刺法：取脊柱凹侧夹脊穴为主，以改善肌肉功能，每次 30min。可加电针。

3. 推拿、捏脊法：沿脊柱凹侧自腰骶开始捏拿皮肤和肌肉，捏脊松筋，以强健脾胃，配合肌肉萎缩侧㨰、拿、揉、拍打等推拿按摩手法，以恢复竖脊肌、腰方肌、髂腰肌肌力平衡。

（二）整骨调曲疗法

1. 整脊复位手法：坐位行提胸过伸法、胸腰旋转法及腰椎旋转法，纠正椎体旋转，进而改善侧凸。

（1）提胸过伸法：

①适应证：合并胸椎侧弯的各类颈椎病、胸椎侧弯症、脊椎骨骺软骨病、脊源性心律失常、脊源性胃肠功能紊乱症。

②禁忌证：严重骨质疏松患者。

③注意事项：顶法向前，顶力不能过大。

④操作方法：

术式一：患者骑坐在整脊椅上，面向前方，双手十指交抱项部，术者站在患者后方，用膝顶上段胸椎，双手自患者肩上伸向两侧胁部，然后双手抱两胁将患者向后上方提拉。

术式二：患者骑坐在整脊椅上，面向前方，双手十指交叉抱于枕部，术者站在患者背后，双手自患者腋下穿过，向上反握其双前臂，用前胸顶患者胸背，然后双腿由马步位用力伸直，将患者向后上方提拉。

术式三：患者骑坐在整脊椅上，面向前方，双臂于前胸交叉，双手抱肩，术者坐在患者背后，从腋下双手拉患者对侧肘关节，使肩胛拉开，然后将患者向后上方提拉。

（2）胸腰旋转法：

①适应证：胸腰椎小关节紊乱、腰椎滑脱症、腰椎间盘突出、腰椎管狭窄、脊柱侧弯症、脊源性月经紊乱、脊源性下肢骨性关节炎、脊源性胃肠功能紊乱、强直性脊柱炎脊柱畸形症。

②禁忌证：胸腰椎手术后、严重骨质疏松、胸腰椎骨肿瘤、胸腰椎骨结核、胸腰椎骨髓炎、腰椎间盘突出症急性期、腰部僵硬者慎用。

③注意事项：施术时需有助手固定患者髋部，忌为强求响声，反复旋转。

④操作方法：患者骑坐在整脊椅上，面向前方，双手交叉抱于后枕部，略向前屈至以胸12、腰1为顶点。以左为例，助手固定患者右髋，术者立于患者左侧后方，左手经过患者左臂前，至颈胸背部（大椎以下），右手固定于胸腰枢纽关节左侧，左手旋转患者胸腰部，待患者放松后，双手相对同时间用力，即左手向左旋转的同时右手向右推，可听到局部"咯嗒"声。右侧操作与左侧相反。

（3）腰椎旋转法：

①适应证：腰椎后关节错缝、腰骶后关节病、腰椎间盘突出症、腰椎管狭窄症、腰椎侧弯症。

②禁忌证：同胸腰椎旋转法禁忌证；椎间盘突出压迫硬脊膜大于1/2者、椎弓崩解、脊柱滑脱者慎用。

③注意事项：同胸腰旋转法。

④操作方法：患者骑坐在整脊椅上，面向前方，双手交抱于后枕部，向前屈至棘突偏歪处为顶点。以棘突左偏为例，助手固定患者右髋，术者立于患者左侧后方，左手穿过患者左腋下至对侧肩部，右手掌固定于偏歪棘突左侧，左手摇动患者腰部，待患者放松后，双手相对同时瞬间用力，即左手向左旋转的同时右手向右推，可听到局部"咯嗒"声。右侧操作与左侧相反。

2.牵引调曲法：根据患者侧凸类型，应用四维整脊牵引床行四维调曲法治疗，以调椎体旋转、侧凸，恢复脊柱生理曲度。

（1）适应证：屈曲型胸腰椎骨折脱位、腰椎曲度变直、反弓的腰椎间盘突出症、反弓的腰椎管狭窄症、反弓的椎后关节错缝症、脊柱侧弯症。

（2）禁忌证：腰椎间盘突出症急性期牵引后疼痛加重者，合并严重高血压、心脏病、哮喘及甲亢者，孕妇及严重骨质疏松患者，腰椎手术后患者，脊柱骨结核，脊柱骨髓炎，脊柱骨肿瘤，严重下肢骨性关节病患者，严重静脉曲张患者。

（3）操作方法：患者俯卧于四维脊柱牵引仪上，将上半身用环套过腋下，双下肢牵引带束于膝关节上下端。用升降板将下半身托起，胸段与上半身呈 25°~45° 角，调整牵引仪，使双下肢缓慢逐渐升起，下肢与下半身呈悬吊状，后将托板放至离下肢 30cm 处，以下腹部离开托板为宜。下肢与牵引床的角度根据患者椎曲度进行调整，一般情况下力的支点作用在胸腰枢纽关节处。牵引时间为 20~30min，以患者耐受为度。牵引解除后，卧床休息 10~20min 才能下地。

（4）注意事项：悬吊时束于下肢的带子不能固定在髌骨上，而且要松紧适度，不能太紧，以免影响血液循环；双下肢悬吊需逐步升高，并随时观察患者病情变化；牵引时间以患者耐受为度，逐渐增加牵引时间；牵引时密切观察患者足背动脉搏动情况；撤除牵引时要匀速、缓慢，解开下肢牵引带后缓慢将托板放下。

上述理筋、调曲疗法每日 1 次，10 次为 1 个疗程，休息 1 日，再行第 2 个疗程，一般应进行 4~6 个疗程。

（三）药物治疗

1. 辨证论治：

（1）肾阳亏虚证：

治法：补肾壮阳。

主方：右归丸（《景岳全书》）加减。

（2）脾肾阳虚证：

治法：温补脾肾。

主方：肾气丸（《伤寒论》）合附子理中丸（《伤寒论》）加减。

（3）肾虚血瘀证：

治法：补肾，活血化瘀。

主方：膈下逐瘀汤（《医林改错》）。

2. 外用药：选用中医传统膏药，敷贴胸、腰凹侧，利于活血化瘀，改善循环，恢复肌力。

3. 其他药物疗法：可配合改善骨代谢及内分泌药物。

（四）练功疗法

进行站立位侧身运动、腰椎向凹侧的旋转运动、俯卧位凹侧后抬腿运动，加强腰背肌及腰大肌功能，以增强其肌力、肌张力，促进脊柱前后左右力量平衡，恢复脊柱椎体间韧带、小关节周围韧带紧张度平衡。

疗效评估：疗效评估可分为如下 4 个等级。

优：侧凸改善超过 30% 以上者。

良：侧凸改善 10%～29% 之间者。

差：侧凸改善不足 10% 者。

无效：侧凸无改善者。

（五）注意事项

（1）功能锻炼前弓后箭式，注意凸侧下肢在前，凹侧下肢在后。

（2）药熨、针灸、推拿均以肌肉萎缩侧为主。

（3）药熨时温度以患者适应为宜，不能过烫，免烫伤；所用药物尽量选择对皮肤刺激小的，后如局部皮肤有红点、过敏反应者，停用本法。

（4）侧凸超过 40°，年龄大于 18 岁者，改用其他疗法。

（5）正脊复位手法以旋转法为主，切忌暴力。

第九章 常见脊柱病临床典型病例

第一节 枕颈部疾病

项痹病（神经根型颈椎病）

解某，男，60岁。以"颈痛伴右侧上肢麻木3个月，加重3天"为主诉入院。患者自述3个月来长期劳损出现颈部酸痛，活动受限，伴右侧上肢麻木，3天前无明显诱因上述症状加重，休息后未见缓解。发病以来颈部酸痛，活动受限，伴右侧上肢麻木，夜间加重，睡眠欠佳，饮食可，二便调。颈椎X线正、侧位：颈椎生理曲度变直，C4～C6椎体后缘骨质增生。舌质紫暗，苔薄白，脉弦涩。四诊合参，证属血瘀气滞证。治法：活血化瘀，行气止痛。行颈部手法推拿治疗、中药治疗、针刺治疗。随访1年未见复发。

初诊：2019年3月9日。主诉：颈痛伴右侧上肢麻木3个月，加重3天。现病史：患者自述3个月来长期劳损出现颈部酸痛，活动受限，伴右侧上肢麻木，3天前无明显诱因上述症状加重，休息后未见缓解。发病以来颈部酸痛，活动受限，伴右侧上肢麻木，夜间加重，睡眠欠佳，饮食可，二便调。体格检查：颈椎生理曲度变直，C5棘突旁压痛（+）；活动度：前屈40°，后伸40°，侧屈：左右各35°，旋转：左右各40°。右侧臂丛牵拉试验（+），椎间孔挤压试验（+），双上肢皮肤浅感觉正常，双上肢肌力正常，生理反射存在，病理反射未引出。舌质紫暗，苔薄白，脉弦涩。颈椎X线正、侧位片示：颈椎生理曲度变直，C4～C6椎体后缘骨质增生（图9-1）。中医诊断：项痹病。证候诊断：血瘀气滞证。西医诊断：神经根型颈椎病。治法：活血化瘀，行气止痛。

中药汤剂治疗，处方：桃仁20g，红花15g，芍药15g，黄芪15g，葛根20g，桂枝15g，当归15g，乳香12g，没药12g，香附10g，片姜黄10g，川芎15g，延胡索10g，甘草10g。7剂，水煎服，每日3次。

复诊：2019年3月16日。治疗后患者颈部酸痛减轻，右侧上肢麻木减轻，疼痛明显好转，颈椎活动度改善。睡眠仍欠佳。故于上方中加入酸枣仁20g，茯神15g。水煎，分3次服，每日1剂，连服14剂。

手法治疗：a.患者坐位，于颈肩部的痛区，行按揉法10min。b.点按风池、肩井、天宗、秉风、阿是等穴。c.指揉紧张肌肉。d.颈部扳法。e.颈部侧推法：术者立于患侧以一手或前臂压住患肩，另一手扶住头侧部，两手向相反方向用力推头压肩 2~3 次。f. 拿肩井，搓、揉肩部。

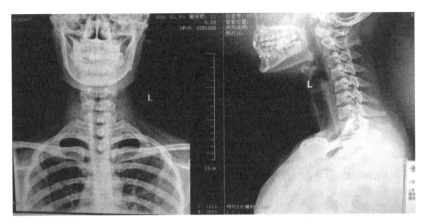

图 9-1　病例颈椎 X 线正、侧位影像

针灸：风池、颈夹脊、颈百劳、肩井、后溪、劳宫、大杼、天柱。

三诊：2019 年 4 月 2 日。上诉症状减轻，继续治疗两周后，上诉症状消失，随诊一年，症状未复发。

按：神经根型颈椎病是单侧或双侧脊神经根受刺激或受压所致。其表现为与脊神经根分布区一致的感觉、运动及反射障碍，髓核的突出或脱出，后方小关节的骨质增生或创伤性关节炎，钩椎关节的骨赘形成，以及相邻的 3 个关节（椎体间关节、钩椎关节及后方小关节）的松动与移位等均可对脊神经根造成刺激与压迫。其临床表现，颈部症状主要因髓核突出所致，由于窦椎神经直接遭受刺激而多伴有明显的颈部痛、椎旁肌肉压痛及颈部立正式体位，颈椎棘突或棘突间的直接压痛或叩痛多为阳性，且这些表现尤以急性期为明显。多数在 30 岁以上发病，起病缓慢，病程长，反复发作，近年有年轻化趋势。《素问·痹论》提出："风寒湿三气杂至，合而为痹也。"指出风、寒、湿三种外邪侵袭人体，以致经络不通，气血痹阻，形成痹证，为项痹病常见病因或诱发因素。该患者瘀血闭阻，颈部经脉不通，以致气血不畅，阴阳失和，发为项痹。患者长期劳损，局部气血瘀滞，瘀血导致颈肩部气血运行不畅、经脉失养而发为本病，故选桃红四物汤加减。桃仁、红花活血化瘀，黄芪补气行血，共为君药；葛根可舒缓筋脉，为太阳经引经药，善治项背强痛，《神农本草经》说："其通诸痹。"当归活血生血，补血而不留瘀，为血中气药；芍药酸敛，能缓急止痛、舒经活络；桂枝味辛、甘，性温，能发汗解肌、温通经脉；川芎活血行气，祛风止痛；香附、片姜黄调气理血；乳香、没药加强活血行气止痛之功；延胡索可祛风胜湿，通筋活络；三者共为佐药。甘草，性平，味甘，可调和诸药，为使药。共奏活血化瘀、行气止痛之功。

（王世轩主诊，姜宗坤整理）

颈椎病（神经根型颈椎病）

刘某，男，50岁。公司职员，沈阳人。以"颈痛伴右上肢麻木3个月，加重7天"为主诉入院。曾行理疗、外敷用膏药等效果不显，近1周来颈部疼痛加重。检查：颈椎生理曲度变直，C5棘突旁压痛（+），右侧臂丛牵拉试验（+），椎间孔挤压试验（+），双上肢皮肤浅感觉正常，双上肢肌力正常，生理反射存在，病理反射未引出。颈椎X线示：颈椎生理曲度变直，C4～C6椎体后缘骨质增生。心电图正常。辨证：劳累闪挫，筋脉受损，气血瘀阻，及风寒湿邪侵袭人体，流注经络而发为颈痛。舌暗，苔少，脉弦。四诊合参，证属血瘀气滞。治法：活血化瘀，通络止痛。行颈部手法推拿治疗，针刺治疗，配合中药汤剂口服。随访1年未见复发。

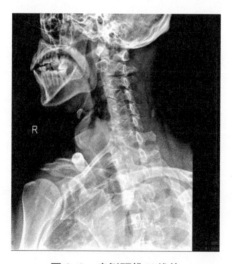

图9-2 病例颈椎X线片

初诊：2020年2月19日。主诉：颈痛伴右上肢麻木3个月，加重7天。现病史：颈痛伴右上肢麻木发作后曾行理疗、外用膏药等效果不显，近1周并腰背部疼痛加重。检查：颈椎生理曲度变直，C5棘突旁压痛（+），右侧臂丛牵拉试验（+），压顶试验（+），双上肢皮肤浅感觉正常，双上肢肌力正常，生理反射存在，病理反射未引出。颈椎X线示：颈椎生理曲度变直，C4～C6椎体后缘骨质增生（图9-2）。心电图正常。辨证：劳累闪挫，筋脉受损，气血瘀阻及风寒湿邪侵袭人体，流注经络而发为颈痛。舌暗，苔少，脉弦。四诊合参，证属血瘀气滞。治法：活血化瘀，通络止痛。行颈部手法推拿治疗，针刺治疗，配合中药汤剂口服。

推拿手法：运用冯氏双拇指触诊法，发现棘突的偏歪多与颈椎横突局部压痛相一致，用脊柱定点旋转复位法治疗。

中药汤剂口服，治疗以活血化瘀、行气止痛为主。处方以桃红四物汤加减：桃仁 20g，红花 15g，黄芪 15g，葛根 20g，芍药 15g，丹参 15g，桂枝 15g，当归 15g，乳香 12g，没药 12g，香附 15g，川芎 15g，延胡索 10g，炙甘草 10g。14 剂，水煎服。

复诊：2020 年 3 月 7 日。服药 14 剂后，患者颈部酸痛减轻，右侧上肢麻木减轻，睡眠未见明显改善。舌质淡红，苔薄白，脉涩。故于上方中加入远志 15g，茯神 15g。7 剂，继服。

三诊：2020 年 3 月 15 日。患者服药 7 剂后，颈部酸痛明显减轻，活动受限改善，右侧上肢麻木消失，睡眠尚可。嘱患者继续服药 7 剂以巩固疗效，适当增加颈背部肌肉锻炼，避免长期低头姿势，以防止颈部过度劳累，避免风寒刺激。

针刺治疗：神经根型颈椎病的针刺以解决麻木疼痛为主，在颈部夹脊穴的基础上，加上某些特定穴，如肩髃、曲池、少海、外关、后溪、合谷等，远端多用泻法。其中肩髃穴要深刺、直刺。

经电话随访，患者颈部疼痛明显减轻，活动较前显著改善，随访 1 年未见复发。

按：颈椎病多由颈部劳损，复感风寒患病。该患者 50 岁，人到中年，阳气亏虚，平素颈项劳损，局部组织气血瘀滞，经脉不通畅；阳气虚不足以温熙经脉，外感风寒，则引起经脉气血凝滞，不通则痛。治疗以活血化瘀，温经通络，以桃红四物汤合葛根汤化裁。桃仁、红花，活血化瘀；黄芪补气行血，为气分要药，气为血之帅，可加强活血化瘀之效；以上三药，活血化瘀，行气通络，共为君药。葛根可舒缓筋脉，为太阳经引经药，善治项背强痛；当归，活血养血，补血而不留瘀，为血中气药；芍药酸敛，能缓急止痛、舒经活络；丹参活血祛瘀止痛；桂枝味辛、甘，性温，能发汗解肌、温通经脉；川芎活血行气，祛风止痛；香附调气理血；方用葛根、当归、芍药、丹参、桂枝、川芎、香附七味药，以活血祛瘀、通络止痛，共为臣药。乳香、没药为对药，有活血行气止痛之效；延胡索可祛风胜湿，通筋活络；三者共为佐药。甘草，性平味甘，调和诸药，为使药。服药 14 剂后，患者症状减轻，观其舌脉，可知瘀血渐行，此时效不更方，但患者睡眠仍欠佳，故加远志、茯神，以安神定志。继服 14 剂之后，患者症状基本痊愈。而本病病因在于长期伏案或劳累，以致颈肩部瘀血阻络，故嘱患者适当加强锻炼，避免长期伏案，避风寒，以防止病情复发。王世轩教授在本病的治疗过程中强调活血疗法对本病的作用，恢复局部气血运行是改善症状的关键。本病例应用桃红四物汤加减，对于改善气滞血瘀导致的神经根型颈椎病的症状，有显著的疗效，配合患者自觉进行颈肩部的锻炼，较少发生病情的反复。在临床中治疗其他证型的患者，在针对病因病机遣方用药的同时，辅以活血化瘀药，往往亦收效甚好。

（王世轩主诊，董世彦整理）

项痹病（神经根型颈椎病）

孙某，女，37 岁。国家公务员，沈阳人。以"颈部疼痛，双上肢麻木，活动受限，加重 3 周"为主诉入院。检查：颈椎略侧凸，颈肩部肌肉僵硬，颈椎屈曲及旋转活动受限，前屈 20°，后伸 20° 左右，旋转 30° 左右，侧屈 20°，C4 ~ C6 棘间及棘旁压痛（+），双侧臂丛牵拉试验（+），双侧旋颈试验（－），椎间孔挤压试验（+）。检查：颈椎正侧位、双斜位、开口位 X 线片（自备）：寰枢关节改变，颈椎退行性变。辨证：患者因慢性劳损致颈部经脉受损，《素问·阴阳应象大论》指出"气伤痛、形伤肿"，形伤肿则阻滞气机，气为血帅，气滞则血脉不畅，久则脉络痹阻不通，而致血瘀。血瘀与气滞并见，故疼痛持续、固定不移、刺痛拒按，颈部活动受限。入夜阳潜于阴，血行缓慢，血瘀症状加重，故而疼痛加重。四诊合参，证属血瘀气滞。治法：活血通络止痛。行王氏正脊推拿治疗，针刺治疗，针刀治疗，配合颈部功能锻炼。随访 1 年未见复发。

初诊：2020 年 10 月 9 日。主诉：颈部疼痛，活动受限 5 余年，加重伴双上肢麻痛 3 周。现病史：发病后，曾外用膏药等治疗，疗效不明显。近 3 周患者症状加重伴双上肢麻痛。查体：颈椎略侧凸，颈肩部肌肉僵硬，颈椎屈曲及旋转活动受限，前屈 20°，后伸 20° 左右，旋转 30° 左右，侧屈 20°，C4 ~ C6 棘间及棘旁压痛（+），双侧臂丛牵拉试验（+），双侧旋颈试验（－），椎间孔挤压试验（+）。辅助检查：颈椎 X 线片（正侧位 + 双斜位 + 开口位，自备）显示：寰枢关节改变，颈椎退行性变。辨证：患者因慢性劳损致颈部经脉受损，《素问·阴阳应象大论》指出"气伤痛、形伤肿"，形伤肿则阻滞气机，气为血帅，气滞则血脉不畅，久则脉络痹阻不通，而致血瘀。血瘀与气滞并见，故疼痛持续、固定不移、刺痛拒按，颈部活动受限。入夜阳潜于阴，血行缓慢，血瘀症状加重，故而疼痛加重。四诊合参，证属血瘀气滞。治法：活血通络止痛。行王氏正脊推拿治疗，针刺治疗，针刀治疗，配合颈部功能练习。

1. 针刺治疗：

主穴：颈夹脊、风池、天柱，C4 ~ C6 压迫痛点，配穴：双侧合谷、外关、曲池等穴。

2. 小针刀疗法：患者俯卧位，用拇指按压触摸到 C4 ~ C6 棘突旁压痛点或硬结处做好定位，用小针刀从定位处进针，小针刀经过皮肤、浅筋膜、深筋膜、肌筋膜，必要时可以通过肌间隙，到关节突背面中点，逐层进入后可做切割剥离筋膜或硬结，行针宜缓慢，控制进针深度，避免将小针刀刺入椎管。

3. 推拿手法： 运用王氏正脊手法，调整颈椎小关节紊乱。

4. 腰背肌功能锻炼： 做颈项前屈后伸、左右侧屈、左右旋转及前伸后缩等功能锻炼。

复诊：2020 年 10 月 21 日。颈部疼痛，活动受限，双上肢麻痛较前好转，随访 1 年未见复发。

按： 神经根型颈椎病是各型中发病率最高，临床最为多见的一种，其主要表现为与脊神经根分布区相一致的感觉、运动障碍及反射变化。神经根症状的产生是由于颈部韧带肥厚钙化、颈椎间盘退化、钩椎关节骨质增生等病变，使椎间孔变窄、脊神经根受到压迫刺激，即出现各种症状。在进行相应的针灸、推拿、针刀治疗后，患者症状很大程度改善。恢复期的调整也十分关键，合理用枕，选择合适高度与硬度的睡枕，保持良好睡眠体位都很重要。长期伏案工作者，应注意经常做颈项部功能锻炼，以避免颈项部长时间处于某一低头姿势而发生慢性劳损。颈椎病病程较长，症状易反复，患者往往有悲观心理和急躁情绪。因此要注意心理调护，以科学的态度给患者做宣教，帮助患者树立信心配合治疗，以期早日康复。

（王世轩主诊，张靖宜整理）

项痹病（神经根型颈椎病）

藏某，女，76 岁，沈阳人，退休教师。以"颈部疼痛，双膝关节疼痛，活动不利，双上肢麻木疼痛 10 年，加重 7 天"为主诉来诊。四诊可见：颈部疼痛，双膝关节疼痛，喜按，活动受限，双上肢麻木疼痛，喘促短气，烦热口干，发病以来无发热，无恶心及呕吐，饮食小便正常，大便秘结，夜眠尚可。舌红，少苔，脉细数。辨证：患者年老体弱肺肾阴虚，肝肾亏虚，阴虚为主，肾主骨生髓，肾主纳气，肝主筋，肝肾亏虚，筋骨失荣则颈腰膝疼痛，喜按，活动受限，纳气失司，则喘促短气，金水相生母病及子，则肺气亏虚，易喘促短气，肺阴不足，虚火上炎，则烦热口干；阴津不足，肠燥失润，则大便秘结。四诊合参为肺肾阴虚证。以加味增液汤滋阴润燥，补益肝肾，活血柔筋，清热利湿。

初诊：2019 年 6 月 10 日。主诉：颈部疼痛，双膝关节疼痛，活动不利，双上肢麻木疼痛 10 年，加重 7 天。

现病史：10 年前，因劳累致颈部疼痛，双膝关节疼痛，活动受限，双上肢麻木疼痛，曾在外院就诊，治疗经过不详，症状缓解。一周前，因劳累上述症状复发并加重。现症见：颈部疼痛，双膝关节疼痛，喜按，活动受限，双上肢麻木疼痛，喘促短气，烦热口干，发病以来无发热，无恶心及呕吐，饮食正常，大便秘结，夜寐尚可。舌红，少苔，脉细数。

既往史：否认高血压、冠心病病史；类风湿因子：60IU/mL；有血糖升高史，空腹血糖 7.9mmol/L，餐后 2h 血糖 10mmol/L。

体格检查：颈部腰部肌肉僵硬，活动受限，C3～C7 棘上压痛（+），双臂丛神经牵拉试验（+），L4～L5 棘旁压痛（+），放射痛（+），直腿抬高试验（+），双膝关节周围压痛（+），髌骨研磨试验（+）。

辅助检查：颈椎五位像：颈椎退行性改变；双膝正侧位 DR：双膝关节退行性改变；腰椎间盘 CT：腰椎退行性改变，L4～L5 间盘突出，如图 9-3 所示。

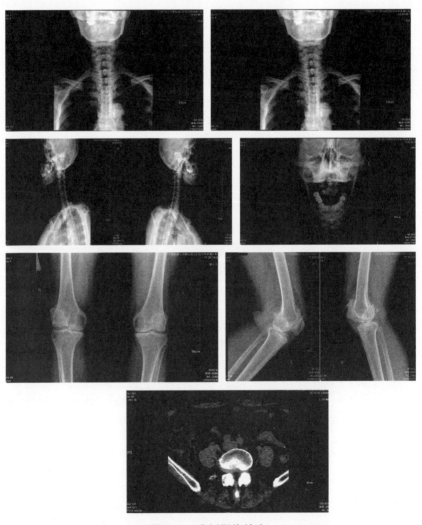

图 9-3　病例影像检查

辨证：患者年老体弱，肺肾阴虚，肝肾亏虚。肾主骨生髓，肾主纳气，肝主筋，肝肾亏虚，筋骨失荣则颈腰膝疼痛，喜按，活动受限，纳气失司，则喘促短气，金水相生母病及子，则肺气亏虚，易喘促短气，肺阴不足，虚火上炎，则烦热口干；肾阴不足，虚火下炎，则大便秘结。舌红，少苔，脉细数，四诊合参为肺肾阴虚证。

治则：养血，滋肺，补肾，利湿。

处方：熟地 20g，当归 25g，麦门冬 25g，杏仁 10g，玄参 25g，白芍 15g，枳壳 20g，柴胡 15g，黄芪 20g，陈皮 15g，土茯苓 40g，萆薢 20g，木瓜 20g，鹿角霜 15g。7 剂，上方加水煎取汁 300mL，分 3 次口服，每日 1 剂。

按：熟地益肾纳气，补血养肝；当归补血和血，活血止痛；杏仁，降气行痰，除风散寒。三药伍用，滋阴补血，降气行痰，益肾平喘之功益彰。玄参咸寒，滋阴降火，软坚散结，清热解毒，清利咽喉；麦门冬甘寒，清心润肺，养胃生津，解烦止渴。玄参色黑，偏于入肾；麦门冬色白，侧重入肺，又兼走胃，二药伍用，一肾一肺，金水相生，上下既济，养阴生津，润燥止咳甚妙。加之杏仁的润燥通肠的作用，可治疗大便秘结。白芍养血敛阴，柔肝和血，缓急止痛，清解虚热；柴胡疏肝开郁，和解退热，升举阳气。白芍酸寒收敛，能敛津液而护营血，收阳气而泻邪热，养血以柔肝，缓急而止痛，泄肝之邪热，以补脾阴；柴胡轻清辛散，能引清阳之气从左上升，以疏条少阳之气，而理肝脾、调中宫、消痞满。以白芍之酸敛，制柴胡之辛散，用柴胡之辛散，又佐芍药之酸敛，以引药直达少阳之经，而起清胆疏肝，和解表里，升阳敛阴，解郁止痛之效。土茯苓祛湿毒，利关节；萆薢利湿浊，祛风除痹；木瓜之利湿理脾，舒筋活络。三药伍用，祛湿浊，利关节，除痹痛之力益彰。配黄芪之利尿作用，使湿邪有出路。陈皮、枳壳为理气药，在使用黄芪、熟地等补药时配合同用，则避免补药引起的壅气胀满的副反应，防止发生胸闷、中满、食欲不振等。鹿角霜配黄芪、当归、熟地等加强温补气血，滋养精血，强壮身体的作用。患者自述口服 1 周后症状明显缓解，效不更方，患者又服用 7 剂；复诊，症状去，病症除。

（王世轩主诊，杨阳整理）

项痹病（神经根型颈椎病；颈椎关节紊乱）

黄某，男，57 岁。职员，沈阳人。以"颈痛伴右上肢麻痛 5 天"为主诉入院，病史：5 天前，长期工作后引起颈痛伴右侧上肢麻痛。查体：舌淡，苔薄，脉弦。颈椎曲度变直，颈椎后伸受限，颈部肌肉紧张。C6、C7、T1 双侧横突处压痛（+），旋颈实验（−），压顶实验（+），臂丛神经牵拉实验左（−）、右（+）。四肢肌力、肌张力未见异常，右前臂尺侧皮感减退。治疗方法：整骨治疗（每 2 天 1 次）为主，局部活血化瘀（活血中药外敷）为辅。治疗 7 天后诸症消失，随访 1 个月无复发。

初诊：2021年9月8日。主诉：颈痛伴右上肢麻痛5天。现病史：5天前，因长期工作后引起颈痛伴右侧上肢麻痛。查体：舌淡，苔薄，脉弦。颈椎曲度变直，颈椎后伸受限，颈部肌肉紧张。C6、C7、T1双侧横突处压痛（+），旋颈实验（-），压顶实验（+），臂丛神经牵拉实验左（-）、右（+）。四肢肌力、肌张力未见异常，右前臂尺侧皮感减退。治疗方法：整骨治疗（每2天1次）为主，局部活血化瘀（活血中药外敷）为辅。

颈部中药外敷治疗：每日2次，每次30min，治疗7天。

手法治疗：a.患者坐位，于颈肩部的痛区，行法10min。b.点按风池、肩井、天宗、秉风、阿是等穴。c.指揉紧张肌肉。d.颈部扳法。e.颈部侧推法：医者立于患侧以一手或前臂压住患肩，另一手扶住头侧部，两手向相反方向用力推头压肩2~3次。f.拿肩井，搓、揉肩部。

复诊：治疗7天后，患者颈痛伴右上肢麻痛症状消失，颈部活动自如，局部压痛消失。嘱患者行颈部各方向功能练习，随访1个月无复发。

影像资料见图9-4。

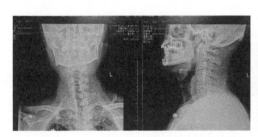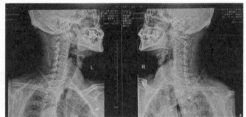

图9-4 病例影像资料

按：本例患者既往颈椎侧弯，此次因不良姿势引起C6、C7，T1椎体小关节紊乱，进而导致相应右侧椎间孔变窄压迫神经导致颈痛伴右上肢麻痛症状。致病因素明确，故治疗应以恢复颈椎关节紊乱、调整椎间孔为目的为主，可辅以局部活血之中药外用。

（金光一主诊）

项痹病（混合型颈椎病）

石某，女，56岁。退休工人，沈阳人。以颈部疼痛，伴双上肢麻木，头晕半年为主诉入院。四诊可见：颈部疼痛，活动受限，喜揉，喜按，双上肢麻木不仁，头晕，头疼，气短懒言，鼻塞，不思饮食，排便无力。
检查：颈部僵硬，颈部屈伸旋转活动受限，双臂丛神经牵拉试验（+），旋颈试验双（+），舌淡，苔薄白，脉细弱。辨证：气血亏虚，风寒阻络。

治法：补气养血，散寒通络。八珍汤加散寒通络药物，首方服用 10 剂，颈部疼痛症状缓解，双上肢麻木症状消失，头疼，头晕症状消失，鼻塞症状消失，气短懒言症状消失，饮食症状，二便正常。随访半年，症状未复发。

初诊：2019 年 2 月 11 日。以"颈部疼痛，伴双上肢麻木，头晕半年"为主诉入院，四诊可见：颈部疼痛，活动受限，喜揉，喜按，双上肢麻木不仁，头晕，头疼，气短懒言，不思饮食，鼻子不通，排便无力。检查：颈部僵硬，颈部屈伸旋转活动受限，双臂丛神经牵拉试验（+），旋颈试验双（+），舌淡，苔薄白，脉细弱。颈椎五位像：颈椎退行性改变，生理曲度变直，钩椎关节增生（图 9-5）。辨证：素体虚弱或劳役过度所致，肝主筋，肾主骨，气血亏虚，筋骨失荣，不荣则痛，则项背部疼痛，气血亏虚，肢体失于气血濡养则麻木不仁，气血不能上荣于头面，故面色无华、头痛，肝藏血，开窍于目，肝血亏，故头晕目眩；肺气虚气短懒言，脾主肌肉，脾气虚则倦怠乏力，食欲减少；北方冬季天气寒冷，患者风寒束表，亦可出现项背部疼痛，寒气束肺，肺开窍于鼻，则鼻塞不通；舌淡，苔薄白，脉细弱。结合舌脉，考虑气血亏虚，风寒阻络。治法：补气养血，散寒通络。八珍汤加散寒通络药物，首方服用 10 剂，颈部疼痛症状缓解，双上肢麻木症状消失，头晕症状消失，气短懒言症状消失，饮食症状，二便正常。随访半年，症状未复发。

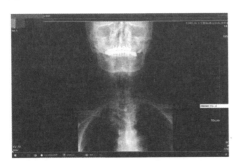
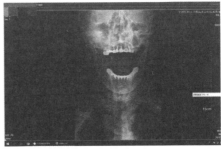
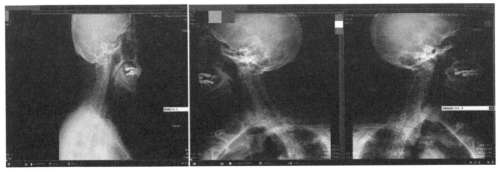

图 9-5　病例颈椎五位影像

处方：当归 20g，川芎 10g，白术 15，茯苓 20g，酒白芍 15g，熟地 20g，陈皮 15g，辛夷 10g，菊花 15g，防风 15g，白芷 10g，黄芪 20g，党参 30g，苍术 20g，防己 15g，络石藤 30g，鸡血藤 30g。10 剂，水煎取 300mL，每次 100mL，每日 3 次口服。

复诊：症状明显好转，效不更方，上方继服 5 剂，电话随访，患者自述症状除，病痊愈。

按：方用党参、黄芪、茯苓、白术补脾益气；苍术去风湿，健脾胃；当归、白芍、熟地滋养心肝，加川芎、陈皮入血分而理气，则当归、熟地补而不滞；防风、鸡血藤、络石藤、防己通经络，利血脉，祛风湿；白芷、辛夷散风寒止头痛，通鼻窍；菊花清肝明目。全方共奏补气养血、散寒通络之功。

（杨阳主诊）

眩晕（椎动脉型颈椎病）

菊某，女，54 岁。退休工人。以"颈部疼痛，活动不利、伴头晕 7 天"为主诉就诊。四诊可见：体位改变时头晕明显，甚至恶心呕吐，有黄痰，口干，饮水缓解，心烦，饮食二便正常，夜眠差，舌红，苔黄腻，脉滑。查体：颈部肌肉僵硬，活动受限，前屈 15°，后伸 15°，左、右侧屈各 10°，左、右旋转各 40°，后枕部压痛（++），C3～C7 棘上及双侧棘旁压痛（+），双侧旋颈试验（+），双椎间孔挤压试验（+），四肢肌力、肌张力正常，Hoffmann 征（-），双上肢感觉正常。辅助检查头 CT：未见异常；颈椎五位像：开口位改变，生理曲度变直，颈椎退行性改变。心电图：未见异常。辨证：瘀血痰浊凝滞，清扬不升，蒙蔽清窍，经络不通，不通则痛。治法：活血化瘀，清热化痰。养心安神中药汤剂口服，配合王氏正脊，调理颈椎曲度，寰枢关节，还可配合针刺开窍醒神。指导患者颈部功能锻炼，治疗后随诊 1 年，未复发。

初诊：2020 年 10 月 21 日。主诉：颈部疼痛，活动不利、伴头晕 7 天。现病史：7 天前无明显诱因出现颈部疼痛，活动不利，伴头晕，体位改变时头晕明显，甚至恶心呕吐，有黄痰，口干，饮水缓解，饮食二便正常，夜眠差，查体：颈部肌肉僵硬，活动受限，前屈 15°，后伸 15°，左、右侧屈各 10°，左、右旋转各 40°后枕部压痛（++），C3～C7 棘上及双侧棘旁压痛（+），双侧旋颈试验（+），双椎间孔挤压试验（+），四肢肌力、肌张力正常，Hoffmann 征（-），双上肢感觉正常。舌红，苔黄腻，脉滑，辅助检查头 CT：未见异常；颈椎五位像：开口位改变，生理曲度变直，颈椎退行性改变（图 9-6）。心电图：正常心电图。辨证：瘀血痰浊凝滞，清扬不升，蒙蔽清窍，经络不通，不通则痛。治法：活血化瘀，清热化痰，养心安神中药汤剂温胆汤与增液汤化裁，配合王氏正脊，调理颈椎曲度，寰枢关节。

中药处方：党参 20g，熟地 20g，麦门冬 20g，桔梗 20g，黄芩 12g，枳壳 20g，竹茹 20g，葛根 20g，厚朴 12g，陈皮 12g，半夏 12g，砂仁 15g，牛膝 15g，柴胡 15g，白芍 12g，淡豆豉 15g。14 剂，温水煎取 300mL，每次 100mL，每日 3 次口服。

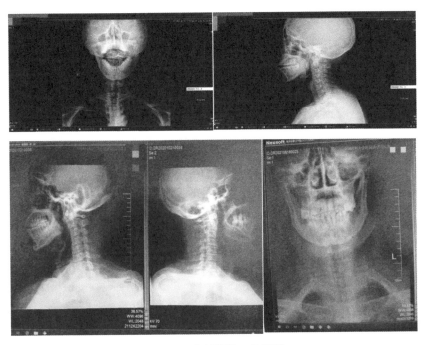

图 9-6　病例颈椎五位影像

复诊：1 个月后随诊。患者自述口干心烦症状消失，颈部无不适，1 年后随诊，未复发。

按： 患者为老年女性，肝肾不足，筋骨失荣，则颈椎退变，骨质增生；素体湿热蕴体，故口干，苔黄腻，胆胃不和，痰热内扰，热扰心神，故心烦，夜眠差，患者常年劳作致颈部经络不通，不通则痛，故颈部疼痛，拒按，痛处固定；湿热上蒙清窍，清扬不升，浊阴不降，故头晕，加之颈椎小关节紊乱，所以体位改变时头晕明显。首诊方中温胆汤理气化痰，清胆和胃；增液汤增液清热，则口干速愈；砂仁行气调中，行脾开胃，配合牛膝，补肾壮骨，引药归肝肾经，葛根生津止渴，治疗项背部疼痛，与黄芩、柴胡同用清热除烦，淡豆豉清热除烦。配合王氏正脊，颈椎推拿，颈部疼痛，头晕症状消失。

（杨阳主诊）

项痹病（椎动脉型颈椎病）

佟某，女性，51岁。因颈部疼痛伴双手麻木及头晕3年，加重2天就诊。患者自述3年前因劳累而出现颈部疼痛伴双手麻木及头晕，休息后未见缓解，3年来症状反复出现，迁延未愈，2天前因劳累症状加重。查体：颈椎侧凸，颈背部僵硬，C1～C2两侧棘旁压痛（+），C3～C6左棘旁及左横突压痛（+），颈部后伸直及左侧回旋活动受限，左旋颈试验（+），臂丛牵拉试验（-），双肱二头肌反射正常、双肱三头肌反射正常，双霍夫曼征（-），双上肢肌力，肌张力及皮肤感觉未见异常。舌质淡，苔少，脉沉。辅助检查：颈椎DR：开口位：寰枢关节改变。侧位：颈椎生理曲度消失呈反弓。颈椎MR：C3～C4，C4～C5，C5～C6椎间盘轻度突出，硬膜囊受压。诊断：a. 颈椎病。b. 颈椎间盘突出症。予针灸治疗，手法推拿治疗及颈部功能锻炼，随访1年未见复发。

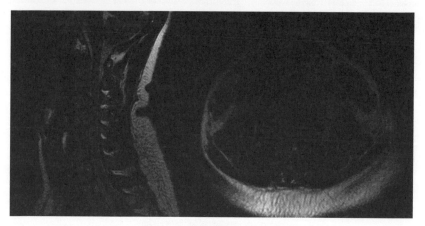

图9-7　病例颈椎DR影像

初诊：2018年8月12日。患者因颈部疼痛伴双手麻木及头晕3年，加重2天就诊。患者自述3年前因劳累而出现颈部疼痛伴双手麻木及头晕，休息后未见缓解，3年来症状反复出现，迁延未愈，2天前因劳累出现上述症状加重。查体：颈椎侧凸，颈背部僵硬，C1～C2两侧棘旁压痛（+），C3～C6左棘旁及左横突压痛（+），颈部后伸直及左侧回旋活动受限，左旋颈试验（+），臂丛牵拉试验（-），双肱二头肌反射正常、双肱三头肌反射正常，双霍夫曼征（-），双上肢肌力，肌张力及皮肤感觉未见异常。舌质淡，苔少，脉沉。辅助检查：颈椎DR，开口位：寰枢关节改变。侧位：颈椎生理曲度消失呈反弓（图9-7）。颈椎MR：C3～C4，C4～C5，C5～C6椎间盘轻度突出，硬膜囊受压。诊断：a. 椎动脉型颈椎病。b. 颈椎间盘突出症。予针灸治疗、手法推拿治疗及颈部功能锻炼。

选穴：选取后溪、外关、阿是穴、风池、天柱等穴位，准确定位。

针灸治疗：根据穴位、患者体型不同将针刺入皮肤0.8～1.2寸。行捻转、提插等平补平泻手法，使患者有酸胀感，以针感向头枕、肩背部放射者为佳。留针30min。1次/天，10次为1个疗程。

中医推拿治疗：推拿治疗一般在针灸结束15~20min后进行。操作方法：a.协助患者取坐位，操作者在患者身后站立。b.拇指弹拨、拿揉颈项部肌肉，手法宜轻柔和缓，施术3~5min。c.交替点按风池、肩井、曲池、外关、合谷等穴位，边按边揉，以酸胀为度，时间为5~10min。d.擦、推颈、肩部，手法宜和缓渗透，使患者有温暖舒适感为佳，操作时间3~5min。e.双手提拿拔伸颈部3~5次，每次持续时间5~10s。f.对偏歪的颈椎棘突应用拔伸旋转扳法，使移位颈椎复位。g.点按、扫散头部五经穴位，提拿两侧肩井穴结束推拿治疗。治疗频率为1次/天，10次治疗为1个疗程。治疗后指导患者行颈部功能锻炼。

复诊：患者治疗10日后复诊基本痊愈。随访1年未见复发。

按：推拿和针灸是治疗颈椎病两种独具特色的疗法，都属于中医特色外治法，行针灸疗法干预，可发挥祛风散寒、调整阴阳平衡等功效，通过对相应穴位进行高效的刺激，改善症状效果明显，而且不会对机体造成较大的损伤。针灸疗法的干预，对改善椎枕肌群紧张，减轻椎动脉交感神经纤维的压力，降低交感神经兴奋性，加速血液循环效果显著，缺血症状可以得到有效改善。推拿疗法的干预，可达到活血散瘀、舒筋通络以及消肿止痛等功效，将揉、拨、拿、推、擦等手法结合使用，可有效缓解患者颈部肌肉痉挛，配合牵引、拔伸、扳法等，有助于恢复错位的关节和组织解剖位置，促进气血通畅，进而达到舒筋通络的目的。在临床推拿治疗操作过程中，手法要轻柔和缓，切忌生硬粗暴，以免引发症状加重和不适。推拿疗法可最大限度帮助患者将颈椎的生理曲度恢复正常，对颈椎小关节紊乱进行有效调整，有助于增加颈椎部位血流量，促进局部组织的血流循环速度，改善血流动力学指标。

（王东海主诊）

眩晕（椎动脉型颈椎病）

姜某，女，44岁，工人。以"颈腰部疼痛，头晕1周"为主诉就诊。四诊可见：颈部疼痛，腰部疼痛，拒按，痛处固定，活动不利，头晕，饮食一般及大便正常，胃脘胀，小腹胀，小便频，夜眠差。查体：颈部肌肉僵硬，活动受限，前屈25°，后伸10°，左旋10°，右旋10°，后枕部压痛（+），C3~C7棘突压痛（+），棘旁压痛（+），臂丛牵拉试验（-），旋颈试验（+），腰部肌肉僵硬，腰部活动受限，L3~S1棘上压痛（+），棘旁压痛（+），直腿抬高试验（+），生理反射存在，病理反射未引出。舌淡红，苔薄白，脉沉细。辅助检查：DR颈椎开口位：开口位改变。颈椎正侧位+双斜位：颈椎轻度退行性改变，结合临床。心电图：窦性心

律，正常心电图。胸部正位片：胸部未见异常，请结合临床。腰椎间盘
CT：L3~L5椎间盘膨出，腰椎退行性变，请结合临床，必要时MR详查。
四诊合参：常年劳累，气血亏虚，肝肾不足，不荣则痛。治法：补益气
血，补肝益肾，温阳行气。以四物汤为主方，加补益肝肾、温阳行气药
物。汤药21剂，颈腰部疼痛、头晕症状消失，胃脘及小腹胀闷症状消失。
3个月随访症状未复发。

初诊：2021年10月11日。该患者"以颈腰部疼痛，头晕1周"为主诉就诊，
现病史：颈部疼痛，腰部疼痛，拒按，痛处固定，活动不利，头晕，胃脘胀，小腹
胀及大便正常，小便频，夜眠差。查体：颈部肌肉僵硬，活动受限，前屈25°，后伸
10°，左旋10°，右旋10°，后枕部压痛（+），C3~C7棘突压痛（+），棘旁压痛（+），
臂丛牵拉试验（-），旋颈试验（+），腰部肌肉僵硬，腰部活动受限，L3~S1棘上压
痛（+），棘旁压痛（+），直腿抬高试验（+），生理反射存在，病理反射未引出。舌
淡红，苔薄白，脉沉细；辅助检查：DR颈椎开口位片：开口位改变。颈椎正侧位+
双斜位：颈椎轻度退行性改变（图9-8）。心电图：窦性心律，正常心电图。胸部正
位片：胸部未见异常，请结合临床。腰椎间盘CT报告：L3~L5椎间盘膨出，腰椎
退行性变，请结合临床，必要时MR详查。四诊合参：常年劳累，气血亏虚，肝肾
不足，不荣则痛。治法：补益气血，补肝益肾，温阳行气。

以四物汤为主方，加补益肝肾，温阳行气药物，处方如下：川芎15g，酒白
芍15g，赤芍20g，当归15g，炙甘草10g，瓜蒌15g，茯苓20g，牛膝15g，炒枳壳
20g，乌药10g，炒蒺藜10g，红花10g，醋香附20g，熟地黄15g，生地黄15g，百
合20g，陈皮10g，砂仁15g。14剂，每剂药加水煎取300mL，每次100mL，每日
3次温服。

复诊：2021年10月26日。自诉症状明显缓解，效不更方，继续原方7剂。

3个月后复诊，患者自诉颈腰痛症状消失，二便正常，夜眠佳。

按：患者常年劳累，气血亏虚，气能行血，血能载气，气虚则血行不畅，经
络瘀滞不通，不通则痛，气血亏虚，中气不足，脾失健运则胃胀，腹胀；积劳成
疾，筋骨受损，累积肝肾，肝肾亏虚，肾阳亏虚为足，膀胱气化失司，则小便频，
心主血脉，心主神志，心血失养，则夜眠差。舌淡红，苔薄白，脉沉细。四物汤：
川芎、白芍、当归、熟地补血调血；方中赤芍、红花并入血分而逐瘀行血。香附
行十二经滞气，"主一切气"开郁散结，偏入肝胆，长于治少腹气滞；加蒺藜、枳
壳、陈皮、瓜蒌增强宽胸理气之功；乌药顺膀胱肾脏逆气缩尿偏入肾经，长于治
小腹气逆。砂仁行气调中，醒脾开胃，助消化，并能引气归肾，配合生地、牛膝，
温肾补阳；茯苓、百合、当归养心安神；气行血畅，经络通则颈腰痛症状消失，

气滞得解则胃胀小腹胀症状消失；气血充足，心神得养则夜眠可；肝肾不亏，膀胱气化正常则小便正常；辨证准确，方药有的放矢，故疗效显著。

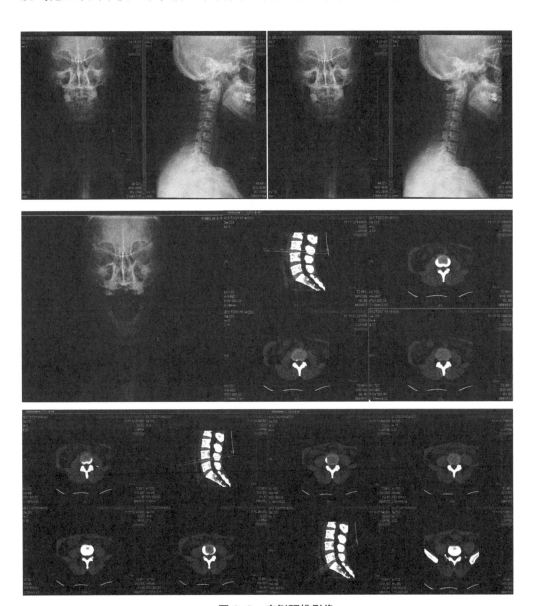

图 9-8　病例颈椎影像

（杨阳主诊）

项痹病（椎动脉型颈椎病）

王某，女，57 岁。患者起病 2 年余，颈项强痛，旋转不利，左上肢麻木，伴有头晕恶心。经用中西药物治疗，效果不显。近日逐渐加重，经某医院拍片诊断为颈椎病。刻诊：患者颈项强痛，前俯后仰，左右转动均受限，左上肢麻木酸痛，伴头晕、恶心、失眠。舌质红，苔薄，脉沉细。诊为颈椎病，证属肝肾亏虚，风寒湿痹阻经脉。治法：滋补肝肾，祛风除湿，活血通络。DR 显示环枢关节间隙不对称。治疗予中药汤剂口服 18 剂，外敷药渣。治疗后颈部疼痛明显好转，疼痛麻木消失，头晕亦止。DR 显示环枢关节间隙有所改善，随访 1 年未见复发。

初诊：2019 年 9 月 21 日。患者起病 2 年余，颈项强痛，旋转不利，左上肢麻木，伴有头晕恶心。经用中西药物治疗，效果不显。近日逐渐加重，经某医院拍片诊断为颈椎病。刻诊：患者颈项强痛，前俯后仰，左右转动均受限，左上肢麻木酸痛，伴头晕、恶心、失眠，舌质红，苔薄，脉沉细。诊为颈椎病，证属肝肾亏虚，风寒湿痹阻经脉。治当滋补肝肾，祛风除湿，活血通络。DR 显示环枢关节间隙不对称（图 9-9）。

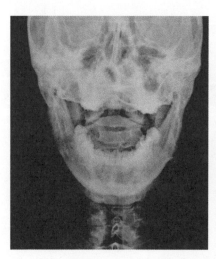 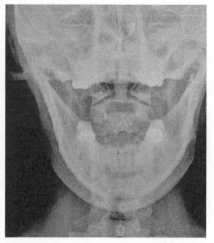

图 9-9　病例 DR 影像

处方如下：葛根 50g，白芍 30g，桂枝 15g，甘草 15g，川芎 10g，威灵仙 10g，羌活 10g，鸡血藤 30g，海风藤 20g，络石藤 20g，僵蚕 10g，土鳖虫 10g，桑葚子 30g，女贞子 30g，旱莲草 20g，淫羊藿 10g，焦白术 10g，合欢皮 20g，夜交藤 40g，煅龙骨 30g（先煎），煅牡蛎 30g（先煎）。6 剂，水煎服。并嘱把药渣蒸热加入白酒少许外敷局部。以上方加减共服药 18 剂。

复诊：2019 年 10 月 9 日。颈部疼痛明显好转，疼痛麻木消失，头晕亦止。

DR 显示寰枢椎关节间隙有所改善，随访 1 年未见复发。

按：威灵仙配葛根，威灵仙辛苦温，入膀胱、肝经，其性善行，通行十二经络，走而不守，可升可降，长于祛风湿，通络止痛。葛根甘辛性平，入胃、脾经，能发汗解肌，是《伤寒论》中治疗"项背强儿儿"之要药。据现代药理分析，葛根能扩张心脑血管，改善脑循环、冠状循环，又能缓解肌肉痉挛。两药相配，功擅祛风解痉，通络止痛，适用于颈椎病引起的颈项强痛、转侧不利、双手麻木、头晕头痛等。常用剂量为葛根 30~50g，威灵仙 10~15g。白芍配甘草，白芍味苦酸微寒，入肝、脾经，有补血敛阴、柔肝止痛之功，为治疗诸痛之要药。甘草味甘性平，入脾、胃经，功擅补中实脾，益气生津，缓急止痛，《神农本草经》载其能"坚筋骨，解毒"，《名医别录》载其能"通经脉，利血气"。白芍配甘草，酸甘化阴，缓急止痛，可有效缓解颈项肌肉强痛及上肢疼痛。常用量为白芍 30~60g，甘草 10~15g。僵蚕配土鳖虫，僵蚕味咸辛，性平，入肝、肺经。功能息风止痉，祛风定痛，化痰散结。土鳖虫味咸，性寒，入心、肝、脾经，擅长破血逐瘀，续筋接骨。僵蚕主要含脂肪及蛋白质，具有增强机体防御能力和调节功能。土鳖虫"善化瘀血，最补损伤"（《长沙药解》），朱良春老中医认为该品破而不峻，能行能和，虚人亦可用之。僵蚕擅于化痰散结，土鳖虫长于活血化瘀，二者相伍可用于颈椎病挟有痰瘀者。常用剂量为僵蚕 10g，土鳖虫 10g。姜黄配海桐皮，姜黄味辛、苦，性温，入肝、脾经，性善走窜，功能破血行气，通经止痛，古人谓其"兼理血中之气""能入手臂止痛"。姜黄横行肢节，行气活血，蠲痹通络，是治疗肩臂痹痛之要药。严用和《济生方》蠲痹汤，孙一奎治臂背痛方皆用之。海桐皮味苦、辛，性平，入肝经，功能祛风湿，通经络，止痹痛，古方用以治百节拘挛，跌仆伤折。此配伍见于《温病条辨》中的宣痹汤方后加减，原文曰："痛甚加片子姜黄、海桐皮者，所以宣络而止痛也。"二药相伍，一为血药，一为风药，故活血通经止痛，祛风除湿作用倍增。其常用量为姜黄、海桐皮各 15~20g。合欢皮配夜交藤，合欢皮味甘，性平，入心、肝经，《神农本草经》言其："主安五脏，和心志，令人欢乐无忧。"本品既能安神解郁，用于七情所致的忧郁愤怒、虚烦不寐等症，又能理气活血止痛，用于肝胃气痛、跌打损伤及风湿痹痛。夜交藤味甘，性平，归心、肝经，能养血安神，祛风通络。药理研究表明本品有镇静催眠作用。两药相配，相辅相成，共奏养血活血，安神解郁，通络止痛之效。本对药对于颈椎病伴有失眠多梦，心神不宁，头目眩晕者效果尤佳。常用量为合欢皮 15~30g，夜交藤 30~40g。

（李放主诊）

项痹病（颈椎小关节错位，椎动脉型颈椎病）

张某，男性，40 岁。因颈部疼痛活动不利伴有头晕、恶心、呕吐就诊。患者自述于半月前伏案劳累后出现颈部疼痛活动不利伴有头晕、恶心、呕吐。以后病情时重时轻，每遇劳累及受凉后加重，休息后减轻，饮食二便未见异常。查体：颈椎侧凸，颈背部僵硬，C1~C2、C4~C6左棘旁及左横突压痛（+），左肩胛上角压痛（+），颈部后伸直及左侧回旋活动受限，左旋颈试验（+），臂丛牵拉试验（-），双肱二头肌反射（++）、双肱三头肌反射（++），双霍夫曼征（-），双上肢肌力、肌张力未见异常。舌质暗，苔薄白，脉弦。辅助检查：颈椎 DR：开口位：颈椎左侧凸，寰齿关节双侧间隙不对称（约 2mm），寰枢左外侧关节间隙变窄，C2 棘突向右侧旋转。侧位：颈椎生理曲度消失呈反弓，C4~C5、C5~C6 锥体前缘可见骨质增生，相应椎间隙略变窄，可见项韧带骨化；寰枕及寰枢关节间隙未见异常，寰椎"四边征"（+），颈椎"双突征"（+）。双斜位：C4~C5、C5~C6 钩椎关节及关节突关节增生内聚，相应椎间孔变窄。颈椎 MR：C4~C5、C5~C6 椎间盘轻度突出，硬膜囊受压，未见颈髓信号改变。中医诊断：项痹病（血瘀气滞）。西医诊断：颈椎小关节错位（寰枢关节错位）；椎动脉型颈椎病。行中药外敷及手法治疗，效果显著，1 年内随访无复发。

初诊：2017 年 10 月 12 日。因颈部疼痛活动不利伴有头晕、恶心、呕吐就诊。患者自述于半月前伏案劳累后出现颈部疼痛活动不利，伴有头晕、恶心、呕吐。以后病情时重时轻，每遇劳累及受凉后加重，休息后减轻，饮食二便未见异常。查体：颈椎侧凸，颈背部僵硬，C1~C2、C4~C6 左棘旁及左横突压痛（+），左肩胛上角压痛（+），颈部后伸直及左侧回旋活动受限，左旋颈试验（+），臂丛牵拉试验（-），双肱二头肌反射（++）、双肱三头肌反射（++），双霍夫曼征（-），双上肢肌力、肌张力未见异常。舌质暗，苔薄白，脉弦。辅助检查：颈椎 DR：开口位：颈椎左侧凸，寰齿关节双侧间隙不对称（约 2mm），寰枢左外侧关节间隙变窄，C2 棘突向右侧旋转。侧位：颈椎生理曲度消失呈反弓，C4~C5、C5~C6 椎体前缘可见骨质增生，相应椎间隙略变窄，可见项韧带骨化；寰枕及寰枢关节间隙未见异常，寰椎"四边征"（+），颈椎"双突征"（+）。双斜位：C4~C5、C5~C6 钩椎关节及关节突关节增生内聚相应椎间孔变窄。颈椎 MRI：C4~C5、C5~C6 椎间盘轻度突出，硬膜囊受压，未见颈髓信号改变。中医诊断：项痹病（血瘀气滞）。西医诊断：颈椎小关节紊乱（寰枢关节错位）；椎动脉型颈椎病。

（1）颈椎中药外敷治疗：每日 2 次，每次 30min，治疗 7 天。

（2）王氏正脊颈部旋牵手法复位：颈部行中药外敷后，患者取坐位，术者站在患者身后。王氏颈部理筋手法松解颈背部肌肉僵硬，重点松解枕后肌群、前中后斜角肌、胸锁乳突肌、头夹肌、肩胛提肌及斜方肌上束等肌肉组织。理筋后术者右手拇指定位寰椎左侧横突，左手托住患者下颌骨，颈椎后仰至次极限（后身极限后前区 5°左右）术者右手拇指感受到力量传递至此并锁定。托住下颌骨的左手向左侧回旋 2~3 次，旋转过程中保持一定的轴向牵引力，但旋转末期不使用闪动力；交换左右手，即左手拇指定位寰椎左侧横突，右手托住下颌骨，颈椎后伸至次极限，托住下颌骨的右手右侧回旋，回旋过程中保持轴向牵引力，旋转至极限后加入闪动力，可听到明显"咔咔"的关节复位弹响声。复位后患者自述颈部疼痛、头晕明显改善。3 日后再行上述方法复位。

（3）王氏正脊颈部练功法：治疗后指导患者行颈部功能锻炼。

复诊：患者治疗 7 日后基本痊愈。嘱患者继续行颈部功能锻炼，1 年内随访无复发。

按：颈椎小关节紊乱为颈部常见病、多发病。枕 - 寰 - 枢复合体承担颈部 50% 以上的屈伸及旋转活动，因此颈椎小关节紊乱以枕 - 寰 - 枢复合体发生居多。此段有椎动脉、交感神经、神经根及枕大神经等结构走行，故引起临床症状复杂多变。王氏正脊理筋法松解肌肉僵硬，根据逆损伤机制，采用王氏正脊颈椎旋提复位法"欲合先离"复位成功率高，副损伤小。

（周建国主诊）

项痹病（颈椎间盘突出症）

陈某，男，66 岁。因"颈痛伴双上肢麻痛 2 个月"由门诊以"颈椎间盘突出"为诊断收入院。体格检查：舌紫暗，苔薄白，脉弦。颈椎生理曲度存在，颈椎广泛压痛（+），颈部活动度：前屈 20°，后伸 10°，旋转各 10°，侧屈各 5°；臂丛神经牵拉试验（+），压顶试验（+）；肱二头肌肌力：L Ⅳ级、R Ⅳ级；肱三头肌肌力：L Ⅳ级、R Ⅳ级；手内在肌肌力：L Ⅳ级、R Ⅳ级。肱二头肌反射：R（+）、L（+）；肱三头肌反射：R（+）、L（+）；桡骨膜反射：R（++）、L（++）；髌腱反射：L（++）、R（++）；跟腱反射：L（++）、R（++）。双侧霍夫曼征（−），双侧巴氏征（−）。辅助检查：磁共振扫描（颈椎平扫）：颈椎退行性变，椎间盘变性，C3~C7 椎间盘突出，伴 C3~C5 水平椎管狭窄。中医治疗：由于患者椎间盘突出较严重，治疗予牵引下针刀松解。针刀治疗每 5 天 1 次，共治疗 14 天。第 14 天出院时患者麻痛症状已消除八成。40 天后症状明显缓解，随访 1 年未见复发。

初诊：2020 年 12 月 17 日。主诉：颈痛伴双上肢麻痛 2 个月。以"颈椎间盘突出症"为诊断收入院。体格检查：舌紫暗，苔薄白，脉弦。颈椎生理曲度存在，颈椎广泛压痛（+），颈部活动度：前屈 20°，后伸 10°，旋转各 10°，侧屈各 5°；臂丛神经牵拉试验（+），压顶试验（+）；肱二头肌肌力：L Ⅳ级、R Ⅳ级；肱三头肌肌力：L Ⅳ级、R Ⅳ级；手内在肌肌力：L Ⅳ级、R Ⅳ级；肱二头肌反射：R

（+）、L（+）；肱三头肌反射：R（+）、L（+）；桡骨膜反射：R（++）、L（++）；髌腱反射：L（++）、R（++）；跟腱反射：L（++）、R（++）。双侧霍夫曼征（-），双侧巴氏征（-）。辅助检查：磁共振扫描（颈椎平扫）：颈椎退行性变，椎间盘变性，C3～C7椎间盘突出伴C3～C5水平椎管狭窄。治疗予牵引下针刀松解。

患者坐于龙氏牵引椅前进行牵引，由于患者颈部伸直位时上肢麻痛难忍，遂让患者颈部稍向前屈曲以躲避神经根压迫。在牵引位下针刀松解双侧肩胛提肌、斜方肌、斜角肌压痛点。术毕牵引20min，牵引重量不宜过大，需仔细询问患者牵引时出现的感觉。牵引治疗每日1次，针刀治疗每5天1次。

复诊：第14天出院时患者麻痛症状已消除八成。嘱患者继续进行颈肩部功能锻炼，40天后症状明显缓解，随访1年未见复发。

按：由于劳损所致，颈部经脉受损，络脉受挫，气血循行不畅，血瘀气滞，不通则痛，故颈部疼痛，拒按；瘀血日久而不去，新血不至，筋脉失养，而见双上肢麻木，活动不利，舌紫暗，舌苔薄白，脉弦。四诊合参，本病属中医痹病，证属血瘀气滞，病位在颈部筋骨。依据针刀医学理论，该病属于针刀医学新分型中动态平衡失调的神经根型颈椎病。按照头颈部弓弦力学系统的解剖结构和肌筋膜挛缩的颈椎病的病理构架，在牵引下针刀松解属于"随松解随减压"，随着外周肌肉粘连挛缩被松解开牵引力逐渐集中于椎间盘上，使巨大椎间盘突出回纳，来达到减轻症状的目的。需嘱患者避免长时间低头及上肢用力搬持重物，如症状进一步加重可行手术治疗。

影像学资料见图9-10。

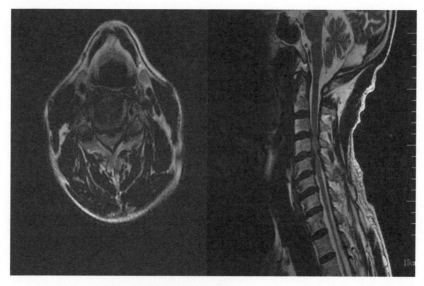

图9-10 病例磁共振影像

该患者 MRI 影像见 C4～C5 椎间盘突出较大，致使硬膜外脂肪消失，硬膜受压，双侧神经根受压，后方硬膜外脂肪于病变阶段也消失，相应阶段椎管狭窄，患者表现出来的主要症状是神经根症状。所以，C4～C5 节段的减张减压成为主要矛盾。本法采用颈椎牵引下针刀松解，病变局部针刀减张、减压，达到较理想的疗效。

（王世轩主诊，金鹏整理）

项痹病（颈椎间盘突出症）

张某，女，52 岁。患者起病 2 年余，颈项强痛，活动不利，双上肢麻木。拍 MRI 后诊断为"颈椎间盘突出症"。刻诊：患者颈项麻痛，偏向一侧，左右转动均受限，双上肢麻木酸痛，语声低微，面色淡。舌质红，苔薄，脉沉细。诊为项痹病，证属肝肾亏虚，风寒湿痹阻经脉。治法：滋补肝肾，祛风除湿，活血通络。予中医针刺，拔火罐治疗，7 天后症状缓解明显。随访半年，未见复发。

初诊：2016 年 3 月 16 日。患者起病 2 年余，颈项强痛，活动不利，双上肢麻木。拍 MRI 后诊断为"颈椎间盘突出症"。刻诊：患者颈项麻痛，偏向一侧，左右转动均受限，双上肢麻木酸痛，语声低微，面色淡。舌质红，苔薄，脉沉细。诊为项痹病，证属肝肾亏虚，风寒湿痹阻经脉。治法：滋补肝肾，祛风除湿，活血通络。

操作方法：天柱、阿是穴、后溪、大椎、外关、合谷、太冲、曲池针刺捻转泻法。列缺针刺得气后先用捻转泻法，之后用捻转补法。膈俞刺络拔罐法，用梅花针叩刺出血，再拔火罐。根据麻木的手指选取井穴，然后用三棱针点刺出血。肝俞、肾俞、太溪等穴针刺补法。

复诊：7 日后复诊，颈部疼痛以及麻木明显改善。DR 显示生理曲度有所恢复。随访半年，未见复发。

按：本病除跌打损伤引起者之外，基本上属于本虚标实的病证，本虚或因于劳伤气血，卫气不固；或由于肝肾亏损，筋骨失养。标实多因于风寒痹阻或瘀血阻滞。本病治疗处方即基于此标本兼顾，颈夹脊穴是一组穴位，多选取压痛的部位（C5～C7），属于局部取穴，具有疏通经络、通经止痛的功效，对颈椎病变有良好效果。天柱属于足太阳经，又位于颈部，是疏通头颈部经络、祛风散寒的主要穴位，正如《百症赋》所说："项强多恶风，束骨相连与天柱。"后溪是手太阳经的腧穴，"俞主体重节痛"；后溪又通于督脉，可通阳祛邪，疏通项背经气，所以后溪是治疗颈项疼痛和项背疼痛的主穴；列缺是手太阴经络穴，通于手阳明经，针刺泻之，具有宣肺祛邪、疏通经络的作用，多用于头项疼痛的治疗，正如《四总穴歌》曰

"头项寻列缺";列缺又通于任脉,任脉下入于肾,足少阴经筋"循脊内挟膂上至项,结于枕骨,与太阳之筋合",故补列缺可助金生水,濡养筋骨,缓解挛痛;一个调督脉,通阳祛邪,使任督脉经气畅达,阴阳调和。手指麻木者,病因虽多,但病机总归于气血不调,治疗宗通经接气法,取经穴点刺出血,可获得良好效果。井穴是阴阳经的交会穴,有调达阴阳的作用;阴经属于阴而主血,阳经属于阳而主气;故井穴有调理气血的作用;阴经井穴配五行属于木,应与肝,肝藏血,主疏泄;阳经经穴配五行属于金,应于肺,肺主气,主治节,故井穴可调节气机和气血的运行。井穴点刺出血能行气活血化瘀,是治疗肢体麻木的有效穴位。阳陵泉是筋之会穴,悬钟是髓之会穴,三阴交是足三阴经交会穴,补之养血益精,濡养筋骨,治疗肢体的拘紧和僵硬。照海是阴跷脉的交会穴,主治肢体的运动,"阴跷为病,阳缓而阴急",善于治疗肢体的僵硬、拘挛。

治疗前、治疗后 X 线片见图 9-11。

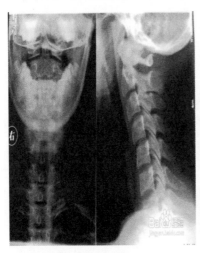 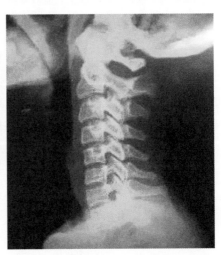

治疗前颈椎 X 线侧位片　　　　　治疗后颈椎 X 线侧位片

图 9-11　病例治疗前、后 X 线影像

（李放主诊）

项痹病（颈椎间盘突出症）

王某,女,57 岁。2019 年 12 月 27 日初诊。颈部疼痛,活动不利,伴右手麻木半年,加重 1 周。拍 MRI 后诊断为"颈椎间盘突出症"。刻诊:颈部疼痛,活动不利,右手麻木,无发热,无头晕及头痛,饮食及睡眠可,二便正常。舌暗,苔少,脉弦。查体:颈椎侧凸,颈背部僵硬,C6~C7 右棘旁压痛(+),颈部后伸直及右侧回旋活动受限,旋颈试验(-),右臂丛牵拉试验(+),双肱二头肌反射正常、双肱三头肌反射正常,双霍夫曼征(-),双上肢肌力、肌张力及皮肤感觉未见异常。舌暗、苔少、脉弦。诊为项痹病，证属血瘀气滞证。治当先活血化瘀，通络止痛，后期予益气养血，补益肝肾。辅助检查：颈椎 MRI 示：颈椎退行性变，椎间盘变性；C2～C6 椎间盘突出，C6～C7 椎间盘右后突出；C6～C7 椎体综板炎。随访 1 年未见复发。

初诊：2019 年 12 月 27 日。主诉：颈部疼痛，活动不利，伴右手麻木半年，加重 1 周。颈部疼痛，活动不利，右手麻木，无发热，无头晕及头痛，饮食及睡眠可，二便正常，舌暗，苔少，脉弦。查体：颈椎侧凸，颈背部僵硬，C6～C7 右棘旁压痛（+），颈部后伸直及右侧回旋活动受限，旋颈试验（－），右臂丛牵拉试验（+），双肱二头肌反射正常、双肱三头肌反射正常，双霍夫曼征（－），双上肢肌力、肌张力及皮肤感觉未见异常。辅助检查：颈椎 MRI 示：颈椎退行性变，椎间盘变性；C2～C6 椎间盘突出，C6～C7 椎间盘右后突出；C6～C7 椎体综板炎。诊为项痹病，证属血瘀气滞证。治当先活血化瘀，通络止痛，后期予益气养血，补益肝肾。影像学资料见图 9-12。

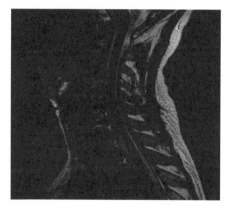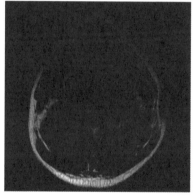

图 9-12　病例磁共振影像

急性期宜活血化瘀、祛风通络为主。处方如下：当归 10g，川断 15g，川芎 10g，葛根 15g，全蝎 5g，地龙 10g，生黄芪 30g，制川乌 10g，泽兰 10g，桑枝 15g，赤芍 15g，白芍 15g。水煎服，每日 1 剂，每日 3 次温服。

整骨手法：患者端坐，尽量放松。术者一手扶住患者前额；另一手点按风池、风府穴各 2～3min，用拇指指腹在颈棘突两侧分筋、理筋各 10 次，使患者颈部肌肉放松。用拇指指腹触摸突出间隙上下棘突，并分辨出它们之间相对左偏。用右手拇指指腹顶住偏歪棘突，其余四指扶持颈部，患者颈椎前屈 35°，再向左侧旋转 45°，术者前胸椎顶患者枕部，左手肘部托住患者下颌，使患者颈椎向左向上旋转，可闻"咯咯"响声。然后恢复颈椎中立位，用颈围固定，卧床休息。

颈部练功法：治疗后指导患者行颈部功能锻炼。

复诊：患者颈部疼痛明显减轻，右手麻木减轻，舌脉同前。原方加熟地 20g，山药 15g，党参 15g，服至 20 剂，嘱患者继续功能锻炼，颈部疼痛消失，右手麻木明显减轻。随访 1 年，未见复发。

按： 整脊手法作用机理：疏通经络气血，缓解肌肉紧张、痉挛及韧带挛缩，调整颈椎后关节紊乱，相对改变突出物对脊髓、神经根压迫位置，减轻压迫程度，使颈椎恢复原有的静态平衡和动力平衡，促进颈部微循环的改善，进一步改善局部炎症水肿，本法是标本兼顾的治法。现代药理研究证明，活血化瘀药物能改善微循环，消除局部充血、水肿。祛风通络药物具有激活、促进炎症周围吞噬细胞的吞噬作用，消除炎症。颈椎间盘突出症中医认为其本质是虚证，属气血肝肾亏虚而致，故恢复治疗期采用养气血、补肝肾药物，治本以巩固疗效。

（王东海主诊）

项痹病（神经根型颈椎病）

刘某，男，50 岁。公司职员，沈阳人。以"颈痛伴右上肢麻木 3 个月，加重 7 天"为主诉入院。四诊可见：曾行理疗、外敷用膏药等效不显，近 1 周来颈部疼痛加重，检查：颈椎生理曲度变直，C5 棘突旁压痛（+），右侧臂丛牵拉试验（+），椎间孔挤压试验（+），双上肢皮肤浅感觉正常，双上肢肌力正常，生理反射存在，病理反射未引出。颈椎 X 线示：颈椎生理曲度变直，C4～C6 椎体后缘骨质增生。心电图正常。辨证：劳累闪挫，筋脉受损，气血瘀阻及风寒湿邪侵袭人体，流注经络而发为颈痛。舌暗，苔少，脉弦。四诊合参，证属血瘀气滞。治法：活血化瘀，通络止痛。行颈部手法推拿治疗，针刺治疗，配合中药汤剂口服。随访 1 年，未见复发。

初诊：2020 年 2 月 19 日。主诉：颈痛伴右上肢麻木 3 个月，加重 7 天为主诉入院。现病史：曾行理疗、外敷用膏药等效不显，近 1 周来腰背部疼痛加重，检查：曾行理疗、外敷用膏药效果不显，近 1 周来颈部疼痛加重，检查：颈椎生理曲度变直，C5 棘突旁压痛（+），右侧臂丛牵拉试验（+），椎间孔挤压试验（+），双上肢皮肤浅感觉正常，双上肢肌力正常，生理反射存在，病理反射未引出。颈椎 X 线示：颈椎生理曲度变直，C4～C6 椎体后缘骨质增生。心电图正常。辨证：劳累闪挫，筋脉受损，气血瘀阻及风寒湿邪侵袭人体，流注经络而发为颈痛。舌暗，苔少，脉弦。四诊合参，证属血瘀气滞。治法：活血化瘀，通络止痛。行颈部手法推拿治疗，针刺治疗，配合中药汤剂口服。

推拿手法：运用冯氏双拇指触诊法，发现棘突的偏歪多与颈椎横突局部压痛相一致，用脊柱定点旋转复位法治疗。

中药汤剂口服：治疗以活血化瘀，行气止痛为主。处方以桃红四物汤加减：桃仁 20g，红花 15g，黄芪 15g，葛根 20g，芍药 15g，丹参 15g，桂枝 15g，当归 15g，乳香 12g，没药 12g，香附 10g，川芎 15g，延胡索 10g，炙甘草 10g。服 14 剂后，患者颈部酸痛减轻，右侧上肢麻木减轻，睡眠未见明显改善，舌质淡红，苔薄白，脉涩。故于上方中加入远志 15 g，茯神 15g。患者服药 7 剂后，颈部酸痛明显减轻，活动受限改善，右侧上肢麻木消失，睡眠尚可。嘱患者继续服药 7 剂以巩固疗效，适当增加颈背部肌肉锻炼，避免长期低头姿势，以防止颈部过度劳累，避免风寒刺激。

针刺治疗：神经根型颈椎病的针刺需要以解决麻木疼痛为主，所以针刺选穴需要在颈部夹脊穴的基础上，加上相应部位穴位的选择，特别是肩髃、曲池、少海、外关、后溪以及合谷需要酌情加减，远端多用泻法。其中肩髃需要深刺、直刺。

复诊：患者颈部疼痛锐减，活动较前好转，随访 1 年未见复发。

按：病案中患者为瘀血导致颈肩部气血运行不畅、经脉失养而发为本病，故以桃红四物汤加减。桃仁、红花活血化瘀；黄芪补气行血，为气分要药，气为血之帅，可加强活血化瘀之效；以上三药，活血化瘀，行气通络，共为君药。葛根可解肌舒筋，为太阳经引经药，善治项背强痛；当归活血生血，补血而不留瘀，为血中气药；芍药酸敛，能缓急止痛、舒筋活络；丹参活血祛瘀止痛；桂枝味辛、甘，性温，能发汗解肌、温通经脉；川芎活血行气，祛风止痛；香附调气理血；方用葛根、当归、芍药、丹参、桂枝、川芎、香附七味药，以活血祛瘀、通络止痛，共为臣药。乳香、没药为对药，有活血、行气止痛之效；延胡索可行气，活血，止痛，三者共为佐药。甘草，性平，味甘，可调和诸药，为使药。服药 14 剂后，患者症状减轻，观其舌脉，可知瘀血渐行，此时效不更方，但患者睡眠仍欠佳，故加远志、茯神，以安神。继服 14 剂之后，患者症状基本痊愈。而本病病因根本在于长期伏案或劳累，以致颈肩部瘀血阻络，故仍嘱患者适当加强锻炼，避免长期伏案，避风寒，以防止病情进展。王世轩教授在本病的治疗过程中强调活血疗法对本病的作用，恢复局部气血运行是改善症状的关键。本病例应用桃红四物汤加减，对于改善气滞血瘀导致的神经根型颈椎病的症状，有显著的疗效，配合患者自觉进行颈肩部的锻炼，较少发生病情的反复。而实际在临床中治疗其他证型的患者，在针对病因病机遣方用药的同时，辅以活血化瘀药，往往亦收效甚好。

（王世轩主诊，董世彦整理）

第二节 胸腰部疾病

伤筋病 (急性腰扭伤)

王某，男，29 岁。银行职员，沈阳人。以"腰骶部疼痛，活动严重受限 3 小时"为主诉入院。四诊可见：3 小时前，不慎扭伤致腰骶部疼痛，活动受限，于家中卧床休息、外用膏药，未见明显好转，随来就诊。查体：站立位腰椎左侧弯，腰椎生理曲度变直，腰部僵硬，腰肌紧张，左侧为甚，L3~S1 椎体旁开骶棘肌压痛 (+)，无下肢放射痛；棘间、棘上压痛 (−)，梨状肌压痛 (−)，叩击痛 (−)；双侧直腿抬高试验 (−)。腰椎正侧位 DR 示：腰椎生理曲度变直，腰椎侧弯，腰椎小关节紊乱。辨证：长期久坐，缺乏锻炼，腰背肌力量薄弱，猛然遭受扭挫，腰椎小关节紊乱、错缝，滑膜嵌顿，气血瘀阻，而发为腰痛。舌暗，苔薄，脉弦紧。四诊合参，病为伤筋病，证属血瘀气滞，病位在腰骶部。治法：活血行气，通络止痛。行腰部手法推拿治疗，配合腰背肌功能锻炼。第 2 日患者疼痛明显减轻，腰椎可适当活动，活动受限程度较前改善，继续予腰部手法推拿治疗，每日 1 次，共行 6 日，患者腰骶部无明显不适。随访 1 年未见复发。

初诊：2020 年 11 月 2 日。主诉：腰骶部疼痛，活动严重受限 3 小时。现病史：3 小时前，不慎扭伤致腰骶部疼痛，活动受限，于家中卧床休息、外用膏药，未见明显好转。饮食及二便正常，夜眠可。查体：站立位腰椎左侧弯，腰椎生理曲度变直，腰部僵硬，腰肌紧张，左侧为甚，L3~S1 椎体旁开骶棘肌压痛 (+)，无下肢放射痛；棘间、棘上压痛 (−)，梨状肌压痛 (−)，叩击痛 (−)；双侧直腿抬高试验 (−)。腰椎正侧位 DR 示：腰椎生理曲度变直，腰椎侧弯，腰椎小关节紊乱。辨证：长期久坐，缺乏锻炼，腰背肌力量薄弱，猛然遭受扭挫，腰椎小关节紊乱、错缝，滑膜嵌顿，气血瘀阻，而发为腰痛。舌暗，苔薄，脉弦紧。四诊合参，病为伤筋病，证属血瘀气滞，病位在腰骶部。治法：活血行气，通络止痛。行腰部手法推拿治疗，配合腰背肌功能锻炼。

腰部推拿手法：患者先取俯卧位，术者行摇法、㨰法先放松紧张肌群，同时进行按揉、拿捏，达到同样目的。而后自上而下，由中心向外，找到压痛点及侧弯棘突并进行标记。充分放松后，嘱患者取健侧卧位，健侧在下，伸膝伸髋；患侧在上，屈膝屈髋。腰部及上肢放松，术者站在患者面侧，一手置于肩部向后发力，一手置于臀部向前发力，使患者肩旋后、臀旋前，缓慢摇摆，活动到最大幅度后，行侧扳发力，听到弹响声音，即复位成功。复位后患者疼痛明显较前减轻。

练功及预后：损伤早期，嘱患者以制动为主，减少局部刺激及疼痛，睡硬板床，避免久坐及弯腰劳作。待疼痛明显减轻后，指导患者行五点支撑、飞燕点水等腰背肌功能锻炼。练功时注意循序渐进，避免劳损。

复诊：第 2 日患者疼痛明显减轻，腰椎可适当活动，活动受限程度较轻改善，继续予腰部手法推拿治疗，每日 1 次，共行 6 日，患者腰骶部无明显不适。随访 1 年未见复发。

按：急性腰扭伤为腰部筋膜、肌肉、韧带、关节的急性损伤，多因突然遭受直接、间接暴力所致。当弯腰时，双侧骶棘肌收缩以抵抗重力，此时若举起重物或发力过猛，可致肌纤维撕裂；当脊柱弯曲屈曲，骶棘肌不在收缩，此时发力，则会导致棘间、棘上韧带的损伤；当腰椎左右侧弯、侧屈用力过猛，突然闪挫，就会导致椎间关节紊乱，引起腰椎小关节错缝、滑膜嵌顿。对于这种患者，以手法治疗为主，配合练功，疗效显著。手法要点之一为"离而复合"原则指导下的"分扳法"：即首先术者两臂向患者头尾两侧作分离发力，其次做患者肩部向后、骨盆向前的旋转扳法。该病应于腰椎间盘突出症相鉴别。急性腰扭伤一般不会带来下肢症状，但部分患者仍会有下肢放射痛，多为臀大肌、梨状肌紧张导致，直腿抬高试验可为阳性，但加强试验为阴性。CT 及 MRI 可明确诊断，局部封闭治疗也是诊断性治疗的一种方式。

（王世轩主诊，李洪涛整理）

腰痛病（第 3 腰椎横突综合征）

杨某，女，39 岁。沈阳人。以"腰背部疼痛，活动不利 1 个月"，为主诉入院。四诊可见：近 1 周来腰背部疼痛加重，左侧臀部、左下腹及左侧腹股沟弥散性疼痛，夜间尤甚，难以入睡，曾行理疗、外敷膏药等效不显。检查：腰部僵硬，左侧重，压痛，向左臀部、左下腹及左侧腹股沟弥散，左侧骶棘肌外缘、腰 3 横突压痛明显。腰椎正侧位 X 线片示：腰椎骨质增生。心电图正常。辨证：劳累闪挫，筋脉受损，气血瘀阻，风寒湿邪侵袭，流注经络而发为腰痛。舌暗，苔少，脉弦。四诊合参，证属血瘀气滞。治法：活血化瘀，通络止痛。行腰部手法推拿治疗，针刺治疗，针刀治疗，浮针疗法，配合腰背部功能锻炼。随访 1 年未见复发。

初诊：2020 年 10 月 19 日。主诉：腰背部疼痛，活动不利 1 个月，现病史：近 1 周来腰背部疼痛加重，夜间尤甚，难以入睡，曾行理疗、外敷用膏药等效不显。检查：腰部僵硬，左侧肌紧张，压痛，向左侧臀部、左下腹部及左侧腹股沟放射，左侧骶棘肌外缘、腰 3 横突压痛明显。腰椎 X 线正侧位片示：腰椎骨质增生。心电图正常。四诊合参：腰背部疼痛，活动不利，时常夜间痛醒，舌暗，苔少，脉弦。辨证：劳累闪挫，筋脉受损，气血瘀阻，及风寒湿邪侵袭人体，流注经络而发为腰痛。舌暗，苔少，脉弦。四诊合参，证属血瘀气滞。治法：活血化瘀，通络止痛。行腰部手法推拿，针刺针刀浮针治疗，指导患者腰背部功能锻炼。

小针刀疗法：患者俯卧位，用拇指按压触摸到左侧腰 3 横突压痛点或硬结处做好定位，用小针刀从定位处进针，小针刀触及横突时方可行小针刀切割剥离筋膜或硬结。

推拿手法：运用王氏双拇指触诊法，发现棘突的偏歪多与腰 3 横突局部压痛相一致，用脊柱定点旋转复位法治疗。

浮针疗法：先用"远程轰炸"法：患者俯卧位，在患侧小腿腓肠肌腹选取平坦区域作为进针部位，常规消毒，以中号一次性使用无菌浮针，针尖水平朝向头侧，按操作要求用浮针进针器进针，运针进入皮下浅筋膜层扫散，扫散过程中配合再灌注活动，嘱患者双下肢伸直抬离床面 10s。放下休息 30s 后，嘱患者患侧卧位，双下肢伸直并拢抬离床面 10s。再灌注活动过程中始终进行扫散手法。后用"局部扫散"法：患者俯卧位，在腰部第 3 腰椎横突部寻找最痛点。常规消毒后，在最痛点左右两侧 6～10cm 处进针。针尖水平朝向中线，按浮针疗法要求操作，配合相同的再灌注活动。"远程轰炸"法和"局部扫散"法操作完成后均拔出针芯留置浮针软管 24h，每天治疗 1 次。

腰背肌功能锻炼：a. 仰卧锻炼：以头、双肘、双足五点为支撑点，可用五点支撑挺腰锻炼法，用力收缩腰背肌，使腰背完全抬离床面，像拱桥一样，重复动作 10～20 次。b. 俯卧锻炼：可选用飞燕点水法锻炼。要求全身用力，上下身同时后伸至最大限度，注意配合呼吸，如此反复进行 10～20 次。c. 站立锻炼：可选倒退行走法，注意锻炼时应选在平整的操场上，防止意外。

针刺治疗：主穴以第 3 腰椎横突末端压痛明显处三腰穴（第 2～3 腰椎棘突之间中点旁开 2.5 寸），以 2.5～3 寸 28 号毫针与第 3 腰椎横突呈 100° 捻转刺入，达横突末端病发部位如橡皮感时，把针按顺时针或逆时针方向大幅度捻转至滞针为度，向稍外上提拉抖动，使患者有较强的酸麻胀重感及电传感，并向下肢放射，配穴：后溪（取对侧），命门（补），委中（双泻），太溪（双补）。

次诊：2020 年 11 月 18 日。患者腰背痛锐减，腰背活动较前好转，但劳累或着凉后，左下腹及左侧腹股沟仍有明显疼痛，夜间入睡仍困难。继续予手法治疗、针灸治疗、针刀治疗、浮针治疗，治疗两周。

三诊：2020 年 12 月 15 日。患者腰背痛缓解明显，腰背活动较前好转，左下腹及左侧腹股沟疼痛缓解明显，夜间入睡可，继续予手法治疗、针灸治疗、针刀治疗、浮针治疗，治疗半个月。

四诊：2021 年 1 月 10 日。患者腰背痛基本消失，腰背活动明显好转，左下腹及左侧腹股沟疼痛基本消失，夜间入睡正常。随访 1 年未见复发。

按：腰 3 横突综合征是比较常见的腰痛病之一，在腰椎所有横突中，腰 3 横突最长，处于腰椎的中段，第 3 腰椎横突周围附着有竖脊肌、腰大肌、腰方肌、胸腰筋膜、腹横肌筋膜，起到加强腰部的稳定性和平衡作用，由于这一生理特性，在腰部屈伸活动时，增加了横突尖部摩擦损伤腰部软组织的机会，损伤腰背深筋膜和骶棘肌等，就会引起局部组织渗出肿胀，形成高张力高压力，作用于周围神经血管，引起疼痛、放射痛等；如发生肌肉纤维及肌筋膜损伤，日久自我修复，形成疤痕，与第 3 腰椎横突尖部粘连、肌肉挛缩，则导致人体动态平衡失调，出现腰痛，腰部活动受限等临床表现。运用小针刀，可以减张减压、松解粘连、刮除疤痕，消除痉挛，改善局部血液循环，以调节力的平衡失调，配合斜扳法，把用针刀没有完全剥离的粘连松开，矫正紊乱错位的小关节，针刀手法相互配合，可以达到较完善的治疗效果，所以远期效果好。浮针是一种特种新型的治疗针法，是根据"循经感传"，对以疼痛为主的一些病症疗效尤其显著。浮针属于远道取穴的表浅轻刺法，浅刺皮部，可以调整相应的经脉之气，起到舒通经络、解痉止痛的作用。现代医学认为浮针通过神经系统来完成，接近皮下的真皮层有丰富的神经纤维网分布着感觉神经纤维末梢和自主神经纤维，针刺刺激了这些神经末梢，并通过神经调节了血管和肌肉的功能，第 3 腰椎横突综合征正是一种以疼痛为主症的疾病，浮针的舒通经络、解痉止痛功效能很好地解决这个问题。同时，锻炼可增加软组织的韧性，增加肌肉的强度，可改善软组织病变部位的血液循环，有利于病变的恢复；可松解软组织病变部位的粘连，有利于病变组织的功能康复。因此，患者需知道功能锻炼的目的及意义，医者必须正确、科学地指导患者进行腰背肌功能锻炼。其原则是：持之以恒，循序渐进。祖国医学认为"腰为肾之府"，肾脉循行"贯脊属肾"说明腰部内属于肾，外络膀胱诸经，故本病乃为腰脊部经络瘀滞，疏通经络、壮腰止痛为其治疗原则。"以痛为输"取"三腰穴"，滞针提拉为强刺激手法，意在温经导气，散瘀止痛，配补命门以填经之空虚；上取后溪者，乃手太阳经的"输穴"，又是八脉交会穴，通督脉，强脊壮腰止痛。选取委中，太溪者，一为足太阳之会，一为是足少阴所注为"输"，肾经之原，两穴相配，以通调足太阳、足少阴两经之经气，消络中之瘀滞，补脏腑之耗损，以助主穴之力，故五穴相配，共奏迎远合近、宣上导下、疏表通里、消瘀益损之功。

（王世轩，王东海）

腰部伤筋病（腰椎小关节错位、急性腰扭伤）

李某，男性，50 岁。因腰部扭伤后疼痛活动不利就诊。患者自述于就诊前 1 天劳动中扭伤腰部后出现腰部疼痛，刺痛明显，不能活动腰部，功能几乎完全丧失，饮食二便未见异常。查体：腰椎左侧凸，腰骶部僵硬，腰部左侧骶棘肌走行区及左 L3 横突压痛（+），L4 棘突向左侧旋转，腰椎屈伸及左侧回旋受限，直腿抬高试验（–），股四头肌牵拉试验（–），双股四头肌反射（++），双巴氏征（–），双上肢肌力、肌张力未见异常。舌质暗、苔薄白、脉弦。辅助检查：腰椎正侧位 DR：腰椎左侧凸，腰椎生理曲度变直。腰椎 MR：L4～L5、L5～S1 椎间盘膨出，硬膜囊无明显受压。中医诊断：腰部伤筋病（血瘀气滞）。西医诊断：腰椎小关节错位、急性腰扭伤。治疗予中医外敷治疗，中医手法复位治疗，针刀治疗，练功。患者治疗 7 日后基本痊愈，嘱患者进行腰部功能锻炼。随诊 1 年后未见复发。

初诊：2018 年 3 月 15 日。因腰部扭伤后疼痛、活动不利就诊。患者自述于就诊前 1 天劳动中扭伤腰部后出现腰部疼痛，刺痛明显，不能活动腰部，功能几乎完全丧失，饮食二便未见异常。查体：腰椎左侧凸，腰骶部僵硬，腰部左侧骶棘肌走行区及左 L3 横突压痛（+），L4 棘突向左侧旋转，腰椎屈伸及左侧回旋受限，直腿抬高试验（–），股四头肌牵拉试验（–），双股四头肌反射（++），双巴氏征（–），双上肢肌力、肌张力未见异常。舌质暗、苔薄白、脉弦。辅助检查：腰椎正侧位 DR：腰椎左侧凸，腰椎生理曲度变直。腰椎 MR：L4～L5、L5～S1 椎间盘膨出，硬膜囊无明显受压。中医诊断：腰部伤筋病（血瘀气滞）。西医诊断：腰椎小关节错位、急性腰扭伤。

（1）腰部中药外敷治疗：每日 2 次，每次 30min，治疗 7 天。

（2）王氏正脊腰部旋牵复位法复位：腰部行中药外敷后，患者俯卧位，王氏腰部理筋手法松解骶棘肌、腰方肌及臀部肌肉。理筋后患者取左侧卧位，右侧在上，左下肢伸直，右下肢屈髋屈膝。术者面对患者，左肘关节抵住患者右臀部，左手中指定位 L4 棘突，右肘关节（或右手）抵住患者右肩，以 L4 为中心进行逆向旋转，旋转过程中带有轴向牵引力，旋转至极致拉伸约 30s，不适用闪动力；患者再取右侧卧位，左侧肢体在上，右下肢伸直，左下肢屈髋屈膝。术者面对患者，右肘关节抵住患者左侧臀部，右手中指定位 L4 棘突，左肘关节（或左手）抵住患者左肩，以 L4 为中心进行逆向旋转，旋转过程中带有轴向牵引力，旋转至极致使用闪动力，听到明显关节复位弹响声。3 日后再行上述方法复位。

（3）针刀松解 L3 腰椎横突：患者俯卧位，腹部垫枕至腰部平直。左侧髂嵴最高点上方约 1 横指，后正中线旁开约 5cm 定位 L3 横突，触诊时可触及明显压痛及隆起。局部消毒、铺单、局部麻醉，直径 0.8mm 针刀进行 L3 横突松解，松解后无菌辅料覆盖 24h。

（4）王氏正脊腰部练功法：治疗后指导患者行腰部功能锻炼。

复诊：患者治疗 7 日后基本痊愈。嘱患者进行腰部功能锻炼，随诊 1 年后未见复发。

按：腰椎小关节紊乱为腰部常见病、多发病。王氏正脊理筋法松解肌肉僵硬，采用王氏正脊腰椎旋牵复位法"欲合先离"，再根据逆损伤机制进行腰椎小关节错位复位治疗，复位过程中同时使用轴向牵引力量，极大地减少了复位的风险性。根据中医"筋骨相连、筋可束骨"的理论，疾病情况下"骨错缝"必然会并发"筋跳槽"。在腰椎横突中 L3 横突最长，力臂最大，在腰部做屈伸及旋转活动时，增加了横突尖部摩擦损伤腰部软组织的机会，病情日久引起局部瘢痕挛缩，张力增高。根据"弓弦力学"针刀松解与第 3 腰椎横突尖部粘连、肌肉挛缩，可恢复生物力学再平衡。

（周建国主诊）

腰痛（腰椎退行性骨关节炎）

> 张某，女，60 岁。2020 年 11 月 5 日初诊。主诉：腰痛 1 周。初诊：无明显原因出现腰部酸困疼痛，活动极为不便，时发胸部憋闷，经人介绍遂来诊。全身乏力，易发困，睡眠欠佳，食欲可，二便可，形体微胖，情绪不佳，面色可。有糖尿病史 3 年余。舌质暗淡，苔黄，脉弦。中医辨证：腰痛（寒湿阻络）。西医诊断：退行性骨关节炎。治法：温补肝脾肾，祛除风寒湿，以温阳胜湿汤治疗。二诊患者服上方腰痛明显改善，现仍腰困紧痛，时发胸部憋闷。舌质暗，苔黄，脉弦缓。患者明显好转，仍腰痛，附子加至 10g，以加大温阳去湿力度。7 剂，水煎服。三诊服上方腰痛止，心慌憋闷止，现时发腰部微酸困，食欲欠佳。舌质红，苔薄黄，脉弦缓。上方杜仲加至 20g，加温中散寒之吴茱萸 6g、生姜 30g。续服 7 剂。

初诊：2020 年 11 月 5 日。主诉：腰痛 1 周。无明显原因出现腰部酸困疼痛，活动极为不便，时发胸部憋闷，经人介绍遂来诊。全身乏力，易发困，睡眠欠佳，食欲可，二便可，形体微胖，情绪不佳，面色可。有糖尿病史 3 年余。舌质暗淡，苔黄，脉弦。中医辨证：腰痛（寒湿阻络）。西医诊断：退行性骨关节炎。治法：温补肝脾肾，祛除风寒湿。

处方：温阳胜湿汤加减。桂枝 15g，干姜 15g，制附子 6g，阿胶 10g，杜仲 15g，续断 20g，炙麻黄 6g，细辛 3g，当归 15g，通草 15g，白芍 30g，羌活 20g，蒲黄 15g，五灵脂 15g，牡丹皮 15g，生地 20g，党参 15g，麦门冬 10g，五

177

味子 15g，柴胡 15g，黄芩 15g，炙甘草 10g。7 剂，水煎服，每日 1 剂，每日 3 次温服。

二诊：2020 年 11 月 12 日。患者服上方腰痛明显改善，现仍腰困紧痛，时发胸部憋闷。舌质暗，苔黄，脉弦缓。患者明显好转，仍腰痛，附子加至 10g，以加大温阳去湿力度。7 剂，水煎服。

三诊：2020 年 11 月 19 日。服上方腰痛止，心慌憋闷止，现时发腰部微酸困，食欲欠佳。舌质红，苔薄黄，脉弦缓。上方杜仲加至 20g，加温中散寒之吴茱萸 6g，生姜 30g。续服 7 剂。

按："腰痛"一证多由外邪侵袭、体虚年衰、跌仆闪挫等原因造成经脉壅滞、不通则痛。本案辨证应注意三点：一是患者腰痛，腰为肾之府，由肾之精气所溉，肾阳虚损失于温煦，风寒湿因肾虚乘客，内外因相互影响而痹阻经脉，发为腰痛。二是患者素有糖尿病且睡眠不佳，舌质红、苔黄为肝经湿热所致。母病及子，木火刑金，而胸部憋闷。三是患者全身乏力、易发困，为脾胃气虚、气血生化不足所致。治宜温补肝脾肾，祛除风寒湿。方选温阳胜湿汤。方中大辛大热之附子，入少阴肾经，温阳壮阳，散寒通脉。配伍细辛同入肾经而通络止痛共为君；干姜、党参、茯苓、炙甘草，健脾温中；桂枝、白芍，疏肝驱风；阿胶、当归，养肝之体助肝之用，佐以通草、羌活，祛风胜湿、消郁除胀止痛。经脉不通，易有瘀滞加入蒲黄、五灵脂，以理气活血，化瘀止痛。心烦失眠、舌质红，苔黄腻，加入柴胡、黄芩清泻心肝。患者胸部憋闷，加入麦门冬、五味子，益气养阴以助心肺。诸药配伍，共奏温肾壮阳、健脾祛湿、养血通脉之功。

（周建国主诊）

腰痛病（腰椎退行性骨关节炎）

马某，女，43 岁。主诉：腰痛 1 年。初诊：患者 1 年前无明显原因出现腰部酸困疼痛，四肢关节疼痛，但程度相对较轻，每遇阴冷天气疼痛加重，常服芬必得、消炎痛等药时轻时重，先后多次服用中药汤剂及中成药效果不佳。腰部及膝关节 X 线片提示退行性骨关节炎，血沉、抗"O"均基本正常，常服活血化瘀及治风湿药疗效不显著，近 1 个月来腰部疼痛、僵硬不舒，膝关节疼痛、屈伸不利，不能日常生活。现症：腰部疼痛僵硬不舒，膝关节疼痛屈伸不利，遇阴天及受寒症状加重，神疲乏力，面色萎黄，腰部屈伸不利，四肢关节无畸形。舌质淡红，苔白，脉沉。理化检查：抗"O" < 500U，类风湿因子阴性，血沉 16mm/h。中医辨证：腰痛（寒湿阻滞）。西医诊断：退行性骨关节炎。治法：温补肝脾肾，祛除风寒湿。予中药汤剂口服。二诊纳食正常，患者腰痛强硬及膝关节疼痛都有所减轻。舌质淡红，苔白，脉沉。处方对症，守上方继服 7 剂。三诊患者已停服所有其他药物，只服上方，感腰部强硬改善，

可增加局部活动度，扩胸度改善，疼痛也有所减轻。患者精神尚可，体力增加。舌质淡红，苔白，脉沉。上方加通络之虫类药土鳖虫 10g，以加强通络止痛之效。14 剂，水煎服。四诊患者腰部僵硬疼痛及膝关节疼痛均有明显改善，可进行日常工作生活，仅在阴天下雨时隐约可见，但程度极轻。舌质淡红，苔白，脉沉。

初诊：2021 年 1 月 25 日。主诉：腰痛 1 年。患者 1 年前无明显原因出现腰部酸困疼痛，四肢关节疼痛，但程度相对较轻，每遇阴冷天气疼痛加重，常服芬必得、消炎痛等药，时轻时重，先后多次服用中药汤剂及中成药效果不佳。腰部及膝关节 X 线片提示退行性骨关节炎，血沉、抗"O"均基本正常，常服活血化瘀及治风湿药疗效不显著，近 1 个月来腰部疼痛、僵硬不舒，膝关节疼痛、屈伸不利，不能日常生活。现症：腰部疼痛僵硬不舒，膝关节疼痛屈伸不利，遇阴天及受寒症状加重，神疲乏力，面色萎黄，腰部屈伸不利，四肢关节无畸形。舌质淡红，苔白，脉沉。理化检查：抗"O" < 500U，类风湿因子阴性，血沉 16mm/h。中医辨证：腰痛（寒湿阻滞）。西医诊断：退行性骨关节炎。治法：温补肝脾肾，祛除风寒湿。

处方：麻黄附子细辛汤加减。桂枝 15g，白芍 15g，附子 12g，干姜 12g，细辛 3g，炙甘草 6g，麻黄 6g。7 剂，水煎服。医嘱：忌食生冷及辛辣食物，调情志，多服热开水并原地活动。

二诊：2021 年 2 月 1 日。纳食正常，患者腰痛强硬及膝关节疼痛都有所减轻。舌质淡红，苔白，脉沉。处方对症，守上方继服 7 剂。

三诊：2021 年 2 月 8 日。患者已停服所有其他药物，只服上方，感腰部强硬改善，可增加局部活动度，扩胸度改善，疼痛也有所减轻。现患者精神尚可，体力增加。舌质淡红，苔白，脉沉。上方加通络之虫类药土鳖虫 10g，以加强通络止痛之效。14 剂，水煎服。

四诊：2021 年 2 月 22 日。患者腰部僵硬疼痛及膝关节疼痛均有明显改善，可进行日常工作生活，仅在阴天下雨时隐约可见，但程度极轻。舌质淡红，苔白，脉沉。

按：腰痛实属痹证范畴，即痹证的一种表现痛在腰部。痹证的形成虽由风寒湿三气杂至合而为痹，但必遇肝脾肾功能失调才得以入侵体内，内外相合而为病。本案中患者长期饱受疼痛之苦，多处治疗或可稍有减轻或根本无效。本案从肝脾肾入手，附子、细辛温肾助阳散寒，干姜、炙甘草健脾温中，桂枝、白芍、麻黄疏肝驱风，一派温通助阳之药使水暖土和春木畅达，血脉畅通，腰痛自愈。

（周建国主诊）

腰痛病（腰椎间盘突出症）

李某，女，55岁。以"腰部疼痛伴活动受限6个月，加重伴左下肢疼痛2周"为主诉入院。患者自述半年前劳累后出现腰部疼痛不适，伴有活动受限，无下肢疼痛及放射痛，症状时轻时重，未予系统诊治，休息后缓解。近2周来因劳累后自觉腰部疼痛较前加重，伴活动受限、左下肢疼痛。腰椎间盘CT平扫显示：L4～L5椎间盘突出。舌暗红，苔少，脉沉迟。四诊合参，证属肝肾亏虚，风寒痹阻。治法：补益肝肾，祛风通络。行腰部手法推拿治疗，中药治疗，针刺治疗，针刀治疗，配合腰背部功能锻炼。随访1年未见复发。

初诊：2017年8月23日。主诉：腰部疼痛伴活动受限6个月，加重伴左下肢疼痛2周。现病史：患者自述半年前劳累后出现腰部疼痛不适，伴有活动受限，无下肢疼痛及放射痛，症状时轻时重，未予系统诊治，休息后缓解。近2周来因劳累后自觉腰部疼痛较前加重，伴活动受限、左下肢疼痛。发病来精神状态佳，饮食可，睡眠差，大便秘，小便调。体格检查：站立位腰椎前屈减少，L4～S1棘突及脊旁压痛（+），左侧直腿抬高试验：60°（+），加强实验（+）；腰部活动度：前屈70°，后伸25°，侧屈左右各20°，旋转左右各20°。舌暗红苔少，脉沉迟。辅助检查：腰部CT显示：L4～L5椎间盘突出（图9-13）。中医诊断：腰痛病。证候诊断：肝肾亏虚，风寒痹阻。西医诊断：腰椎间盘突出症。治法：补益肝肾，祛风通络。行腰部手法推拿治疗，中药治疗，针刺治疗，针刀治疗，配合腰背部功能锻炼。

中药汤剂治疗：熟地20g，生地黄20g，玄参30g，麦门冬30g，制大黄10g，枳壳20g，鸡血藤30g，忍冬藤30g，威灵仙15g，钩藤15g，天麻20g，白术30g，络石藤30g，当归25g，黄芪30g，酒白芍15g，阿胶6g，炙甘草10g，香附15g，枸杞30g，菟丝子30g，牛膝15g。15剂，水煎服，每日1剂，每日3次温服。

小针刀疗法：患者俯卧位，用拇指按压触摸到腰椎棘突压痛点或硬结处做好定位，用小针刀从定位处进针，小针刀切割剥离筋膜或硬结。

针刺治疗：主穴：夹脊穴、腰阳关、委中。

手法治疗：患者取俯卧位，医生用掌推法沿脊柱两侧足太阳膀胱经自上而下直推，再用滚法、按揉法在腰部两侧膀胱经往返施术，然后在腰骶关节用小指掌指关节滚法做重点操作，要求作用力作用于腰骶两侧，手法宜深沉缓和，时间约5min，以舒筋解痉，活血止痛。继上势，医者在腰骶部及两侧膀胱经用掌根揉法往返操作，亦可双手握拳，用拳的桡侧面依次叩击腰部1～2min。以局部有温热感为佳，时间约5min，以舒筋活血，温经通络。继上势，医者以双手拇指点揉两侧三焦俞、肾俞、气海俞、大肠俞、关元俞、膀胱俞、志室、秩边等穴位，配合弹拨腰骶部两侧痉挛的肌束，对有下肢牵掣痛者，在患侧臀部及下肢前外侧用抖法、按揉法施术，以缓解伴随症状以酸胀为度，时间约 5min，以舒筋通络，温经止痛，最后使用斜扳法，患者侧卧，上面腿屈曲，下面腿伸直。医者用一手扶住其肩前部，另一手扶住臀部，两手同时用力做相反方向推动，使其腰椎扭转。

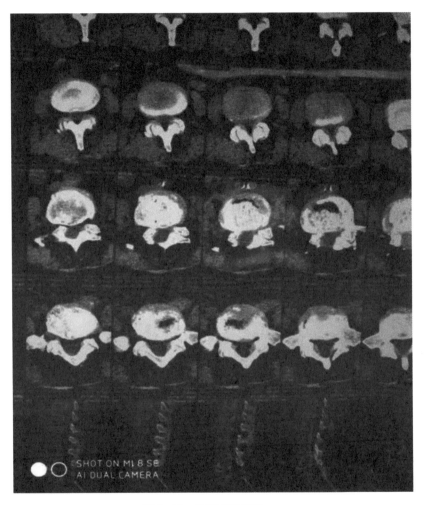

图 9-13 病例 CT 影像

配穴：后溪（取对侧），命门（补），太溪（双补）。

腰背肌功能锻炼：a.仰卧锻炼：以头、双肘、双足五点为支撑点，可选用三点、四点、五点支撑挺腰锻炼法，用力收缩腰背肌，使腰背完全抬离床面，像拱桥一样，时间以腰部忍受力度，休息片刻，重复动作 10~20 次。b.仰卧锻炼：可选用飞燕点水法锻炼。要求全身用力，上下身同时后伸至最大限度，注意配合呼吸，如此反复进行 10~20 次。c.站立锻炼：可选倒退行走法，注意锻炼时应选在平整的操场上，以防意外。功能锻炼应根据患者体质情况，次数逐渐增多，动作幅度逐渐加大，且持之以恒。另外，嘱患者劳动时，应选取正确的姿势，腰部注意保暖等事项。

次诊：患者腰部疼痛伴活动受限，伴左下肢疼痛，较前明显好转，随访1年未见复发。

按：腰椎间盘突出症常因弯腰劳作或在极端活动（如搬举重物）中，导致椎间盘周围的纤维环破裂，髓核突出，累及相应的神经根。临床表现多为局部疼痛，或伴有下肢皮肤麻木、放射痛等神经症状。《灵枢·经脉》有云："脊痛腰似折，髀不可以曲，腘如结，踹如裂，是为踝厥。"踝厥即为典型的腰腿痛症状。腰椎间盘突出症属于中医"痹证""腰痛"等范畴，《证治准绳·腰痛》有言："腰痛，肾虚其本也。"该患者证属肝肾亏虚，气虚血瘀。治疗时当治病求本，标本兼治，故重用补益肝肾之品，同时当嘱患者改变不良生活习惯，避免腰部负重及剧烈运动，加强腰背肌功能锻炼。养治结合，动静结合，以防复发。老年患者气血不足，肝肾亏虚，不能濡养腰部，则出现腰部疼痛；气虚则无力推动血行，且风寒湿邪入侵，二者共致气血不畅，经脉、气血凝滞。故方用四藤一仙及补益肝肾之品补益肝肾，祛风活血通络。患者大便秘结，苔少。为无水行舟，故用增液承气汤，但患者年迈体弱难承攻伐之力，故去芒硝。全方共奏补肝益肾、祛风通络、养气活血之功，故收疗效。

（王世轩主诊，姜宗坤整理）

腰痛病（腰椎间盘突出症）

薛某，男，45岁，以"淋雨后腰痛伴右大腿放射痛1周"为主诉入院。患者自述1周前冒雨后感腰痛，朝右大腿后外侧放射，休息后无缓解，有长期从事重体力劳动史，频有腰痛绵绵，于外院诊断为"腰椎间盘突出症并椎管狭窄"，建议手术治疗，因患者恐惧手术，故寻求中医药治疗。现症见：持续腰冷痛，屈伸不利，右下肢后外侧放射痛，有间歇性跛行。睡眠饮食可，二便调。MRI示L5/S1椎间盘向后突出，并椎管狭窄。舌淡红，苔薄白，脉沉。四诊合参，证属风寒湿痹，肝肾两虚。治法：祛风散寒除湿，补肝益肾活血。行腰部手法推拿治疗，中药治疗，针刺治疗，针刀治疗，配合腰背部功能锻炼。随访1年未见复发。

初诊：2018年12月10日。主诉：淋雨后腰痛伴右大腿放射痛1周。现病史：1周前冒雨后感腰痛，朝右大腿后外侧放射，休息后无缓解，有长期从事重体力活史，频有腰痛绵绵，于外院诊断为"腰椎间盘突出症并椎管狭窄"，建议手术治疗，因患者恐惧手术，故寻求中医药治疗。现症见：持续腰冷痛，屈伸不利，右下肢后外侧放射痛，有间歇性跛行。睡眠饮食可，二便调。体格检查：腰部后伸受限，背伸试验阳性，直腿抬高及加强试验阳性，无下肢肌肉萎缩，足趾背伸正常。生理反射存在，病理反射未引出。舌淡红，苔薄白，脉沉。辅助检查：MRI 示 L5/ S1 椎间盘向后突出，并椎管狭窄（图 9-14）。中医诊断：腰痛病。证候诊断：风寒湿痹，肝肾两虚。西医诊断：腰椎间盘突出症并椎管狭窄。治法：祛风散寒除湿，补肝益肾活血。行腰部手法推拿治疗，中药治疗，针刺治疗，针刀治疗，配合腰背部功能锻炼。

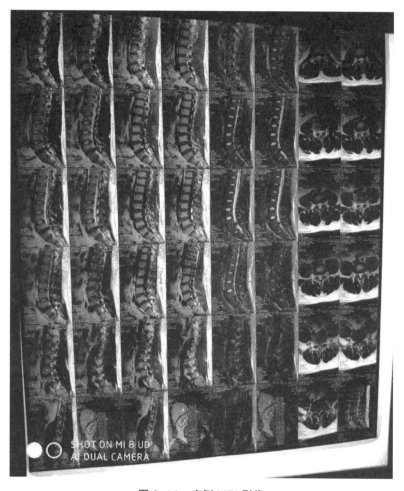

图 9-14　病例 MRI 影像

中药汤剂治疗：处方：独活 15g，桑寄生 15g，秦艽 15g，防风 15g，当归 10g，白芍 10g，川芎 10g，杜仲 15g，怀牛膝 10g，桂枝 10g，细辛 3g，紫苏叶 10g，麻黄 5g，乳香 10g，没药 10g，炙甘草 10g。15 剂，水煎服。每日 1 剂，分 3 次温服。

复诊：治疗后腰部冷痛、下肢放射痛明显缓解，但仍有腰部活动不利，舌淡红，苔薄白，脉沉。上方去紫苏叶，加附子 6g，续服 15 剂。

手法治疗：患者取俯卧位，医生用掌推法沿脊柱两侧足太阳膀胱经自上而下直推，再用擦法、按揉法在腰部两侧膀胱经往返施术，然后在腰骶关节用小指掌指关节擦法做重点操作，要求作用力作用于腰骶两侧，手法宜深沉缓和，时间约5min，以舒筋解痉，活血止痛。继上势，医者在腰骶部及两侧膀胱经用掌根揉法往返操作，亦可双手握拳，用拳的桡侧面依次叩击腰部1~2min。以局部有温热感为佳，时间约5min，以舒筋活血，温经通络。继上势，医者以双手拇指点揉两侧三焦俞、肾俞、气海俞、大肠俞、关元俞、膀胱俞、志室、秩边等穴位，配合弹拨腰骶部两侧痉挛的肌束，对有下肢牵掣痛者，在患侧臀部及下肢前外侧用抖法、按揉法施术，以缓解伴随症状以酸胀为度，时间约5min，以舒筋通络，温经止痛，最后使用斜扳法，患者侧卧，上面腿屈曲，下面腿伸直。医者用一手扶住其肩前部，另一手扶住臀部，两手同时用力做相反方向推动，使其腰椎扭转。

小针刀疗法：患者俯卧位，用拇指按压触摸到腰椎棘突压痛点或硬结处做好定位，用小针刀从定位处进针，小针刀切割剥离筋膜或硬结。

针刺治疗：主穴：夹脊穴、腰阳关，委中。

配穴：后溪（取对侧）、命门（补）、太溪（双补）。

腰背肌功能锻炼：a.仰卧锻炼：以头、双肘、双足五点为支撑点，可选用三点、四点、五点支撑挺腰锻炼法，用力收缩腰背肌，使腰背完全抬离床面，像拱桥一样，时间以腰部忍受力度，休息片刻，重复动作10~20次。b.仰卧锻炼：可选用飞燕点水法锻炼。要求全身用力，上下身同时后伸至最大限度，注意配合呼吸，如此反复进行10~20次。c.站立锻炼：可选倒退行走法，注意锻炼时应选在平整的操场上，以防意外。功能锻炼应根据患者体质情况，次数逐渐增多，动作幅度逐渐加大，且持之以恒。另外，嘱患者劳动时，应选取正确的姿势，腰部注意保暖等事项。

复诊：上诉症状减轻，继续治疗2周后，上诉症状消失，随诊一年，症状未复发。

按：腰椎间盘突出症为骨科的常见病及多发病，也是引起腰腿痛最重要的原因之一，该病主要是由于腰椎间盘退行性改变、纤维环破裂、髓核突出压迫神经根或马尾神经所表现出的一种临床综合征。此病属于中医学"痹证""腰腿痛"范畴，其病位在于腰腿筋脉、关节、肌肉，甚至涉及肝肾等脏器。外因感受风寒湿邪或风湿热邪，外邪滞于筋骨，壅于经络，导致气血痹阻，不通则痛；内因劳逸不当或久病体虚，气血亏耗，肝肾不足，卫外不固，感邪而发。基本病机为风寒湿热痰瘀等邪气阻滞经络，不通则痛。患者以腰腿痛、跛行为主要表现，有感受外邪、劳逸不当史，辨证属风寒湿痹、肝肾两虚证。故以独活寄生汤为主。初诊时方中独活、秦艽、防风、桂枝、细辛祛风寒湿邪；麻黄、紫苏叶发散风寒，寓意"伤后易感寒，新伤先发散"；桑寄生、杜仲、怀牛膝补益肝肾而强壮筋骨；当归、川芎、乳香、没药活血行气，寓意"治风先治血，血行风自灭"。二诊去麻黄、紫苏叶避免发散过度，耗伤气血。加附子以强温阳之力，和麻黄、细辛，治以少阴。本方专以祛风寒湿邪，臣佐益肝肾、补气血，祛邪不伤正，扶正不留邪，邪正兼顾。

（王世轩主诊，姜宗坤整理）

腰痛病（腰椎间盘突出症）

曲某，女性，39 岁。因腰部疼痛，活动不利 4 个月。患者自述四个半月前因劳累而出现腰部疼痛，活动不利。以后病情进行性加重，休息后减轻，饮食二便未见异常。查体：腰部僵硬，功能障碍，L4～L5，L5～S1 椎旁左侧压痛（+），伴放射痛至小腿，直腿抬高试验（+），双膝腱反射（++）、双跟腱反射（++）、双巴氏征（－），双上肢肌力、肌张力及皮肤感觉未见异常。舌紫暗，舌苔薄白，脉弦。辅助检查：腰椎间盘 CT 示腰椎退行性变（轻度），L4～L5 间盘膨出伴轻度突出，L5～S1 椎间盘轻度突出。辨证：劳累闪挫，筋脉受损，气血瘀阻，肢体经脉失于濡养发为腰痛。四诊合参，证属血瘀气滞。治法：活血化瘀，通络止痛，予中药外敷及手法推拿治疗，配合腰背部功能锻炼。随访 1 年未见复发。

初诊：2019 年 8 月 10 日。因腰部疼痛，活动不利 4 个月。患者自述四个半月前因劳累而出现腰部疼痛，活动不利。以后病情进行性加重，休息后减轻，饮食二便未见异常。查体：腰部僵硬，功能障碍，L4～L5，L5～S1 椎旁左侧压痛（+），伴放射痛至小腿，直腿抬高试验（+），双膝腱反射（++）、双跟腱反射（++）、双巴氏征（－），双上肢肌力、肌张力及皮肤感觉未见异常。舌紫暗，舌苔薄白，脉弦。辅助检查：腰椎间盘 CT 示：腰椎退行性变（轻度），L4～L5 椎间盘膨出伴轻度突出，L5～S1 椎间盘轻度突出（图 9-15）。辨证：劳累闪挫，筋脉受损，气血瘀阻，肢体经脉失于濡养发为腰痛。四诊合参，证属血瘀气滞。治法：活血化瘀，通络止痛。

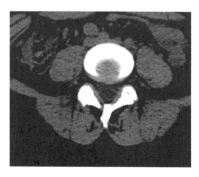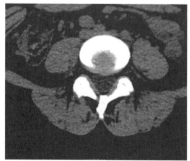

图 9-15 病例 CT 影像

（1）颈部中药外敷治疗：2次／天，每次30min，治疗2周。

（2）手法操作：a.俯卧位点按承山、委中、环跳、大肠俞、关元俞各1min，以达舒通经络作用。b.沿骶棘肌用右手食、中指自上而下点揉三遍。c.侧推牵引：患者俯卧位，将患者右腿放于左腿上，医者一手放于患者右腰背部，一手放于右腿上，两手同时向上、向下推动用力牵引，反过来做对侧。d.腰背部斜扳法：患者左侧卧位，医者一肘关节放在右臀上，一肘关节放于右肩关节前方，首先用两肘关节缓慢向上、向下用力牵引，同时两肘关节向前、向后方向用力斜扳，反复3次，最后用力斜扳一次，可听到"咔、咔"响声，反过来做对侧斜扳。每2天1次。14天为1个疗程。

正脊腰部练功法：治疗后指导患者行腰部功能锻炼。

次诊：患者腰痛锐减，腰背活动较前好转，随访1年未见复发。

按：隋代巢元方《诸病源候论》说："肾气不足，受风邪之所为也，劳伤则肾虚，虚则受于风冷，风冷与正气交争，故腰脚痛。"正邪相搏，气血凝滞，经脉受阻，肾气不能宣通，"不通则痛"。故用点穴和点揉、掌揉法，可疏通经络气血、活血化瘀、松解肌肉痉挛、解除疼痛的作用。斜扳法是本文重点，它是在疏通经络、松解肌肉痉挛的基础上进行的，斜扳时使椎体间隙加大，有利于突出的椎间盘还纳，即使不能复还原位，也可使椎间盘与神经根分离，达到解除神经根的压迫，临床实践中，按摩对中心型椎间盘突出亦有一定疗效。

（王东海主诊）

腰痛病（腰椎间盘突出症）

王某，女，32岁。自由职业，沈阳人。以"腰痛伴右下肢麻痛6个月"为主诉入院。四诊可见：曾行甘露醇静点、理疗、外用膏药等效不显，主要表现为腰部刺痛，活动受限，右下肢麻痛。检查：腰椎曲度变直，腰部各方向活动受限，腰部肌肉紧张，L3～L5右侧棘突旁压痛（+），直腿抬高试验右40°（+），加强试验（+），右小腿外侧皮感减退。舌淡暗，脉弦。腰椎MRI显示：L4～L5巨大椎间盘突出。治疗方法：整脊治疗。1个疗程后，患者腰痛及右下肢麻痛锐减，腰部活动无受限，偶有腰酸感，右下肢麻痛基本消失。随访半年，未见复发。

初诊：2021年4月19日。主诉：腰痛伴右下肢麻痛6个月。现病史：6个月前，无明显原因出现腰腿痛，曾行甘露醇静点、休息、理疗、外用膏药等效不显，主要表现为腰部刺痛，活动受限，右下肢麻痛。检查：腰椎曲度变直，腰部各方向活动受限，腰部肌肉紧张，L3～L5右侧棘突旁压痛（+），直腿抬高试验右40°（+），加强试验（+），右小腿外侧皮感减退。舌淡暗，脉弦。腰椎MRI显示：L4、

L5 巨大椎间盘突出。治疗方法：整脊治疗。

王氏正脊腰部旋牵复位法复位：患者俯卧位，王氏腰部理筋手法松解骶棘肌、腰方肌及臀部肌肉。理筋后患者取左侧卧位，右侧在上，左下肢伸直，右下肢屈髋屈膝。术者面对患者，左肘关节抵住患者右臀部，左手中指定位 L4 棘突，右肘关节（或右手）抵住患者右肩，以 L4 为中心进行逆向旋转，旋转过程中带有轴向牵引力，旋转至极致拉伸约 30s，不适用闪动力；患者再取右侧卧位，左侧肢体在上，右下肢伸直，左下肢屈髋屈膝。术者面对患者，右肘关节抵住患者左侧臀部，右手中指定位 L4 棘突，左肘关节（或左手）抵住患者左肩，以 L4 为中心进行逆向旋转，旋转过程中带有轴向牵引力，旋转至极致使用闪动力，听到明显关节复位弹响声。3 日后再行上述方法复位。

复诊：患者治疗 30 日后症状缓解明显。嘱患者进行腰部功能锻炼，随诊半年后未见复发。

治疗前后 MRI 影像（图 9-16）。

按：该患者为年轻女性，L4～L5 巨大椎间盘突出。无明显外伤或劳累史，故腰椎曲度异常导致的局部椎间盘压力过大为主要致病因素。治疗时应通过整脊治疗调整腰椎各椎体以达到缓解 L4～L5 椎体对椎间盘的压力，使突出的椎间盘得以还纳。

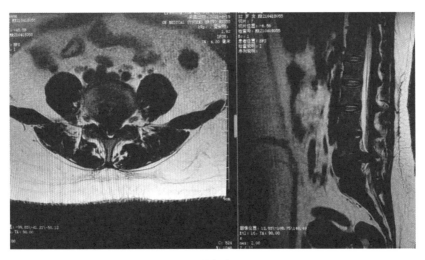

治疗前

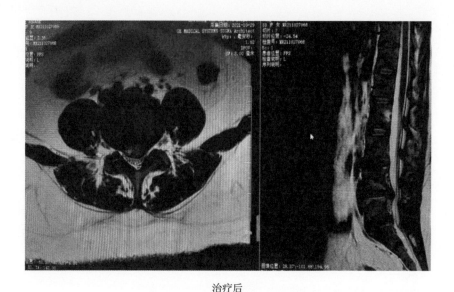

治疗后

图 9-16　病例治疗前后 MRI 影像

（金光一主诊）

腰痛病（腰椎间盘突出症）

　　孙某，男，30 岁。职员，沈阳人。以"腰痛伴右下肢麻痛 2 个月"为主诉来诊。四诊可见：腰痛，右下肢麻痛，拒按，饮食睡眠可，二便调。病来无发热、无恶心呕吐。舌质紫暗，苔薄，脉弦。辨证：由于劳损所致，腰部经脉受损，络脉受挫，"肢体损于外，则气血伤于内"，气血循行不畅，血瘀气滞，不通则痛，故腰痛，拒按，痛处固定；瘀血日久而不去，新血不至，肢体失养，而见右下肢麻痛，活动不利，舌质紫暗，苔薄，脉弦。四诊合参，为腰痛病之血瘀气滞证。治法：针刺，每日 1 次，以疏通经络。患者腰痛锐减，肢体麻痛症状较前明显改善。随访 1 年，未见复发。

　　初诊：2021 年 10 月 26 日。主诉：腰痛伴右下肢麻痛 2 个月。问诊：2 个月前劳累后出现腰痛、右下肢麻痛，经过休息未见缓解；今为求中西医系统诊治，遂来医院骨科门诊就诊。现症见：腰痛，右下肢麻痛，拒按，饮食睡眠可，二便调。病来无发热、无恶心呕吐。舌质紫暗，苔薄，脉弦。辨证：由于劳损所致，腰部经脉受损，络脉受挫，"肢体损于外，则气血伤于内"，气血循行不畅，血瘀气滞，不通则痛，故腰痛，拒按，痛处固定；瘀血日久而不去，新血不至，肢体失养，而见右下肢麻痛，活动不利，舌质紫暗，苔薄，脉弦。四诊合参为腰痛病之血瘀气滞证。辅助检查：腰椎间盘 CT（某医院，2021-08-26）示：L5～S1 椎间盘突出（图 9-17）。查体：腰背肌紧张，腰部屈伸旋转活动受限，活动度：前屈 20°，后伸 10°，左右侧屈 20°，左右旋转 20°，L3～S1 棘旁压痛（+），右侧髂嵴高点压痛（+），直腿抬高试验右 30°（+），加强试验（+），四肢肌力、肌张力正常，双侧肱二头肌腱反射、肱三头肌腱反射正常，双侧髌腱反射、跟腱反射正常，双侧巴宾斯基征（-）。治法：针刺，每日 1 次，以疏通经络。

针刺配穴如下：

主穴：双侧腰夹脊穴、双侧肾腧穴、双侧委中穴、腰痛点。

配穴：环跳、承扶、承山、阳陵泉、悬钟、丘墟。

刺法：平补平泻，留针 30min，每日 1 次，以疏通经络，10 天为 1 个疗程。

次诊：患者腰痛锐减，肢体麻痛症状较前明显改善。随访 1 年未见复发。

按：中医认为因腰部劳损、外伤、闪挫等原因，可损伤经脉，导致气滞血瘀，不通则痛。本病以腰或臀、大腿后侧、小腿后外侧及足外侧的放射性、电击样、烧灼样疼痛为主症，主要涉及足太阳、足少阳和经筋病症。针刺以足太阳、足少阳经穴为主。诸穴均用捻转提插等泻法，以沿腰腿部足太阳、足少阳经产生向下放射感为度，不宜多次重复。

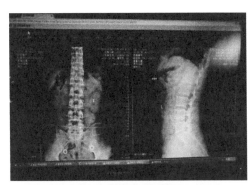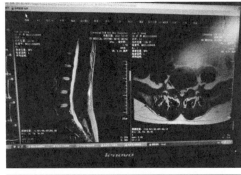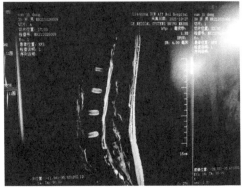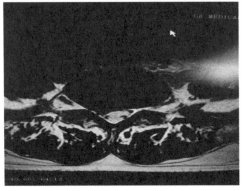

图 9-17　病例 CT 影像

（张彦龙主诊）

腰痛病（腰椎间盘突出症）

王某，女，69岁。因"腰痛伴左下肢麻木无力10年，加重1个月"由门诊以"腰椎间盘突出"为诊断收入院。10年前劳累后出现腰痛伴左下肢麻木，曾于当地诊所理疗，稍有缓解，10年来上述症状反复发作，1个月前劳累后上述症状突然加重，伴左下肢无力。体格检查：腰椎生理曲度存在，L4~L5、L5~S1棘突间及左侧旁开1.5cm压痛（+），腰椎活动度：前屈20°、后伸15°、左侧屈10°、右侧屈15°、左右旋转各15°，直腿抬高试验：L40°（+），R70°；加强试验L（+）、R（-），膝腱反射：L（+）、R（++），跟腱反射：L（+）、R（++），股四头肌肌力：L IV级、R IV级，足背伸肌肌力：L IV级、R IV级，足跖屈肌肌力：L IV级、R IV级，Babinski征R（-）、L（-），足背动脉搏动清。辅助检查：腰部MRI示：腰4~腰5、腰5~骶1椎间盘突出。《素问·宣明五气》云："久视伤血，久卧伤气，久坐伤肉，久立伤骨，久行伤筋。"由于长期劳损所致，腰部经络受损，气血循行不畅，《素问·阴阳应象大论》："气无形，病故痛，血有形，病故肿。"劳损日久，气滞血瘀，经络不通，不通则痛，故腰痛，拒按，痛有定处，脉络受损日久，肢体失于濡养，故见左下肢麻痛，活动受限。舌紫暗，舌苔薄白，脉弦。四诊合参，为血瘀气滞证，病为腰痛病。治疗予针刀松解、王氏正脊推拿治疗。治疗14天后，症状缓解明显，随诊1年后，未见复发。

初诊：2020年12月10日。主诉：腰痛伴左下肢麻木无力10年，加重1个月。由门诊以"腰椎间盘突出"为诊断收入院。10年前劳累后出现腰痛伴左下肢麻木，曾于当地诊所理疗，稍有缓解，10年来上述症状反复发作。1个月前劳累后上述症状突然加重，伴左下肢无力。体格检查：腰椎生理曲度存在，L4~L5、L5~S1棘突间及左侧旁开1.5cm压痛（+），腰椎活动度：前屈20°、后伸15°、左侧屈10°、右侧屈15°、旋转各15°，直腿抬高试验：L40°（+）、R70°，加强试验L（+）、R（-），膝腱反射：L（+）、R（++），跟腱反射：L（+）、R（++），股四头肌肌力：L IV级、R IV级，足背伸肌肌力：L IV级、R IV级，足跖屈肌肌力：L IV级、R IV级，Babinski征R（-）、L（-），足背动脉搏动清。辅助检查：腰部MRI示：腰4~腰5、腰5~骶1椎间盘突出（图9-18）。《素问·宣明五气》云："久视伤血，久卧伤气，久坐伤肉，久立伤骨，久行伤筋。"由于长期劳损所致，腰部经络受损，气血循行不畅，《素问·阴阳应象大论》："气无形，病故痛，血有形，病故肿。"劳损日久，气滞血瘀，经络不通，不通则痛，故腰痛，拒按，痛有定处，脉络受损日久，肢体失于濡养，故见左下肢麻痛，活动受限。舌紫暗，舌苔薄白，脉弦。四诊合参，为血瘀气滞证，病为腰痛病。治疗预先予针刀松解，再行王氏正脊推拿治疗。

针刀治疗：患者压痛部位主要集中于棘突旁椎间孔附近，因此针刀主要松解

椎间孔周围。患者俯卧位，先定位两
侧髂棘最高点连线为 L4 ~ L5 棘突间，
在此点旁开 1 寸，为进针点，做好标
记，常规消毒，表皮浸润麻醉，用小
针刀从定位处进针，缓慢进针，小针
刀触及神经根时患者会有向下肢放电
的感觉，宜调整进针方向。于神经根
出口周围组织行针刀松解，以达到松
解神经根周围韧带，使神经根周围减
张、减压。针刀治疗每隔 5 日 1 次，
2 次为 1 个疗程。

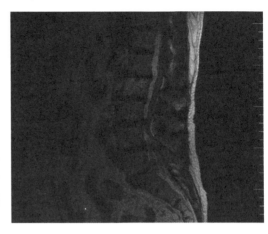

图 9-18　病例 MRI 影像

　　手法治疗：采取斜扳法，患者面
朝术者侧卧位，摆出常规腰部斜扳姿势，嘱患者正常呼吸运动，于患者呼气末行短
促发力，听到弹响后复位动作完毕，隔日 1 次。

　　功能锻炼：以头、双肘、双足五点为支撑点，可选用三点、四点、五点支撑
挺腰锻炼法，用力收缩腰背肌，使腰背完全抬离床面，像拱桥一样，时间以腰部耐
受为度，休息片刻，重复动作 10 ~ 20 次。

　　次诊：患者治疗 14 天后，症状缓解明显，嘱患者继续进行功能锻炼，随诊 1
年后，未见复发。

　　按：《素问·本藏》指出："血和则经脉流行，营复阴阳，筋骨劲强，关节清利
也。"患者因跌仆闪挫致腰部经脉受损，"气伤痛、形伤肿"，离经之血阻滞经脉，脉
络痹阻不通，而致血瘀。血瘀与气滞并见，故疼痛持续、固定不移、刺痛拒按，俯
仰转侧不利，睡卧时翻身困难。入夜血行缓慢，血瘀症状加重，故而疼痛加重。经
脉痹阻不通，下肢失于濡养，故见下肢麻木、疼痛。腰椎管狭窄为临床难治病，进
行椎间孔针刀松解需要对腰部解剖位置非常明确，王世轩主任采取麻药只浸润皮下
及浅筋膜的方法，缓慢进针，并在椎间孔附近轻轻摇摆针身，针刀在触及神经根时
会向下有放电感，此时避开有放电感的位置，松解其旁边的增生组织或粘连即可。

　　腰椎管狭窄症也是神经根受到压迫，引起症状，其特点是在站立行走过程中，压
力逐渐增加，症状逐渐加重，直到跛行，停止行走，下蹲或坐下，以缓解麻木等症。
针刀亦是松解神经压迫，局部减张减压，改善气血及体液循环，以恢复神经功能。

　　由于神经对周围组织压力的感知能力，所以当针刀接近神经周围时，压力会改
变，神经传导也会发生改变，出现麻木、放射样感觉，此时注意防止神经损伤。针刀
不进入椎管内。

　　常规斜扳法，是使腰椎发生旋转，达到治疗目的。王氏正脊之复位法是通过"分扳

法"作用于腰椎，使椎间产生负压、分离，离而复合，达到复位腰椎小关节错位或紊乱，改变腰椎曲度，使椎间盘与神经根之间产生移位、分离，达到解除神经根压迫的目的。

（王世轩主诊，金鹏整理）

腰痛病（腰椎间盘突出症伴神经根病）

张某，男，52岁。因"腰痛伴左下肢麻痛15天"来医院，以"腰椎间盘突出伴神经根病"为诊断收入院。体格检查：舌紫暗，苔薄白，脉弦。腰椎生理曲度变直，L4~L5、L5~S1棘突间及左侧旁开1.5cm压痛（+），腰椎活动度：前屈20°、后伸10°、左侧屈10°、右侧屈15°、左右旋转各15°，直腿抬高试验：L50°（+）加强试验（+），R70°，膝腱反射：L（+）、R（++），跟腱反射：L（+）、R（++），股四头肌肌力：L Ⅳ级、R Ⅳ级，足背伸肌肌力：L Ⅳ级、R Ⅳ级，足跖屈肌肌力：L Ⅳ级、R Ⅳ级，Babinski征R（-）、L（-），足背动脉搏动清。辅助检查：腰椎间盘CT（自带）示：腰4~腰5、腰5~骶1椎间盘突出。采取王氏正脊手法配合中药汤剂治疗，治疗14天后腰痛感及左下肢麻痛感基本消失。随访1年，未见复发。

初诊：2021年8月31日。诊断：腰椎间盘突出伴神经根病。主诉：腰痛伴左下肢麻痛15天。体格检查：舌紫暗，苔薄白，脉弦。腰椎生理曲度变直，L4~L5、L5~S1棘突间及左侧旁开1.5cm压痛（+），腰椎活动度：前屈20°、后伸10°、左侧屈10°、右侧屈15°、旋转各15°，直腿抬高试验：L50°（+）加强试验（+），R70°，膝腱反射：L（+）、R（++），跟腱反射：L（+）、R（++），股四头肌肌力：L Ⅳ级、R Ⅳ级，足背伸肌肌力：L Ⅳ级、R Ⅳ级，足跖屈肌肌力：L Ⅳ级、R Ⅳ级，Babinski征R（-）、L（-），足背动脉搏动清。辅助检查：腰椎间盘CT（自带）示：腰4~腰5、腰5~骶1椎间盘突出（图9-19）。采取王氏正脊手法配合中药汤剂治疗。

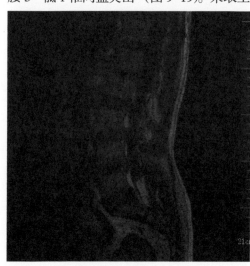

手法治疗：患者俯卧位：先以点按法按摩足太阳膀胱经俞穴、居髎及环跳疼痛点，点揉法按拿腰4~腰5患侧突出疼痛部位，在牵引下抖法抖腰，平推、顺推足太阳膀胱经循行部位。充分放松后以腰部分扳法整复错位节段。上述手法每周1次。

中药汤剂口服，以活血止痛。处方：生地12g，赤芍9g，丹参9g，延胡索9g，牛膝9g，陈皮6g，白术9g，茯苓9g，合欢皮12g。酸枣仁15g。

次诊：经过14天治疗后，腰痛感

图9-19　病例CT影像

及左下肢麻痛感基本消失。随访 1 年，未见复发。

按：腰椎间盘突出症是临床上常见疾病，王世轩主任所创王氏正脊手法须辨证施法；手法要轻重恰当，不可粗暴；肌肉较紧张的患者需针刀松解后再配合手法治疗。治疗后为了维持腰椎稳定，可行腰围固定等治疗。一般在手法后腰部可有轻微疼痛反应，第二天反应消失并感到轻松，这是椎间盘突出稍有回纳的原因。

临床越来越多老年腰腿痛患者，诊断为"腰椎间盘突出症"，同时有腰椎骨关节炎，小关节软骨退变缺失，关节不稳，出现滑脱。女性患者前滑脱多见。治疗不同于单纯腰椎间盘突出症。

分扳法的作用机理是使脱出椎间盘的上位椎体向后旋转，下位椎体向前旋转，同时使椎体间分离，椎间隙扩大，以达"离而复合"的整复目的。临床实施时，既可以矫正滑脱移位，又能够解除椎间盘对神经根的压迫。

（金鹏主诊）

腰痛病（腰椎间盘突出症，L4 椎体滑脱）

> 李某，女，73 岁。以"腰部疼痛，活动受限，双下肢疼痛 3 个月，加重 5 天"为主诉入院。患者腰部疼痛，以刺痛为主，痛处固定，活动受限，双下肢疼痛，间歇性跛行，饮食可，二便调，夜寐尚可。腰椎间盘 CT 平扫：L3~L4、L4~L5、L5~S1 椎间盘膨出，L4 向前滑脱，腰椎退行性变。舌暗红，苔少，脉沉迟。四诊合参，证属肝肾亏虚，风寒痹阻。治法：补益肝肾，祛风通络。行腰部牵引治疗，针刺治疗，针刀治疗，配合腰背部功能锻炼。随访 1 年，未见复发。

初诊：主诉：腰部疼痛，活动受限，双下肢疼痛 3 个月，加重 5 天，现病史：腰部疼痛，以刺痛为主，痛处固定，活动受限，双下肢疼痛，间歇性跛行，饮食可，二便调，夜寐尚可。查体：腰椎侧凸，腰骶背部僵硬，L3~L4、L4~L5、L5~S1 棘间及棘旁压痛阳性，台阶征阳性，腰部屈伸受限，左右侧屈 10°，左右旋转 10°，双骶髂关节压痛，双直腿抬高试验（+），加强试验（+），双下肢肌力 V 级，双膝腱反射（++）、双跟腱反射（++）、双巴氏征（－）。舌暗红，苔少，脉沉迟。辅助检查：腰椎间盘 CT 平扫：L3~L4、L4~L5、L5~S1 椎间盘膨出，L4 向前滑脱，腰椎退行性变。中医诊断：腰痛病。证候诊断：肝肾亏虚，风寒痹阻。西医诊断：腰椎间盘突出症。治法：补益肝肾、祛风通络。行腰部牵引治疗，针刺治疗，针刀治疗，配合腰背部功能锻炼。

牵引治疗：患者取仰卧位，使用四维牵引仪进行牵引，每日 1 次，每次 20min。

小针刀疗法：患者俯卧位，用拇指按压触摸到腰椎棘突压痛点或硬结处做好定位，用小针刀从定位处进针，小针刀切割剥离筋膜或硬结。

针刺治疗：主穴：夹脊穴、腰阳关、委中。

配穴：后溪（取对侧）、命门（补）、太溪（双补）。

腰背肌功能锻炼：a.仰卧锻炼：以头、双肘、双足五点为支撑点，可选用三点、四点、五点支撑挺腰锻炼法，用力收缩腰背肌，使腰背完全抬离床面，像拱桥一样，时间以腰部忍受为度，休息片刻，重复动作 10～20 次。b.俯卧锻炼：可选用飞燕点水法锻炼。要求全身用力，上下身同时后伸至最大限度，注意配合呼吸，如此反复进行 10～20 次。c.站立锻炼：可选倒退行走法，注意锻炼时应选在平整的操场上，以防意外。功能锻炼应根据患者体质情况，次数逐渐增多，动作幅度逐渐加大，且持之以恒。另外，嘱患者劳动时，应选取正确的姿势，腰部注意保暖等事项。

次诊：患者腰部疼痛伴活动受限，较前明显好转，随访 1 年未见复发。

治疗前后 X 线影像（图 9-20）。

按：在临床上，退行性腰椎滑脱症是常见多发病，多发于 50 岁以上的中老年人，女性多见。本病的病因是因为随着年龄的增长，椎间盘退变，髓核中的水分丢失，椎间隙狭窄，导致椎体后小关节退变及椎体后小关节的重塑，破坏了脊柱内源性稳定系统，同时腰背肌群作为椎旁肌群对抗肌的腹肌及起止于脊柱、骨盆的韧带的功能减退，破坏了脊柱外在平衡系统，两者结合，引发本病。所以治疗本病根本在于调整腰骶枢纽、纠正脊柱曲度异常。"三维牵引"疗法能有效调整腰骶枢纽、纠正脊柱曲度异常，改善、恢复脊柱骨关节的解剖生理关系、纠正脊柱曲度异常，使椎管变宽，滑脱椎体复位。

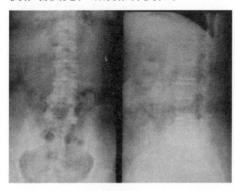　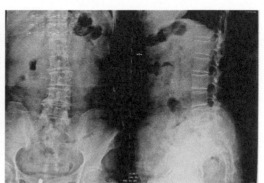

治疗前　　　　　　　　　　　　　　　治疗后

图 9-20　病例治疗前后 X 线影像

（王世轩主诊，张靖宜整理）

腰痛病（腰椎间盘突出症）

马某，男，87 岁。沈阳人。以"腰痛伴双下肢麻木 2 年余，加重 2 天"为主诉来诊。四诊可见：腰痛、双下肢麻木，腰部拒按，饮食可，睡眠欠佳，便秘，小便调，病来无发热、无恶心呕吐。舌质暗，苔薄，脉弦。辨证：由于劳损所致，腰部经脉受损，络脉受挫，"肢体损于外，则气血伤于内"，气血循行不畅，血瘀气滞，不通则痛，故腰痛，拒按，痛处固定；瘀血日久而不去，新血不至，肢体失养，而见双下肢麻木，活动不利，舌暗，苔薄，脉弦。四诊合参，为腰痛病之血瘀气滞证。治法：增液汤加补气补肾、润肠药物，共奏活血补肾健骨、润肠通便之功。共服用 14 剂，症状去，病症除。随访 1 年，未见复发。

初诊：2021 年 6 月 18 日。主诉：腰痛伴双下肢麻木 2 年余，加重 2 天。问诊：2 年前劳累后出现腰痛、双下肢麻木，经过休息未见好转，曾于医院多次住院治疗；2 天前劳累、受凉后上述症状加重，经过休息未见好转。为求中西医系统诊治，遂来医院骨科门诊就诊，经门诊医师查体、阅片后以"腰痛病"为诊断收入院。舌质暗，苔薄，脉弦。既往史：疾病史：否认冠心病，否认原发性高血压，否认糖尿病，否认高脂血症，否认脑梗死，否认脑出血。双下肢动脉硬化病史多年。前列腺增生病史多年，现自行口服盐酸坦索罗辛缓释胶囊及非那雄胺片。辅助检查：腰椎间盘 CT（自带）示：腰椎间盘突出，腰椎退行性变（图 9-21）。右下肢动静脉彩超示：右下肢动脉硬化样改变伴斑块形成；右下肢股动脉局部管腔狭窄；右下肢足背动脉阻塞样改变。查体：腰背肌紧张，腰部屈伸旋转活动受限，活动度：前屈 10°，后伸 15°，左右侧屈 20°，左右旋转 25°，L3～S1 棘旁左侧压痛（+），左侧髂嵴高点压痛（+），直腿抬高试验左 40°（+），加强试验左（+），直腿抬高试验右 50°（+），加强试验右（+），腰背伸试验（+），四肢肌力、肌张力正常，双侧肱二头肌腱反射、肱三头肌腱反射正常，双侧髌腱反射、跟腱反射正常，双侧巴宾斯基征（-）。双侧足背动脉波动减弱。辨证：由于劳损所致，腰部经脉受损，络脉受挫，"肢体损于外，则气血伤于内"，气血循行不畅，血瘀气滞，不通则痛，故腰痛，拒按，痛处固定；瘀血日久而不去，新血不至，肢体失养，而见双下肢麻木，活动不利。舌暗，苔薄，脉弦。四诊合参，为腰痛病之血瘀气滞证。治疗以增液汤为主加补气补肾、润肠药物，共奏活血补肾健骨、润肠通便之功。

处方：熟地 20g，麦门冬 30g，玄参 30g，当归 15g，芒硝 9g，制大黄 15g，生地 30g，石斛 20g，火麻仁 15g，太子参 30g，牛膝 15g。

7 剂，上方水煎取汁 300mL，分 3 次口服，每日 1 剂。

次诊：2021 年 6 月 25 日，患者颈腰痛锐减，肢体麻木症状较前明显改善。患者自述口服 1 周后症状明显缓解，效不更方，患者又服用 7 剂；复诊，症状去，病证除，随访 1 年，未见复发。

患者影像学资料见图 9-21。

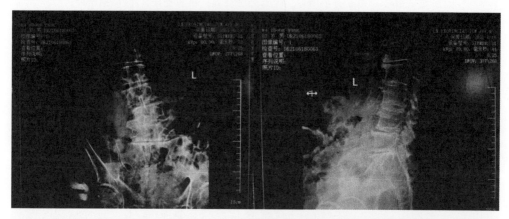

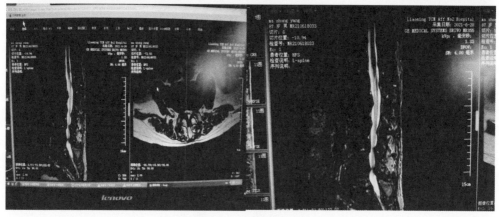

图 9-21　病例 CT 影像

按：熟地益肾纳气；当归补血和血，活血止痛；牛膝活血痛经，补肝肾，引药下行。三药伍用，活血补血、补肾健骨。玄参、麦门冬、生地、太子参、甘寒滋润，滋阴增液，润肠通便；配以大黄、芒硝、火麻仁泄热通便，软坚润燥，配以石斛补益脾胃，以后天养先天，再有太子参亦可补气、健脾、生津，气为血之帅、气行则血行，脾为后天之本，亦可达到以后天养先天之功，生津润燥以润肠通便。

（张彦龙主诊）

腰痛病（腰椎间盘突出症）

吴某，男，44岁。公务员，沈阳人。以"腰痛伴右下肢麻痛1个月"为主诉入院。四诊可见：腰痛并右腿麻痛，行理疗、外贴膏药效果不显，腰部活动不利，舌质暗，苔薄，脉弦。检查：腰背肌紧张，腰部屈伸旋转活动受限，活动度：前屈30°，后伸15°，左右侧屈20°，左右旋转20°，L3~S1棘旁压痛（+），髂嵴高点压痛（+），直腿抬高试验右50°（+），加强试验（+）。腰椎间盘MRI示：L3~L4椎间盘膨出、L4~L5椎间盘突出、L5~S1椎间盘脱出。辨证：由于劳损所致，腰部经脉受损，络脉受挫，"肢体损于外，则气血伤于内"，气血循行不畅，血瘀气滞，不通则痛，故腰痛，拒按，痛处固定；瘀血日久而不去，新血不至，肢体失养，而见右下肢麻痛，活动不利。舌暗，苔薄，脉弦。四诊合参，为腰痛病之血瘀气滞证。治法：活血化瘀，通络止痛。内外兼治，内服汤剂，外以腰部手法推拿治疗，针刺治疗，针刀治疗，配合腰背部功能锻炼。患者腰背痛锐减，腰背活动较前好转。随访1年，未见复发。

初诊：2021年10月28日。主诉：腰痛伴右下肢麻痛1个月，现病史：近1个月来腰痛伴右下肢麻痛症状未见好转，检查：腰背肌紧张，腰部屈伸旋转活动受限，活动度：前屈30°，后伸15°，左右侧屈20°，左右旋转20°，L3~S1棘旁压痛（+），髂嵴高点压痛（+），直腿抬高试验右50°（+），加强试验（+）。舌质暗，苔薄，脉弦。腰椎间盘MRI示：L3~L4椎间盘膨出、L4~L5椎间盘突出、L5~S1椎间盘脱出（图9-22）。辨证：由于劳损所致，腰部经脉受损，络脉受挫，"肢体损于外，则气血伤于内"，气血循行不畅，血瘀气滞，不通则痛，故腰痛，拒按，痛处固定；瘀血日久而不去，新血不至，肢体失养，而见右下肢麻痛，活动不利。舌暗，苔薄，脉弦。四诊合参为腰痛病之血瘀气滞证。治法：活血化瘀，通络止痛。内外兼治，内服汤剂，外以腰部手法推拿治疗，针刺治疗，针刀治疗，配合腰背部功能锻炼。

（1）汤药处方：川芎15g，当归20g，地龙20g，牛膝25g，杜仲20g，羌活15g，秦艽15g，土鳖虫10g，香附15g，鸡血藤2袋。14剂，水煎服300mL，每次100mL，每日3次口服。

（2）针刺治疗：

主穴：双侧腰夹脊穴、双侧肾俞穴、双侧委中穴、腰痛点。

配穴：环跳、承扶、承山、阳陵泉、悬钟、丘墟。

刺法：平补平泻，留针30min，每日1次以疏通经络。

（3）小针刀疗法：患者俯卧位，用拇指按压触摸到腰5横突压痛点或硬结处做好定位，用小针刀从定位处进针，触及横突时行小针刀切割剥离筋膜或硬结，切勿将小针刀刺入腹腔内。隔5~7天1次，2次为1个疗程。

（4）推拿手法：运用冯氏双拇指触诊法，用脊柱定点旋转复位法治疗。

（5）背肌功能锻炼：a. 仰卧锻炼：以头、双肘、双足五点为支撑点，可选用三点、四点、五点支撑挺腰锻炼法，用力收缩腰背肌，使腰背完全抬离床面，像拱桥一样，时间以腰部忍受力度，休息片刻，重复动作 10～20 次。b. 俯卧锻炼：可选用飞燕点水法锻炼。要求全身用力，上下身同时后伸至最大限度，注意配合呼吸，如此反复进行 10～20 次。c. 站立锻炼：可选倒退行走法，注意锻炼时应选在平整的操场上，以防意外。功能锻炼应根据患者体质情况，次数逐渐增多，动作幅度逐渐加大，且持之以恒。另外，嘱患者劳动时，应选取正确的姿势，腰部注意保暖等事项。

次诊：2021 年 11 月 13 日复查，患者腰背痛锐减，腰背活动较前好转，随访1 年，未见复发。

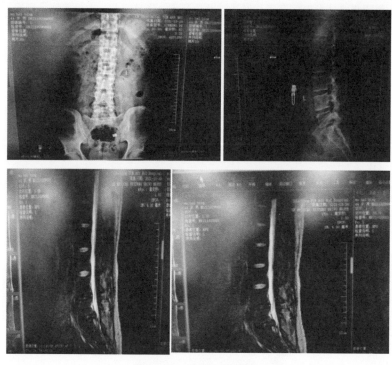

图 9-22　病例 MRI 影像

按：本例患者不惑之年，因工作性质，长期久坐，缺乏运动。劳损日久，痹阻不通，不通则痛，不荣则痛。选用活血通络止痛，辅以补肾健骨之方。"肢体损于外，则气血伤于内"，气血循行不畅，血瘀气滞，不通则痛，故腰痛，拒按，痛处固定；瘀血日久而不去，新血不至，肢体失养，而见下肢麻痛症状。通过理筋、调曲、练功使患者脊柱重新建立稳定、平衡。

（王世轩主诊，张彦龙整理）

腰痛病（腰椎间盘突出症）

　　朱某，男，27岁，教师。以"腰痛伴左下肢麻痛6个月，加重3周"为主诉入院。四诊可见：曾行理疗、外敷用膏药等效不显，近3周来腰痛症状加重，伴左下肢麻痛，检查：腰背肌紧张，腰部屈伸旋转活动受限，活动度：前屈10°，后伸5°，左右侧屈10°，左右旋转20°，L3～S1棘旁左侧压痛（+），左侧髂嵴高点压痛（+），直腿抬高试验左30°（+），加强试验左（+），左下肢皮肤痛觉迟钝，四肢肌力、肌张力正常，双侧肱二头肌腱反射、肱三头肌腱反射正常，双侧髌腱反射、跟腱反射正常，双侧巴宾斯基征（–）。舌紫暗，舌苔薄白，脉弦。腰椎MRI示：L2～L3椎间盘突出。辨证：劳累闪挫，筋脉受损，气血瘀阻，肢体经脉失于濡养发为腰痛。四诊合参，证属血瘀气滞。治法：活血化瘀，通络止痛。行针刺治疗，针刀治疗，配合腰背部功能锻炼。患者腰背痛锐减，腰背活动较前好转，下肢麻痛症状较前明显改善。随访1年，未见复发。

　　初诊：2021年6月10日。主诉：腰痛伴左下肢麻痛6个月，加重3周。现病史：曾行理疗、外敷用膏药等效不显，近3周来腰痛症状加重，伴左下肢麻痛，检查：腰背肌紧张，腰部屈伸旋转活动受限，活动度：前屈10°，后伸5°，左右侧屈10°，左右旋转20°，L3～S1棘旁左侧压痛（+），左侧髂嵴高点压痛（+），直腿抬高试验左30°（+），加强试验左（+），左下肢皮肤痛觉迟钝，四肢肌力、肌张力正常，双侧肱二头肌腱反射、肱三头肌腱反射正常，双侧髌腱反射、跟腱反射正常，双侧巴宾斯基征（–）。舌紫暗，舌苔薄白，脉弦。腰椎MRI示：L2～L3椎间盘突出（图9-23）。辨证：劳累闪挫，筋脉受损，气血瘀阻，肢体经脉失于濡养发为腰痛。四诊合参，证属血瘀气滞。治法：活血化瘀、通络止痛为主，行针刺治疗，针刀治疗，配合腰背部功能锻炼。

　　小针刀疗法：患者俯卧位，用拇指按压触摸到腰2、腰3横突压痛点或硬结处做好定位，用小针刀从定位处进针，触及关节突关节时做纵横切割，再沿骨质走行至横突侧做剥离，切勿将小针刀刺入腹腔内。

　　推拿手法：运用冯氏双拇指触诊法，发现棘突的偏歪多与腰3横突局部压痛相一致，用脊柱定点旋转复位法治疗。

　　腰背肌功能锻炼：a.仰卧锻炼：以头、双肘、双足五点为支撑点，可选用三点、四点、五点支撑挺腰锻炼法，用力收缩腰背肌，使腰背完全抬离床面，像拱桥一样，时间以腰部能忍受为度，休息片刻，重复动作10～20次。b.仰卧锻炼：可选用飞燕点水法锻炼。要求全身用力，上下身同时后伸至最大限度，注意配合呼吸，如此反复进行10～20次。c.站立锻炼：可选倒退行走法，注意锻炼时应选在平整的操场上，以防意外。功能锻炼应根据患者体质情况，次数逐渐增多，动作幅度逐渐加大，且持之以恒。另外，嘱患者劳动时，应选取正确的姿势，腰部注意保暖等事项。

针刺治疗：

主穴：双侧腰夹脊穴、双侧肾俞穴、双侧委中穴、腰痛点。配穴：环跳、承扶、承山、阳陵泉、悬钟、丘墟。上穴，平补平泻，留针30min，每日1次以疏通经络。

次诊：患者腰背痛锐减，腰背活动较前好转，下肢麻痛症状较前明显改善。随访1年，未见复发。

按：由于突出于椎管前缘的椎间盘，刺激或压迫腰脊神经根或马尾神经，引起腰痛或腰脊神经所支配的下肢放射性疼痛、麻痹。腰椎的稳定靠肌肉的维系力，因过度劳累，患者为教师，工作性质要求他久坐或久站，腰部肌肉劳损，肌力失衡，导致腰椎后关节不稳，椎体旋转、倾斜，诱发椎间盘突出。运用小针刀，松解粘连、刮除疤痕，消除痉挛，改善局部血液循环，以调节力的平衡失调，配合斜扳法，把用针刀没有完全剥离的粘连松开，针刀手法相互配合，可以达到较完善的治疗效果，所以远期效果好。同时，锻炼可增加软组织的韧性，增加肌肉的强度，可改善软组织病变部位的血液循环，有利于病变的恢复；小针刀可松解软组织病变部位的粘连，有利于病变组织的功能康复。

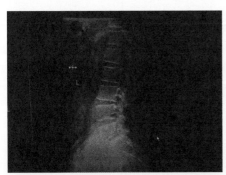
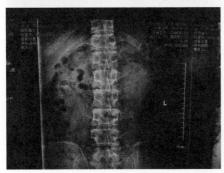
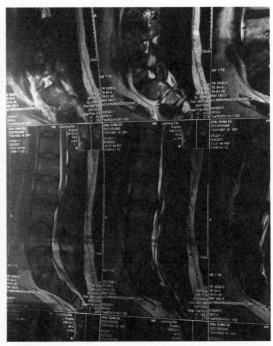

图 9-23 病例 MRI 影像

（王世轩主诊，张彦龙整理）

腰痛病、膝痹病（腰椎管狭窄，双膝关节骨关节炎）

杨某，女，78岁。以"腰部疼痛，右下肢麻痛，双膝关节疼痛8年，加重1周"为主诉入院。四诊可见：腰部疼痛，痛处固定，拒按，右下肢麻痛，双膝关节疼痛，发病以来无发热，饮食及二便正常，夜眠差。查体：腰部肌肉僵硬，活动受限，前屈50°，后伸10°，左旋15°，右旋15°，左侧屈15°，右侧屈15°，L3~S1棘突压痛（+），棘旁压痛：左（+），右（+），直腿抬高试验：左30°（+），加强试验（+），右10°（+），加强试验（+），右下肢肌力三级，左下肢肌力四级，双下肢皮肤感觉正常。双膝关节屈伸活动受限，右膝关节屈曲30°伸0°，左膝关节屈曲50°伸0°，双膝关节周围压痛（+），关节内、外侧间隙压痛（+），回旋挤压试验（+），浮髌试验（-），髌骨研磨试验（+），抽屉试验（-）。舌紫暗，脉弦。

辅助检查：左膝关节正侧位片：左膝关节退行性改变，请结合临床，建议必要时进一步检查。腰椎MR：腰椎退行性改变，椎间盘变性。L2~L3椎间盘脱出，L3~S1椎间盘膨出伴突出，椎管变窄。L2~L3椎体终板炎。请结合临床。右膝关节MR平扫：右膝关节内侧半月板脱出，后角撕裂？请结合临床及查体；右膝关节外侧半月板前角损伤，请结合临床；右膝关节前交叉韧带损伤，请结合临床；右膝关节内外侧副韧带损伤不除外，请结合临床；右侧胫骨髁间嵴棘下、胫骨内侧髁骨软骨损伤，髌骨软化；右膝关节髌上囊及关节腔积液；右侧髌下脂肪垫炎。心电图：正常心电图。四诊合参：腰部疼痛，痛处固定，拒按，右下肢麻痛，双膝关节疼痛，拒按，饮食及二便正常，夜眠差。舌紫暗，脉弦。辨证：肝肾亏虚兼气滞血瘀。治法：活血化瘀，舒筋通络，养心安神。以独活寄生汤为主方加减化裁，14剂，患者腰膝疼痛症状消失，夜眠可。

初诊：2020年9月15日。患者以"腰部疼痛，右下肢麻痛，双膝关节疼痛8年，加重1周"为主诉入院。四诊可见：腰部疼痛，痛处固定，拒按，右下肢麻痛，双膝关节疼痛，发病以来无发热，饮食及二便正常，夜眠差。查体：腰部肌肉僵硬，活动受限，前屈50°，后伸10°，左旋15°，右旋15°，左侧屈15°，右侧屈15°，L3~S1棘突压痛（+），棘旁压痛：左（+），右（+），直腿抬高试验：左30°（+），加强试验（+）；右10°（+），加强试验（+），右下肢肌力三级，左下肢肌力四级，双下肢皮肤感觉正常。双膝关节屈伸活动受限，右膝关节屈曲30°伸0°，左膝关节屈曲50°伸0°，双膝关节周围压痛（+）关节内、外侧间隙压痛（+），回旋挤压试验（+），浮髌试验（-），髌骨研磨试验（+），抽屉试验（-）。舌紫暗，脉弦。辅助检查：左膝关节正侧位片：左膝关节退行性改变，请结合临床，建议必要时进一步检查。腰椎MR：腰椎退行性改变，椎间盘变性（图9-24）。L2~L3椎间盘脱出，L3~S1椎间盘膨出伴突出，椎管变窄。L2~L3椎体终板炎。请结合临床。右膝关节MR平扫：右膝关节内侧半月板脱出，后角撕裂？请结合临床及查体；右膝关节外侧半月板前角损伤，请结合临床；右膝关节前交叉韧带损伤，请结合临床；右膝关节内外侧副韧带损伤不除外，请结合临床；右侧胫骨髁间嵴棘下、胫骨内侧髁骨软骨损伤，髌骨软化；右膝关节髌上囊及关节腔积液；右侧髌下脂肪垫炎。心电图回报：正常心电图。四诊合参：腰部疼痛，痛处固定，拒按，右下肢麻痛，双膝关节疼痛，拒按，饮食及二便正常，夜眠差。舌紫暗，脉弦。辨证：肝肾亏虚兼气滞血瘀。治法：活血化瘀，舒筋通络，养心安神。治法：活血化瘀，舒筋通络，补益肝肾，养心安神。

以独活寄生汤为主方加减化裁，处方如下：独活 15g，桑寄生 15g，熟地黄 15g，当归 10g，赤芍 20g，生白芍 20g，川芎 15g，太子参 15g，茯苓 15g，炙甘草 10g，秦艽 15g，地龙 10g，天麻 10g，全蝎 3g，白僵蚕 15g，海风藤 15g，鸡血藤 30g，乳香 10g，珍珠母 30g，石菖蒲 15g，远志 15g，生龙骨 20g，生牡蛎 20g。7 剂，每日 1 剂，水煎服，每日 3 次温服。

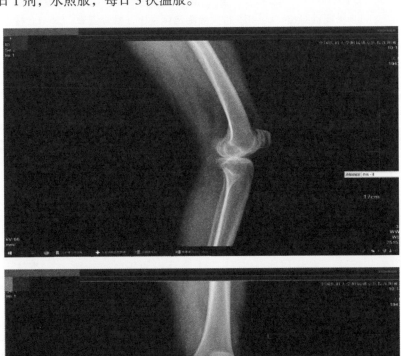

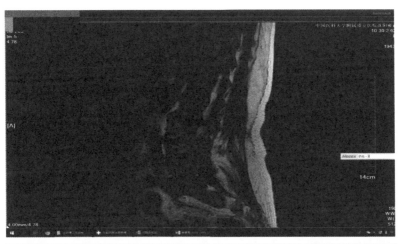

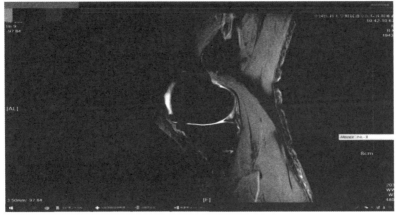

图 9-24　病例 MR 影像

复诊：2020 年 9 月 24 日。腰腿疼痛症状明显缓解，夜眠改善，继服前方 14 剂。

三诊：2020 年 10 月 12 日。治疗后复查，症状基本消失，夜眠佳。

按：老年女性，肝肾不足，加之病程日久，经络不通，气滞血瘀，不通则痛。故腰部疼痛，双膝关节疼痛，气虚不能濡养经络则肢体麻木不仁，肝肾亏虚，阴虚阳亢，热扰心神，则夜眠差。舌紫暗，脉弦。独活寄生汤中独活、槲寄生、天麻祛风湿，补肝肾，止痹痛；白芍、川芎、当归、太子参、川芎养血活血，加赤芍、乳香、鸡血藤、海风藤，增强活血化瘀通络之功；茯苓健脾；甘草调和诸药。全方可使血气足而风湿除，肝肾强而痹痛愈。加天麻、全蝎、白僵蚕等血肉有情之品增强活血通络之功；珍珠母、石菖蒲、远志、龙骨、牡蛎增强平肝潜阳、养心安神之功。患者自述用药 7 剂时关节疼痛、腰部疼痛症状明显缓解，夜眠改善，用药 14 剂时症状基本消失，夜眠佳。3 个月后复诊，未复发。

（王世轩主诊，杨阳整理）

腰痛病（腰椎管狭窄症）

陈某，女，75岁。沈阳人，退休工人。以"腰部疼痛，活动不利，伴双下肢无力10年，加重7天"为主诉来诊。四诊可见：10年前因劳累致腰部疼痛，活动不利，双下肢无力，曾在外院就诊，诊疗经过不详，症状缓解，7天前因劳累上述症状复发并加重。现症见：腰部疼痛，喜按，活动受限，双侧臀部胀痛，双下肢无力，发病以来口干，无胸闷、胸痛，偶有头晕、腹胀，饮食、小便正常，近3日大便未解，大便秘结，夜眠差。舌红，少苔，脉细数。查体：腰部肌肉僵硬，腰部活动受限，L3～S1棘旁压痛（+），反射痛（+），直腿抬高试验（+）。辅助检查：腰椎间盘CT：腰椎管狭窄；骨质疏松；腰椎间盘突出；腰椎退行性改变。四诊合参：腰部疼痛，喜按，活动受限，双侧臀部胀痛，双下肢无力，发病以来口干，无胸闷、胸痛，偶有头晕、腹胀，饮食、小便正常，近3日大便未解，大便秘结，夜眠差。舌红，少苔，脉细数。中医辨证：患者年老体弱，脏器衰竭，肝肾亏虚，肾主骨生髓，肾主纳气，肝主筋，肝肾亏虚，筋骨失荣则腰部疼痛，喜按，活动受限，肾主骨生髓，脑为髓海，肾精亏虚则髓海失荣故头晕；肾水亏虚，水火不能既济，水气凌心，则心神失养，心主神志，心神失养则夜眠差；肾阴不足，阴虚火旺，增液耗津，津亏水少，则大便秘结。舌红，少苔，脉细数，均为肝肾亏虚、心神失养之证。治法：补肝益肾，滋阴增液，养心安神。以增液汤加补肝益肾、养心安神药物为主，患者饮14剂，上述症状消失。

初诊：2019年4月7日。患者以"腰部疼痛，活动不利，伴双下肢无力10年，加重7天"为主诉来诊，现病史：10年前因劳累致腰部疼痛、活动不利，双下肢无力，曾在外院就诊，诊疗经过不详，症状缓解，7天前因劳累上述症状复发并加重。现症见：腰部疼痛，喜按，活动受限，双侧臀部胀痛，双下肢无力，发病以来口干，无胸闷、胸痛，偶有头晕、腹胀，饮食、小便正常，近3日大便未解，大便秘结，夜眠差。舌红，少苔，脉细数。查体：腰部肌肉僵硬，腰部活动受限，L3～S1棘旁压痛（+），反射痛（+），直腿抬高试验（+）。辅助检查：腰椎间盘CT：腰椎管狭窄；骨质疏松；腰椎间盘突出；腰椎退行性改变，如图9-25所示。

四诊合参：腰部疼痛，喜按，活动受限，双侧臀部胀痛，双下肢无力，发病以来口干，无胸闷、胸痛，偶有头晕、腹胀，饮食、小便正常，近3日大便未解，大便秘结，夜眠差。舌红，少苔，脉细数。中医辨证：患者年老体弱，脏器衰竭，肝肾亏虚，肾主骨生髓，肾主纳气，肝主筋，肝肾亏虚，筋骨失荣则腰部疼痛，喜按，活动受限，肾主骨生髓，脑为髓海，肾精亏虚则髓海失荣故头晕；肾水亏虚，水火不能既济，水气凌心，则心神失养，心主神志，心神失养则夜眠差；肾阴不足，阴虚火旺，增液耗津，津亏水少，则大便秘结；舌红，少苔，脉细数，均为肝肾亏虚、心神失养之证。治法：补肝益肾，滋阴增液，养心安神。以增液汤加补肝益肾、养心安神药物。

处方：生地 20g，麦门冬 20g，玄参 20g，太子参 20g，炙甘草 10g，枳壳 20g，陈皮 15g，丹参 30g，郁金 10g，白芍 15g，白蒺藜 10g，菟丝子 15g，杜仲 15g，枸杞子 15g，柏子仁 15g，远志 12g，酸枣仁 20g。

复诊：患者自述 7 剂后症状大有好转，效不更方，继续中药汤剂口服。7 剂后患者自述症状基本消失。

影像学资料见图 9-25。

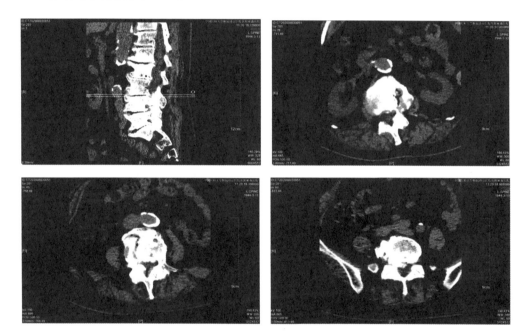

图 9-25　病例 CT 影像

按：本方由增液汤加减而来。本方是阳明温病阴亏液涸，无水舟停之证而设。方中重用玄参，苦咸而寒，滋阴润燥，壮水制火，启肾水以润肠燥，配生地、麦门冬之甘寒，清热养阴，壮水生津，以增玄参滋阴润燥之力。方中三药合用，大补阴液，润滑肠道，增水行舟，促使糟粕下行，故名之曰"增液汤"，然非重用不为功，且可借三药寒凉之性以清热。"妙在寓泻于补，以补药之体，作泻药之用，即可攻实，又可防虚"。配太子参之味甘、苦性平，功能益气健脾，可治津乏、口干等症。枳壳行气消胀，宽胸快膈；郁金行气解郁，祛瘀止痛，凉血清心，利胆退黄。枳壳行于气分，以理气消胀为主；郁金既入气分，又走血分，以行气解郁，凉血散瘀为要。二药伍用，一气一血，气血并治，行气活血、解郁止痛的力量增强。配陈皮之理气开胃，避免补药引起壅气胀满的副反应。丹参味苦，性微寒，功能活瘀血，生新血，凉血，安神。温病热入营血而致血热心烦、昼静夜躁等症，可配用生地、玄参等同用。对血虚有热，烦躁不眠者，可配生地、郁金、远志、酸枣仁、麦门冬等同用。酸枣仁养心阴、益肝血，清肝胆虚热而宁心安神；柏子仁养心气、润肾燥，安魂定魄，益智宁神。二药伍用，相得益彰，养心安神，疗失眠甚效。配交通心肾之远志，加强安神益智的作用。杜仲味甘、微辛，性温，菟丝子味甘、辛、性温，二药伍用具有补肝肾、强筋骨、壮腰膝的作用。加之枸杞子补肝肾作用加强。蒺藜味辛、苦，性微温，功能疏肝郁，散肝风，平肝，治疗头痛、头晕等症。可配合白芍，加强其功效。炙甘草具有调和诸药的作用。

（杨阳主诊）

腰痛病（腰椎间盘突出症，腰椎管狭窄症）

山某，女，69 岁。因"腰痛伴右下肢麻痛 1 年，加重 1 个月"，由门诊以"腰椎管狭窄、腰椎间盘突出"为诊断收入院。1 年前劳累后出现腰痛伴右下肢麻痛，休息后稍缓解，1 年来上述症状反复发作，未系统治疗。1 月前搬重物后上述症状突然加重，伴腰部及右下肢活动受限，遂于我院门诊就诊，经过门诊查体阅片后以"腰痛病"为诊断收入医院。入院症见：腰痛、右下肢麻痛，活动受限，饮食睡眠可，二便调，病来无发热恶心呕吐。体格检查：舌质紫暗，苔薄白，脉弦。腰椎生理曲度存在，L4～L5、L5～S1 棘突间及右侧旁开 1.5cm 压痛（+），腰椎活动度：前屈 20°、后伸 10°、左侧屈 10°、右侧屈 15°、左右旋转各 15°，直腿抬高试验：L70°、R50°（+），加强试验（+），膝腱反射：L（++）、R（+），跟腱反射：L（++）、R（+），股四头肌肌力：L Ⅳ级、R Ⅳ级，足背伸肌肌力：L Ⅳ级、R Ⅳ级，足跖屈肌肌力：L Ⅳ级、R Ⅳ级，Babinski 征 R（-）、L（-），足背动脉搏动清。辅助检查：磁共振扫描（腰椎平扫，自带）：腰椎退行性改变。L5～S1 椎间盘突出。劳损所致，腰部经络受损，气血循行不畅，《血证论》"气为血之帅，血随之运行，血为气之守，气得之而静谧"，经络不通，气滞血瘀，故腰痛，拒按，痛有定处，《灵枢·本脏》"是故血和则经脉流行，营复阴阳，筋骨劲强，关节清利矣"，肢体失于濡养，故见右下肢麻痛，活动受限。舌紫暗，舌苔薄白，脉弦。四诊合参，为血瘀气滞证，病为腰痛病。治疗为针刀松解后再行王氏正脊手法治疗。治疗 20 天后，患者症状缓解明显，随访 1 年，未见复发。

初诊：2020 年 10 月 30 日。因"腰痛伴右下肢麻痛 1 年，加重 1 个月"由门诊以"腰椎管狭窄、腰椎间盘突出"为诊断收入院。1 年前劳累后出现腰痛伴右下肢麻痛，休息后稍缓解，1 年来上述症状反复发作，未系统治疗。1 个月前搬重物后上述症状突然加重，伴腰部及右下肢活动受限，遂于医院门诊就诊，经过门诊查体阅片后以"腰痛病"为诊断收入医院。入院症见：腰痛、右下肢麻痛，活动受限，饮食睡眠可，二便调，病来无发热恶心呕吐。体格检查：舌质紫暗，苔薄白，脉弦。腰椎生理曲度存在，L4~L5、L5~S1 棘突间及右侧旁开 1.5cm 压痛（+），腰椎活动度：前屈 20°、后伸 10°、左侧屈 10°、右侧屈 15°、左右旋转各 15°，直腿抬高试验：L70°、R50°（+），加强试验（+），膝腱反射：L（++）、R（+），跟腱反射：L（++）、R（+），股四头肌肌力：L Ⅳ级、R Ⅳ级，足背伸肌肌力：L Ⅳ级、R Ⅳ级，足跖屈肌肌力：L Ⅳ级、R Ⅳ级，Babinski 征 R（−）、L（−），足背动脉搏动清。辅助检查：磁共振扫描（腰椎平扫，自带）：腰椎退行性改变。L5~S1 椎间盘突出。劳损所致，腰部经络受损，气血循行不畅，《血证论》"气为血之帅，血随之运行，血为气之守，气得之而静谧"，经络不通，气滞血瘀，故腰痛，拒按，痛有定处。《灵枢·本脏》"是故血和则经脉流行，营复阴阳，筋骨劲强，关节清利矣"，肢体失于濡养，故见右下肢麻痛，活动受限。舌紫暗，舌苔薄白，脉弦。四诊合参，为血瘀气滞证，病为腰痛病。治疗为针刀松解后再行王氏正脊手法治疗。

针刀治疗：患者压痛主要集中在病侧腰椎神经根出口处，予神经根出口处针刀松解，患者俯卧位，先定位两侧髂棘最高点连线的 L4~L5 横突间，做好标记，常规消毒，表皮浸润麻醉，用小针刀从定位处进针，缓慢进针，小针刀触及神经根时患者会有向下肢放电的感觉，因此可以及时避开神经根确保安全，再于神经根口周围组织行针刀松解，以达到减轻椎间压力、扩大椎间孔的作用。

手法治疗：采取斜扳法，患者面朝术者侧卧位，摆出常规腰部斜扳姿势，嘱患者正常呼吸运动，于患者呼气末行短促发力，以听到弹响后复位动作完毕。

功能锻炼：以头、双肘、双足五点为支撑点，可选用三点、四点、五点支撑挺腰锻炼法，用力收缩腰背肌，使腰背完全抬离床面，像拱桥一样，时间以腰部能忍受为度，休息片刻，重复动作 10~20 次。

次诊：治疗 20 天后患者症状缓解明显，嘱患者继续进行功能锻炼，随访 1 年，未见复发。

按：《灵枢·经脉》有云："脊痛腰似折，髀不可以曲，腘如结，踹如裂，是为踝厥。"腰椎管狭窄为骨科临床难治病，临床多见于老年退行性病变，腰椎小关节软骨丢失，腰椎失稳，椎体向前或向后移位，出现腰椎间盘膨出或突出、腰椎滑脱，腰椎管狭窄，压迫硬膜囊及神经根，出现腰腿痛、下肢麻木，间歇性跛行等症。腰椎关节采取椎间孔针刀松解以松解椎间孔周围韧带，减轻神经根压迫，再施以王氏正脊斜扳手法调整腰部移位及曲度，以达到筋骨平衡的目的。

患者 DR 影像见图 9-26。

从这个 DR 影像可见 L3 相较 L4 向前滑脱，L4 相较 L5 向前滑脱。对应的相关节段形成椎管狭窄。这样的较轻微改变影像大多不报告，但却是整脊医生需要多加注意的，是需要矫正的改变。

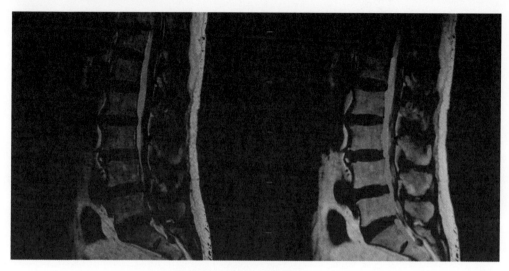

图 9-26　病例 DR 影像

（金鹏主诊）

腰痛病（腰椎管狭窄症）

高某，女，82岁。退休，沈阳人。以"腰痛伴双下肢跛行 10 余年"为主诉入院。四诊可见：曾行理疗、针灸、外用活血止痛膏等效不显，近 10 年来腰痛伴双下肢跛行持续加重，夜间痛甚，行走困难。检查：腰背肌紧张，腰部屈伸旋转活动受限，活动度：前屈 40°，后伸 15°，左右侧屈 20°，左右旋转 25°，L3～S1 棘旁压痛（+），髂嵴高点压痛（+）；直腿抬高试验左 40°（+），加强试验（+），直腿抬高试验右 50°（+），加强试验（+），腰背伸试验（+），四肢肌力、肌张力正常，双侧肱二头肌腱反射、肱三头肌腱反射正常，双侧髌腱反射、跟腱反射正常，右下肢皮肤痛觉迟钝，双侧巴宾斯基征（-），双侧足背动脉搏动减弱。舌紫暗，苔薄白，脉弦。腰椎 MRI 示：L2～L3/L4～L5 椎间盘突出、L4～L5 水平黄韧带肥厚，椎管狭窄，L3～L4 椎间盘膨出、变性，L4 椎体不稳，L5 椎体 Schmor's 结节。四诊合参：腰部疼痛，下肢活动不利，时常夜间痛甚，舌淡红，有瘀斑，脉弦细涩。辨证：瘀血阻滞、经脉痹阻、经脉失养、不通则痛、不荣则痛。治法：以活血化瘀、通络止痛为主，辅以滋补肾阴、濡养筋脉。予中药汤剂口服，理筋治疗，调曲复位，功能锻炼。患者腰痛锐减，下肢跛行症状较前好转，舌脉同前。守方服至 14 剂，腰痛消失，可步行 1km 无跛行症状。随访 1 年，未见复发。

初诊：2021 年 3 月 15 日。主诉：腰痛伴双下肢跛行 10 余年。现病史：曾行理疗、针灸、外用活血止痛膏等效不显，近 10 年来腰痛伴双下肢跛行持续加重，夜间痛甚，行走困难。检查：腰背肌紧张，腰部屈伸旋转活动受限，活动度：前屈40°，后伸15°，左右侧屈20°，左右旋转25°，L3～S1棘旁压痛（+），髂嵴高点压痛（+）；直腿抬高试验左40°（+），加强试验（+），直腿抬高试验右50°（+），加强试验（+），腰背伸试验（+）。舌紫暗，苔薄白，脉弦。腰椎MRI示：L2～L3/L4～L5椎间盘突出，L4～L5水平黄韧带肥厚，椎管狭窄，L3～L4椎间盘膨出、变性，L4椎体不稳，L5椎体Schmor's结节。四诊合参：腰部疼痛，下肢活动不利，时常夜间痛甚，舌淡红、有瘀斑，脉弦细涩。辨证：证系瘀血阻滞、经脉痹阻、经脉失养、不通则痛、不荣则痛。治法：以活血化瘀、通络止痛为主，辅以滋补肾阴、濡养筋脉。予中药汤剂口服，理筋治疗，调曲复位，功能锻炼。

（1）处方：阿胶6g，白芍15g，补骨脂20g，苍术15g，陈皮10g，川芎15g，麦门冬20g，地黄30g，木香10g，杜仲15g，秦艽10g，枸杞子20g，关黄柏10g，砂仁15g，鸡血藤30g，太子参20g，威灵仙15g，香附15g，续断15g，炙甘草10g，生薏苡仁20g。7剂，水煎服300mL，每次100mL，每日3次口服。

（2）理筋：运用摇法、揉法、滚法、按法松解腰背肌粘连，疏通经络。

（3）调曲复位：

①可用俯卧位骨盆牵引，纠正L4椎体不稳。

②针刺治疗，针刺配穴。

主穴：双侧腰夹脊穴、双侧肾俞穴、双侧委中穴、腰痛点。配穴：环跳、承扶、承山、阳陵泉、悬钟、丘墟。上穴，平补平泻，留针30min，每日1次以疏通经络。

③针刀治疗：可选用腰4～腰5椎旁松解。

（4）功能锻炼：选用"点头哈腰式、前弓后箭式"。"点头哈腰式"操作要点为正立、分步、挺膝，双手五指交叉，屈低头颈、弯腰，双手抵地方向；再直立，弯腰，双手抵地，反复8×4次。"前弓后箭式"操作要点为站立，双手叉腰，右下肢前跨，身体前倾，并屈膝（前弓），左下肢后伸直（后箭），后退回伸右膝，身体后倾，一前一后反复8×4次。

次诊：患者腰痛锐减，下肢跛行症状较前好转，舌脉同前。守方服至14剂，腰痛消失，可步行1km无跛行症状。随访1年，未见复发。

按：本例患者耄耋之年，年高体弱，劳损日久，痹阻不通，不通则痛，不荣则痛。选用活血通络止痛、补肾健骨之方。诚如《杂病源流犀烛》指出："肾虚，其本也；风、寒、湿、热、痰饮、气滞、血瘀、闪挫，其标也。或从标，或从本，贵无失其宜而已。"治疗本病，除内治外，尚可配合手法、针灸、针刀、功能锻炼等方法，以舒筋理气，强筋壮骨，以达到后天养先天之功。

患者MRI影像见图9-27。

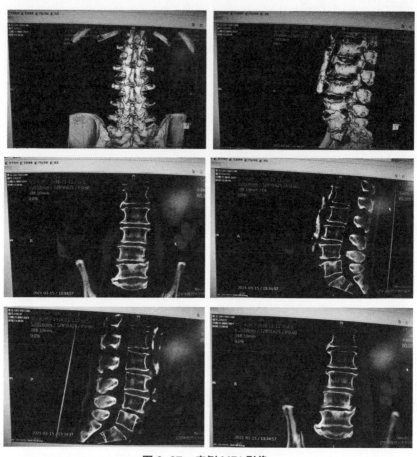

图 9-27　病例 MRI 影像

（王世轩主诊，张彦龙整理）

腰痛病（后天性腰椎滑脱症）

　　贾某，女，68 岁。以"腰部疼痛伴活动受限 6 个月"为主诉入院，患者自述半年前劳累后出现腰部疼痛不适，伴有活动受限，无下肢疼痛及放射痛，症状时轻时重，未予系统诊治，休息后未缓解。腰椎 DR 显示：腰椎退行性病变，L4 椎体滑脱。舌暗红苔少，脉沉迟。四诊合参，证属肝肾亏虚，风寒痹阻。治法：补益肝肾，祛风通络，行腰部牵引治疗，针刺治疗，针刀治疗，配合腰背部功能锻炼。随访 1 年，未见复发。

　　初诊：2020 年 1 月 8 日。主诉：腰部疼痛伴活动受限 6 个月。现病史：患者自述半年前劳累后出现腰部疼痛不适，伴有活动受限，无下肢疼痛及放射痛，症状时轻时重，未予系统诊治，休息未缓解。发病以来精神状态佳、饮食可，睡眠差，大便秘，小便调。体格检查：站立位腰椎前屈减少，L4～S1 棘突及脊旁压痛（+），左侧直腿抬高试验：60°（+），加强实验（+）；腰部活动度：前屈70°，后伸25°，侧屈左右各20°，旋转左右各20°。舌暗红苔少，脉沉迟。辅助检查：腰部 CT 显示：L4～L5 椎间盘突出（图 9-28）。中医诊断：腰痛病。证候诊断：肝肾亏虚，风寒痹阻。西医诊断：腰椎间盘突出症。治法：补益肝肾、祛风通络。行腰部牵引治疗，针刺治疗，针刀治疗，配合腰背部功能锻炼。

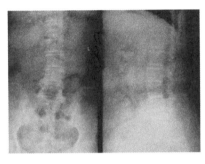 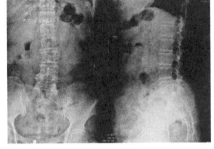

治疗前　　　　　　　　　　　　治疗后

图 9-28　病例 CT 影像

牵引治疗：患者取仰卧位，使用韦以宗三维牵引：a.患者取仰卧位，将胸部牵引带捆扎在胸肋骨下缘，另一端挂在牵引尾架上；将腿部牵引装具捆扎在患者脚踝部。b.抽出牵引钢丝绳，绕过牵引上横杆上的悬吊牵引滑轮，将牵引挂架与腿部牵引装具带环相连。c.按照"静态牵引"操作方法进行牵引，进行悬吊牵引治疗。d.三维牵引时，应在患者骶部放置沙袋，使腰部保持漏空状态以达治疗目的。e.牵引重量不宜过重，每次牵引持续时间 30min，每天 2 次，2 周为 1 个疗程。f.牵引结束后，嘱患者平卧位休息 10min，起床时采用正确姿势并使用腰围固定，以巩固疗效。

小针刀疗法：患者俯卧位，用拇指按压触摸到腰椎棘突压痛点或硬结处做好定位，用小针刀从定位处进针，小针刀切割剥离筋膜或硬结。

针刺治疗：主穴：夹脊穴、腰阳关、委中。

配穴：后溪（取对侧）、命门（补）。太溪（双补）。

腰背肌功能锻炼：a.仰卧锻炼：以头、双肘、双足五点为支撑点，可选用三点、四点、五点支撑挺腰锻炼法，用力收缩腰背肌，使腰背完全抬离床面，像拱桥一样，时间以腰部忍受力度，休息片刻，重复动作 10～20 次。b.仰卧锻炼：可选用飞燕点水法锻炼。要求全身用力，上下身同时后伸至最大限度，注意配合呼吸，如此反复进行 10~20 次。c. 站立锻炼：可选倒退行走法，注意锻炼时应选在平整的操场上，以防意外。功能锻炼应根据患者体质情况，次数逐渐增多，动作幅度逐渐加大，且持之以恒。另外，嘱患者劳动时，应选取正确的姿势，腰部注意保暖等事项。

复诊：2020 年 1 月 21 日，患者腰部疼痛伴活动受限较前明显好转。1 周后电话随访，临床症状基本消失。1 年后随访，未见复发。

按：在临床上，退行性腰椎滑脱症是常见多发病，多于 50 岁以上的中老年人，女性多见。本病的病因是因为随着年龄的增长，椎间盘退变，髓核中的水分丢失，椎间隙狭窄，导致椎体后小关节退变及椎体后小关节的重塑，破坏了脊柱内源性稳定系统，同时腰背肌群、作为椎旁肌群对抗肌的腹肌及起止于脊柱、骨盆的韧带的功能减退，破坏了脊柱外在平衡系统，两者结合，引发本病。所以治疗本病根本在于调整腰骶枢纽、纠正脊柱曲度异常。"三维牵引"疗法能有效调整腰骶枢纽、纠正脊柱曲度异常，改善、恢复脊柱骨关节的解剖生理关系、纠正脊柱曲度异常，使椎管变宽，滑脱椎体复位。

（王世轩主诊，姜宗坤整理）

第三节　腰骶部及髋部疾病

腰痛病（骶髂关节紊乱）

孙某，男，36 岁。职员，沈阳人。以"腰骶痛，活动受限 14 天"为主诉入院。病史：14 天前，久坐后引起腰骶痛，活动受限。查体：舌淡，苔薄，脉弦。腰椎曲度变直，腰部活动受限，腰骶部肌肉紧张。左侧骶髂关节处压痛（+），左"4"字试验（+），四肢肌力、肌张力未见异常，四肢皮感未见异常。治法：摇髋法治疗（每 2 天 1 次）为主，局部活血化瘀（中药外敷）为辅。治疗 7 天后诸症消失，随访 1 个月，无复发。

初诊：2021 年 11 月 26 日。主诉：腰骶痛，活动受限 14 天。现病史：14 天前，久坐后引起腰骶痛，活动受限。查体：舌淡，苔薄，脉弦。腰椎曲度变直，腰部活动受限，腰骶部肌肉紧张。左侧骶髂关节处压痛（+），左"4"字试验（+），四肢肌力、肌张力未见异常，四肢皮感未见异常。治法：摇髋法治疗（每 2 天 1 次）为主，局部活血化瘀（中药外敷）为辅。

腰骶部中药外敷治疗：每日 2 次，每次 30min，治疗 7 天。

摇髋法治疗：患者仰卧，自由呼吸，全身肌肉放松，医者以一手握定踝关节，另一手扶定膝关节，使髋关节屈曲后，再做旋转摇动。摇动幅度应从小到大，但不应超过其生理范围。操作时应注意动作和缓而有节律。

次诊：治疗7天后：患者腰骶痛，活动受限症状消失。腰骶部活动自如，局部压痛消失，"4"字试验（-）。嘱患者行腰骶部功能练习，随访1个月未见复发。

影像学资料见图9-29。

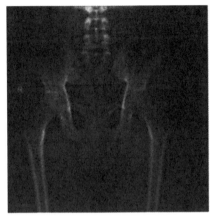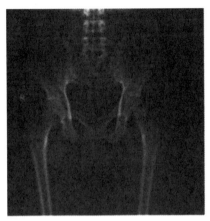

治疗前骨盆正位显示左侧髂骨后旋　　　治疗后骨盆正位左侧髂骨后旋消失

图9-29　病例DR影像

按：本例患者为久坐后引起的骶髂关节紊乱，导致以腰骶部疼痛，活动受限为主要表现病例。致病因素明确，治疗应以恢复骶髂关节正常位置为主，可辅以局部活血之中药外用。

（金光一主诊）

痹病（髋关节僵硬）

崔某，女，58岁。退休，沈阳人。"以左髋部疼痛，活动受限半年"为主诉入院。四诊可见：患者自述半年前因跌倒出现左髋部疼痛症状，半年内患者未系统治疗，于家中卧床1个月后开始正常活动，出现左髋关节活动受限，行走不利，症状持续不缓解。现症见：左髋部疼痛，痛处固定，夜间加重，活动受限，行走不利，饮食及二便正常，夜眠差。检查：左髋部无明显肿胀，皮温皮色正常，腹股沟中点压痛（+）、叩击痛（-），左下肢纵轴叩击痛（-），左髋部活动范围明显受限，"4"字试验（+），屈膝屈髋试验（+），舌紫暗，苔白，脉弦涩。左髋关节正位DR：左髋关节间隙变小，髋臼局部骨赘形成，股骨头形态完好，髋臼缘外侧可见米粒大小骨性游离体。MRI：未见明显骨质改变、无囊性变。辨证：跌打闪挫，筋脉受损，瘀血内停，气机受阻，日久不散，故而发病。

四诊合参。诊为痹病，证属血瘀气滞。治法：活血化瘀，通络止痛，予牵引、推拿理筋、中药汤剂口服。7日后次诊，患者自述左髋关节活动度较前明显改善，但疼痛未见明显减轻，继续牵引、推拿治疗，调整中药处方继续口服。10日后复诊，患者疼痛明显减轻，活动无明显受限。随访1年，未见复发。

初诊：2020年10月3日。主诉：左髋部疼痛，活动受限半年。现病史：患者自述半年前因跌倒出现左髋部疼痛症状，半年内患者未系统治疗，于家中卧床1个月后开始正常活动，出现左髋关节活动受限，行走不利，症状持续不缓解。现症见：左髋部疼痛，痛处固定，夜间加重，活动受限，行走不利，饮食及二便正常，夜眠差。检查：左髋部无明显肿胀，皮温皮色正常，腹股沟中点压痛（+）、叩击痛（-），左下肢纵轴叩击痛（-），左髋部活动范围明显受限，"4"字试验（+），屈膝屈髋试验（+）。舌紫暗，苔白，脉弦涩。左髋关节正位DR：左髋关节间隙变小，髋臼局部骨赘形成，股骨头形态完好，髋臼缘外侧可见米粒大小骨性游离体。MRI：未见明显骨质改变、无囊性变。辨证：跌打闪挫，筋脉受损，瘀血内停，气机受阻，日久不散，故而发病。四诊合参，病为痹病，证属血瘀气滞。治法：活血化瘀，通络止痛，予牵引，推拿理筋手法治疗，配合中药汤剂口服。

（1）牵引：左下肢腿套皮牵引，固定后维持牵引量4kg，持续20min。每日1次。

（2）推拿理筋手法：患者仰卧位，术者在髋部痛点行按压揉摩，进行理筋及放松局部紧张，而后一手固定骨盆，一手握住膝部，在屈膝屈髋下边摇转边下压，后使下肢外展外旋数次，松解挛缩的韧带及关节囊，消除因疼痛导致的肌肉痉挛，恢复关节活动度。每日1次。

（3）汤药处方：羌活12g，当归尾12g，姜黄9g，炙甘草6g，白术12g，海风藤10g，赤芍9g，生姜3片，伸筋草9g，牛膝15g，杜仲15g。7剂，水煎服，100mL每日3次口服。

复诊：7日后，患者自述左髋关节活动度较前明显改善，但疼痛未见明显减轻，继续牵引、推拿治疗，调整中药处方，上方去姜黄、生姜，加制川乌6g，川芎15g，延胡索12g，以增行气止痛之功。10剂。

三诊：2020年10月11日，患者疼痛明显减轻，活动无明显受限。随访1年，未见复发。

按：患者半年前因外伤后发病，四诊合参，诊断为左髋关节僵硬，血瘀气滞证，治以活血化瘀，通络止痛，予牵引、推拿、中药汤剂口服。髋关节僵硬患者，多有长期劳损史或明确外伤史，患侧负重行走时加重，故应嘱患者减少下肢负重，以卧床休养为主。治疗以推拿手法治疗为主，消除局部紧张，缓解疼痛，松解关节囊，改善关节间隙，恢复关节活动度。同时可配合针刀松解，该患者畏惧，故未行针刀治疗。小针刀可以松解粘连、刮除瘢痕、消除痉挛，改善局部血液循环，配合手法，效果更佳。中药方义：当归尾、赤芍、姜黄具有活血祛瘀、凉血消肿、行气破瘀、通经止痛之效；羌活、防风具有祛风活络、利水通经之功效；海风藤、伸筋草、牛膝、杜仲通利关节、补肝肾强筋骨；甘草调和诸药。诸药合用，共起活血化瘀、通络止痛之功。

（王世轩主诊，李洪涛整理）

骨蚀医案 1（单侧股骨头缺血性坏死）

刘某，男，50岁。患者以"右髋关节疼痛，活动不利 1 个月"为主诉来诊。现症见：右侧髋关节活动不利，疼痛，局部微热。既往髋部外伤史，右侧股骨颈骨折术后 10 年，拆内固定 9 年。查体：右髋部"4"字试验阳性，右侧腹股沟压痛，舌稍胖，苔厚腻，脉沉。辅助检查：髋关节 MR 平扫：右侧股骨头及股骨颈可见管条状伪影，右侧股骨头上缘关节面下可见不规则片状长 T1 改变，压脂序列呈高信号，相邻髋臼可见条状高信号改变，周围梨状肌间隙可见液性信号，双髋关节间隙正常，双髋关节间隙内及周围滑囊见长 T1、长 T2 积液信号影；左侧股骨头内部信号较均匀，未见异常。治疗后随访 3 个月，患者自诉无不适，可正常生活。

初诊：主诉：右髋关节疼痛，活动不利 1 个月。现病史：患者自述 1 个月来右髋关节疼痛，活动不利，3 天前无明显诱因上述症状加重，休息后未见缓解，发病来右髋部酸痛，活动受限，饮食可，二便调。既往髋部外伤史，右侧股骨颈骨折术后 10 年，拆内固定 9 年。查体：右"4"字试验阳性，右侧腹股沟压痛，舌微胖，苔厚腻，脉沉。辅助检查：髋关节 MR 平扫：右侧股骨头及股骨颈可见管条状伪影，右侧股骨头上缘关节面下可见不规则片状长 T1 改变，压脂序列呈高信号，相邻髋臼可见条状高信号改变，周围梨状肌间隙可见液性信号，双髋关节间隙正常，双髋关节间隙内及周围滑囊见长 T1、长 T2 积液信号影；左侧股骨头内部信号较均匀，未见异常（图 9-30）。中医诊断：骨蚀 - 气滞血瘀证。西医诊断：右侧股骨头缺血性坏死。治法：活血化瘀，滋补肝肾。

中药汤剂治疗，处方如下：枸杞子 30g，山药 15g，山茱萸 20g，熟地黄 30g，盐泽泻 20g，生白术 20g，茯苓 30g，菟丝子 30g，酒白芍 15g，赤芍 20g，丹参 20g，川芎 15g，当归 20g，鹿角霜 20g，生牡蛎 30g，生龙骨 30g，杜仲 15g，续断 20g，牛膝 20g，醋龟板 20g，关黄柏 15g，砂仁 15g。15 剂，加水煎取 300mL，每次 100mL，每日 3 次口服。

2020年5月10日患者复诊：自述右髋疼痛症状好转，舌略胖，红点浅于舌边，右脉沉。上方加制附子6g、肉桂2g、当归增加至25g、黄芪50g、鸡血藤30g、紫石英15g、莪术10g、葛根20g，15剂，服法同前。方中附子配伍肉桂以助阳，紫石英配伍葛根可共同治疗项背强痛、抗血小板凝集、促进骨骼生长；当归、鸡血藤、莪术增加活血通络之力；黄芪以加大补气之力。

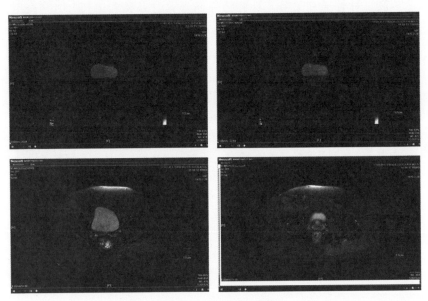

图9-30 病例MR影像

复诊：诸症消失，行走有力，可行坡路，饮食、睡眠、二便正常，舌淡红，舌下红，苔薄稍腻，脉微沉，可清楚触及，处方如下：橘红15g，厚朴12g，茯苓20g，苍术20g，杏仁10g，法半夏10g，黄连6g，墨旱莲10g，熟地20g，地黄15g，山茱萸20g，山药15g，枸杞子20g，菟丝子20g，续断20g，杜仲15g，补骨脂20g，淫羊藿20g，骨碎补20g，川芎15g，当归15g，赤芍20g，丹参30g，莪术10g，黄芪50g，葛根20g，紫石英15g，酒白芍15g，牛膝20g，鹿角霜20g，肉桂3g。20剂，加水煎取300mL，每次100mL，每日3次口服。

患者复查髋关节MR平扫示：双侧股骨头及股骨上段骨质未见确切异常信号影，关节间隙适中，关节腔内股骨头周围可见少量细线状长T1、长T2信号影，关节周围软组织未见明显肿胀，余未见异常，较前对比坏死区域明显减小，髋关节MR平扫如图9-31所示。

治疗结束后随访3个月，患者自诉无不适，可正常生活。

按：骨蚀，病名。痈疽内陷而侵蚀于骨之病证，出《灵枢·刺节真邪》，有："虚邪之入于身也深，寒与热相搏，久留而内着，寒胜其热，则骨疼内枯；热胜其寒，则烂肉腐肌为脓，内伤骨，内伤骨为骨蚀。"该病因久患疮疡，毒邪内着而骨被腐蚀破坏者，甚而有脓。相当于骨骺炎或骨髓炎。骨蚀是中医病名，相当于西医学的股骨头缺血性坏死。股骨头缺血性坏死早期主要是表现为髋关节周围酸胀，特别在运动后更明显，部分患者表现为膝关节疼痛，容易误诊，下肢力量下降，可能 DR 显示正常；中期髋关节开始出现疼痛，走路运动后疼痛加重，休息后缓解，DR 可见股骨头囊变；后期股骨头疼痛更加严重，患肢变细，力量下降明显，部分患者需要拄拐活动，DR 可见股骨头塌陷。辨证：该病例为外伤所致，日久，气滞血瘀，气滞则不能鼓动血脉运行，以致脉络瘀阻，经络不通，不通则痛。疼痛以髋关节为主，可放射到大腿近侧，表现为髋部沉重疼痛。病久属虚属瘀，又有局部微热，舌苔厚腻，则兼内有湿热。因肾主骨生髓，肝主筋，肝肾不足，则筋骨失养，骨为干，筋为刚，筋主束骨而利关节，筋骨不利，则关节屈伸不利；气血不通，不通则痛，从而出现关节疼痛，骨失荣养，髓海空虚而骨质坏死。血瘀、肾虚为股骨头坏死病理变化的核心。治则：活血化瘀兼滋补肝肾。初诊以六味地黄丸为主方，方中熟地滋阴补肾，生精填髓，作为主药。山茱萸温肝敛阴，涩精秘气，山药益肺健脾，肝肾同源，养肝阴即补肾阴，土生万物，滋脾阴亦即益肾阴，二药共助地黄滋补肾阴。配伍酒白芍、赤芍、丹参、川芎、当归等活血化瘀，通利血脉，杜仲、续断以补肝肾，强筋骨。

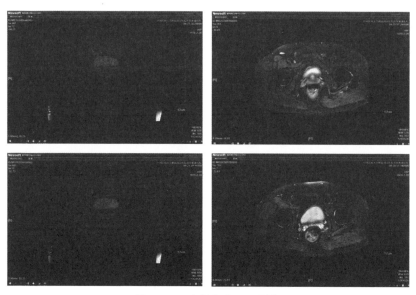

图 9-31　病例复查 MR 影像

（王世轩主诊，吴健整理）

骨蚀医案 2（双侧股骨头缺血性坏死）

张某，男，54岁。辽宁省喀左县人，农民。以"双髋关节疼痛，活动不利5个月"为主诉来诊，现症见：双髋部疼痛，发麻，行走疼痛加重，足跟恶寒，饮食二便正常，夜眠可。既往史：饮酒史20年；左髋部有跌倒伤，无手术史。查体：双髋周围压痛（+），双腹股沟中点压痛（+），左髋重，左"4"字试验（+），左髋活动受限，舌暗，胖大，苔薄白，右脉尺沉，左寸弱无力。辅助检查：髋关节MR平扫：双侧股骨头形态尚可，略不规整，其内信号不均，可见条状低信号影，左侧股骨颈外上方可见类圆形囊性长T2信号影，右侧髋臼外上方可见多发小囊状长T2信号影，双髋关节间隙内见液性长T1、长T2信号影，关节间隙未见明显狭窄。辨证：老年男性，肝肾不足，筋骨失荣，股骨头周围气血瘀滞，经络不通，不通则痛。治法：补肝肾、壮筋骨兼活血化瘀。予中药汤剂口服治疗，治疗结束后随访无不适。

初诊：2019年11月23日。主诉：双髋关节疼痛，活动不利5个月。现病史：患者自述5个月前因跌倒导致双侧髋部疼痛，活动受限，伴麻木，足跟恶寒。发病来双侧髋部疼痛麻木，行走疼痛加重，饮食可，二便调。体格检查：双髋周围压痛（+），双腹股沟中点压痛（+），左髋重，左"4"字试验（+），左髋活动受限，舌暗，胖大，苔薄白，右脉尺沉，左寸弱无力。辅助检查：髋关节MR平扫：双侧股骨头形态尚可，略不规整，其内信号不均，可见条状低信号影，左侧股骨颈外上方可见类圆形囊性长T2信号影，右侧髋臼外上方可见多发小囊状长T2信号影，双髋关节间隙内见液性长T1、长T2信号影，关节间隙未见明显狭窄（图9-32）。中医诊断：骨蚀-气滞血瘀证。西医诊断：双侧股骨头缺血性坏死。治法：补肝肾，强筋骨，活血化瘀止痛。

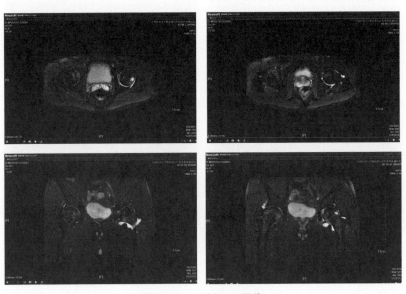

图 9-32 病例 MR 影像

中药处方：熟地 30g，山茱萸 30g，山药 20g，枸杞子 30g，菟丝子 30g，牛膝 20g，淫羊藿 20g，补骨脂 20g，续断 20g，杜仲 15g，骨碎补 20g，酒白芍 15g，川芎 15g，丹参 30g，柏子仁 20g，茯苓 20g，泽泻 20g，肉桂 3g，生龙骨 30g，生牡蛎 30g，鹿角霜 15g，三七粉 5g，独活 20g，寄生 20g。加水煎取 300mL，每次 100mL，每日 3 次口服，共 30 剂。

复诊：2020 年 1 月 10 日。自述双髋疼痛症状已消失，偶有不适，舌苔略厚，脉略弱，上方加紫石英 15g，神曲 15g，陈皮 10g，共 20 剂，服法同前。紫石英可抗血小板凝集、促进骨骼生长，神曲配伍陈皮可健脾益胃，促进吸收。患者舌淡苔白稍厚，脉略软，左寸尢，尺短，2021 年 1 月 8 日复查髋关节 MR 平扫：双侧股骨头形态尚可，其内信号不均，呈混杂长 T1、长 T2 信号改变，双髋关节间隙未见明显异常，双髋关节间隙内见长 T1、长 T2 积液信号影，影像较前对比，坏死区域减小，如图 9-33 所示。

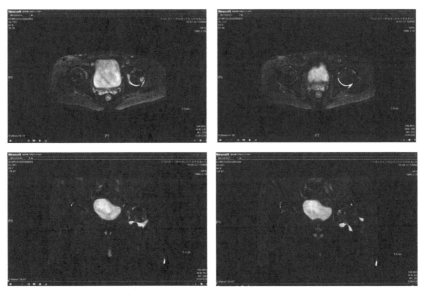

图 9-33　病例复查 MR 影像

复诊中药组方：制附子 10g，肉桂 5g，熟地黄 30g，山茱萸 30g，山药 20g，枸杞子 30g，菟丝子 30g，淫羊藿 30g，补骨脂 30g，骨碎补 20g，续断 20g，狗脊 20g，杜仲 15g，牛膝 20g，鹿角霜 20g，茯苓 20g，泽泻 20g，当归 20g，川芎 15g，酒白芍 20g，石斛 15g，丹参 30g，麦门冬 20g，党参 20g，鸡血藤 30g，紫石英 15g，生龙骨 30g，鸡内金 20g，陈皮 10g，黄芪 30g，葛根 20g，莪术 10g，独活 20g，秦艽 10g，威灵仙 15g，炙甘草 10g。加水煎取 300mL，每次 100mL，每日 3 次口服，共 20 剂。

随访 3 个月自述双髋已不痛，可以正常生活。

按：骨蚀，即股骨头缺血性坏死。该患者因外伤致股骨头供血障碍，中医认为股骨头损伤，由于患者肝肾亏虚，而筋骨失养，骨质坏疽，筋骨枯萎，屈伸不利。辨证：该病患为老年男性，肝肾不足，筋骨失荣，因跌仆闪挫导致股骨头周围气血瘀滞，经络不通，不通则痛。治则：补肝肾壮筋骨兼活血化瘀。初诊宁心补肾活血方，以龙骨、牡蛎、紫石英宁心安神，山茱萸、熟地、鹿角霜、补骨脂、淫羊藿等滋补肝肾，强筋壮骨。运用补阳之品以"阳中求阴"，从而变平补肾阴之方为填补真阴、纯甘壮水之剂；加川芎、丹参、三七粉、鸡血藤活血化瘀，独活、寄生以增行气活血之功。后方运用复骨汤加益气化瘀汤，补肾壮骨、通痹止痛同时遵循"有形之血生于无形之气"的原则，使瘀去新生，共奏益气养血、祛瘀生新之功。

（王世轩主诊，吴健整理）

骨蚀医案 3（双侧股骨头缺血性坏死）

贾某，男，31 岁。沈阳人。以"左髋关节疼痛，活动不利 3 天"为主诉来诊。患者自述因常年久坐打游戏、熬夜，而出现双髋关节疼痛，需口服止痛药止痛。现症见：双侧髋关节活动不利，行走疼痛剧烈，饮食及二便可。查体：左侧腹股沟压痛，"4"字试验阳性，舌质紫暗有瘀斑，舌下红，脉滑弱。辅助检查：髋关节 MR 平扫：双侧股骨头形态尚可，双侧股骨头关节面下信号不均，呈略混杂长 T1、长 T2 信号改变，双髋关节间隙未见明显异常，双髋关节间隙见长 T1、长 T2 信号影，左侧髂肌信号略增高，余未见确切异常。治法：活血化瘀，行气止痛。口服中药汤剂治疗。随访未见不适。

初诊：2020 年 8 月 15 日。患者以"左髋关节疼痛，活动不利 3 天"为主诉来诊。现症见：双侧髋关节活动不利，行走疼痛剧烈，饮食及二便可。查体：左侧腹股沟压痛，"4"字试验阳性，舌质紫暗，有瘀斑，舌下红，脉滑弱。辅助检查：髋关节 MR 平扫：双侧股骨头形态尚可，双侧股骨头关节面下信号不均，呈略混杂长 T1、长 T2 信号改变，双髋关节间隙未见明显异常，双髋关节间隙见长 T1、长 T2 信号影，左侧髂肌信号略增高，余未见确切异常（图 9-34）。中医诊断：骨蚀 - 气血亏虚兼气滞血瘀证。西医诊断：股骨头缺血性坏死。治则：滋阴补肾，补气活血。

处方组成如下：当归 20g，川芎 15g，赤芍 30g，丹参 30g，陈皮 15g，法半夏 15g，土茯苓 40g，萆薢 20g，桃仁 15g，红花 10g，骨碎补 20g，莪术 15g，延胡索 20g，土鳖虫 10g，急性子 5g，制没药 10g，地黄 30g，山茱萸 30g，枸杞子 30g，菟丝子 30g，淫羊藿 30g，补骨脂 30g，鹿角霜 20g，牛膝 15g，黄芪 30g，葛根 20g。15 剂加水煎取 300mL，每次 100mL，每日 3 次口服。

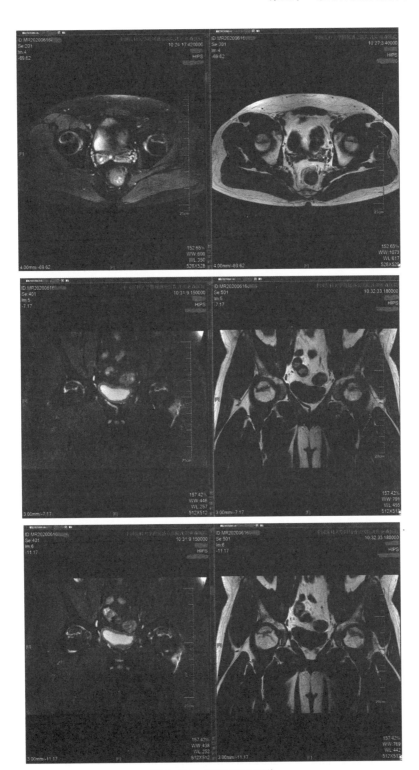

图 9-34　病例 MRI 影像

复诊：右髋部疼痛消失，舌变薄，苔薄，舌边青紫，脉软。复查髋关节 MR 平扫：缺血面积明显缩小；无明显囊变区，均匀灰度信号影面积增加，头无塌陷（图 9-35）。

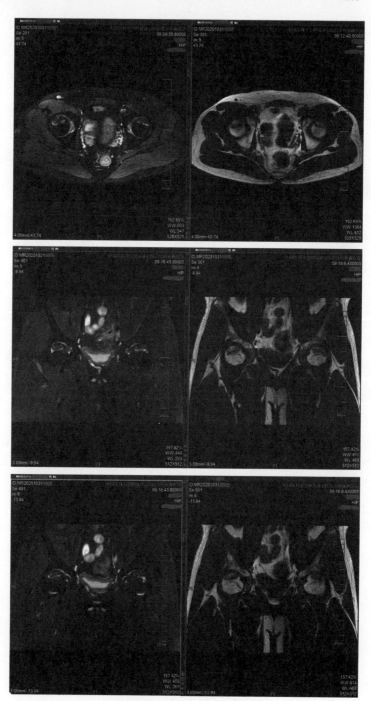

图 9-35　病例复查 MR 影像

　　调整方药如下：熟地 30g，山茱萸 20g，枸杞子 20g，菟丝子 20g，川芎 15g，赤芍 30g，丹参 30g，红花 10g，桃仁 10g，牛膝 20g，莪术 10g，没药 10g，急性子 5g，鹿角霜 15g，淫羊藿 20g，黄芪 30g，葛根 20g，紫石英 15g，神曲 20g，白芍 15g，石菖蒲 20g，秦艽 10g，威灵仙 15g，独活 20g，续断 20g，杜仲 15g，生龙骨 30g，桑葚 15g，玄参 20g，三七粉 3g（冲）。20 剂加水煎取 300mL，每次 100mL，每日 3 次口服。

　　复诊：患者症状均较前缓解，复查双髋 MR：双髋关节对位可，关节间隙未见明显变窄，关节腔内可见液性长 T2 信号影，双侧股骨头形态尚可，其内骨质信号欠均匀，可见斑片状高低混杂信号影，余骨质结构未见确切异常，周围软组织内未见确切异常信号影。缺血面积明显缩小；无明显囊变区，均匀灰度信号影面积增加，头无塌陷，与初诊髋关节 MR 平扫对比，坏死区域已明显减少，如图 9-36 所示。

　　汤药组方均同前，15 剂，服法同前。

　　复诊：患者自述偶有心烦，夜寐、饮食尚可。于前方药基础上去独活、威灵仙、龙骨、红花、桃仁、五灵脂、香附、木香、远志、柏子仁、橘红、半夏、瓜蒌，增加黄芩、竹茹、柴胡、枳壳、郁金、砂仁、沙参、厚朴、陈皮、炙甘草、茯苓、苍术、党参，诸药打粉入胶囊，口服。考虑患者久服胶囊剂有碍胃气，故予枳壳、砂仁、厚朴、陈皮等药健脾行气；柴胡、郁金行气解郁；黄芩、竹茹清虚热；炙甘草调和煮药。嘱患者仍需拄拐，避免侧卧、盘腿。

　　3 个月后随诊，患者自诉无不适，可正常生活。

　　按：股骨头缺血性坏死属"骨蚀"范畴，由于诸种原因导致脉络瘀阻，不通则痛，故髋部疼痛，痛有定处，气血亏虚，至夜阳气愈加虚弱，阴血不行，故入夜痛甚，气血不通，骨失所养，髓枯骨蚀，发为本病。该病患因先天禀赋不足，加之劳累太过，以致气血亏虚，日久累及肾，以致肾阴亏虚，无以濡养筋脉，筋骨失荣，致关节疼痛；久病气虚，不能鼓动血脉运行，以致脉络瘀阻，经络不通，不通则痛，疼痛部位固定。治则：滋阴补肾兼补气活血。初诊以补阳还五汤配伍左归丸加减，补气活血通络；加土鳖虫、骨碎补、延胡索、莪术、没药、陈皮以增行气活血之功；且《本草备要》中提出陈皮"同补药则补，同泻药则泻，同升药则升，同降药则降……利水破癥，宣通五脏"；葛根具有治疗项背强痛、抗血小板凝集、促进骨骼生长；配伍半夏、土茯苓、萆薢燥湿化痰、通利关节。复诊以左归丸搭配身痛逐瘀汤加减，滋阴补肾兼活血化瘀止痛，急性子、秦艽通利关节；白芍缓急止痛；紫石英具有治疗项背强痛、抗血小板凝集、促进骨骼生长作用。

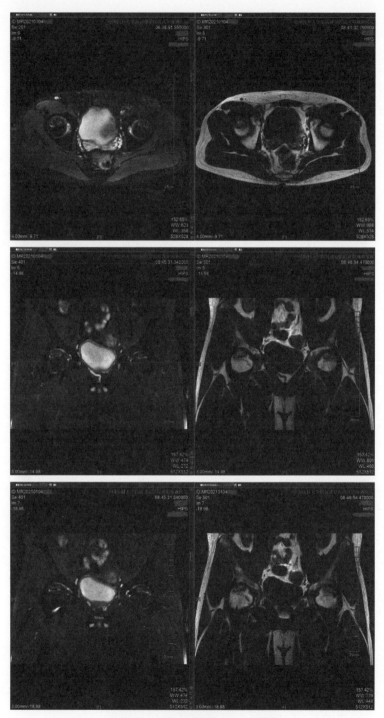

图 9-36　病例再次复查 MR 影像

（王世轩主诊，吴健整理）

骨蚀医案 4（双侧股骨头缺血性坏死）

韩某，男，43岁。双侧股骨头缺血性坏死，平素喜饮啤酒，每周3~4次。现见右髋疼痛较重，左髋较轻微痛，跛行，饮食睡眠正常，大便不成形，查体：双侧腹股沟压痛（+），"4"字试验（+），舌胖，齿痕，色暗，舌下络脉紫，脉象：左寸关尺沉微，右侧关脉弱。辅助检查：髋关节 MR 平扫：右侧股骨头形态尚可，其内信号不均，呈略混杂长 T1、长 T2 信号改变，关节面下可见条状低信号影，左髋关节髋臼缘可见片状长 T2 信号影，双髋关节间隙变窄，双髋关节间隙内见少量长 T1、长 T2 积液信号影。四诊合参，证属肝肾亏虚，气滞血瘀，湿阻经络，治法：补益肝肾，活血化瘀，渗湿通络。口服中药汤剂治疗，随诊无不适。

初诊：2020 年 10 月 6 日。主诉：双侧髋部疼痛半月余。现病史：右髋疼痛较重，左髋轻微痛，半月余，活动受限，行走痛甚，休息无缓解，跛行，饮食睡眠正常，大便不成形。体格检查：双侧腹股沟压痛（+），"4"字试验（+），舌胖，齿痕，色暗，舌下络脉紫，脉象：左寸关尺沉微，右侧关脉弱。辅助检查：髋关节 MR 平扫：右侧股骨头形态尚可，其内信号不均，呈略混杂长 T1、长 T2 信号改变，关节面下可见条状低信号影，左髋关节髋臼缘可见片状长 T2 信号影，双髋关节间隙变窄，双髋关节间隙内见少量长 T1、长 T2 积液信号影（图 9-37）。中医诊断：骨蚀 - 气滞血瘀夹湿证。西医诊断：股骨头缺血性坏死。治法：补益肝肾，活血化瘀，渗湿经络。

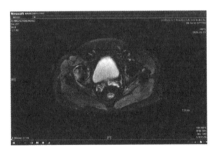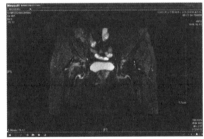

图 9-37 病例 MR 影像

处方如下：熟地黄 30g，知母 15g，黄柏 15g，龟板 20g，枸杞子 20g，菟丝子 20g，淫羊藿 20g，补骨脂 20g，续断 20g，杜仲 15g，骨碎补 20g，鹿角霜 20g，葛根 20g，莪术 10g，川芎 15g，当归 20g，酒白芍 15g，石斛 20g，丹参 30g，紫石英 15g，急性子 3g，党参 20g，茯苓 20g，泽泻 15g，山茱萸 20g，牛膝 15g，独活 20g，威灵仙 15g，鸡血藤 30g。上方 20 剂，水煎服取汁 300mL，每次 100mL，每日 3 次口服。

复诊：患者自述髋部无明显痛，近日大便略稀，舌淡红，脉稍滑，复查髋关节 MR 平扫示：双髋关节对位可，关节间隙略显变窄，关节腔内可见液性长 T2 信号影，双侧股骨头形态可，由图可见，较前对比坏死区域明显减少，如图 9–38 所示。

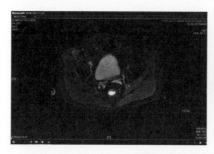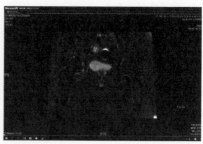

图 9–38　病例复查 MR 影像

处方如下：当归 150g，川芎 100g，酒白芍 150g，熟地黄 300g，山茱萸 200g，山药 150g，枸杞子 200g，菟丝子 200g，淫羊藿 200g，补骨脂 200g，党参 200g，白术 150g，茯苓 200g，枳壳 150g，炙甘草 60，续断 200g，杜仲 150g，牛膝 150g，紫石英 100g，龙骨 300g，牡蛎 200g，鹿角霜 200g，骨碎补 200g，赤芍 300g，丹参 300g，神曲 150g，鸡内金 150g，葛根 200g，莪术 100g，郁金 75g。共 1 剂，研磨细末，装入"0"号胶囊，每次 6 粒，每日 3 次口服。

半年后随访，患者自述髋关节疼痛消失，可正常生活。

按：该患者常年饮酒，损伤肝肾，兼素体有湿，日久湿阻气血，导致气滞血瘀，不通则痛。无明显寒热征象。初诊组方注重补肾健骨、滋阴养血、活血止痛的效用，兼清利湿邪。方中用黄柏、知母等清湿热；川芎、莪术等药物予以破血行气，化解经脉瘀阻之证。复诊组方运用当归、川芎、白芍，赤芍、丹参、熟地黄等活血养血；山茱萸、山药、枸杞子、菟丝子等补肾滋阴；其中鹿角胶、山茱萸、熟地、牛膝、补碎骨等可以滋补肝肾，强筋壮骨；川芎、丹参、紫石英、龙骨、牡蛎益心气，养心血，宁心神，加神曲、鸡内金等以健胃消食导滞。

（王世轩主诊，吴健整理）

骨蚀医案 5（双侧股骨头缺血性坏死）

肖某，男，32 岁，诊断：双侧股骨头缺血性坏死，患者自述双髋疼痛，活动不利，饮食及二便可。既往糖尿病、便秘，否认饮酒及吸烟史，否认使用激素，否认外伤史。查体：腹股沟中点压痛，屈髋受限，双侧 "4" 字试验（+），舌尖红，舌下络脉紫，脉沉弱而滑。辅助检查：髋关节 MR 平扫示：双髋关节少量积液，左侧股骨粗隆水平臀中肌外侧异常信号影。辨证：属于肝肾亏虚兼气滞血瘀证。治法：滋补肝肾，活血化瘀。口服中药汤剂治疗。随访 3 个月，无不适。

初诊：2021 年 11 月 27 日。主诉：双侧髋关节疼痛近 1 个月。现病史：患者自述 1 个月来，无明显诱因双侧髋关节疼痛，活动不利，休息后疼痛不减，饮食可，小便尚可，大便干结。既往糖尿病、便秘，否认饮酒及吸烟史，否认使用激素，否认外伤史。体格检查：腹股沟中点压痛，屈髋受限，双侧"4"字试验（+），舌尖红，脉沉弱而滑，舌下络脉紫。辅助检查：髋关节 MR 平扫示：左侧股骨粗隆水平臀中肌外侧异常信号影，双髋关节少量积液（图 9-39）。中医诊断：骨蚀 - 肝肾亏虚兼气滞血瘀证。西医诊断：股骨头缺血性坏死。

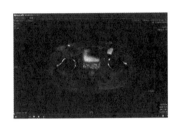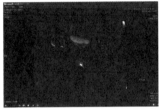

图 9-39　病例 MR 影像

2021 年 11 月 27 日初诊，处方如下：当归 20g，川芎 15g，赤芍 30g，熟地黄 20g，丹参 30g，续断 20g，淫羊藿 30g，骨碎补 30g，茯苓 30g，泽泻 20g，鸡血藤 30g，山茱萸 30g，枸杞子 30g，菟丝子 30g，肉苁蓉 20g，牛膝 15g，麦门冬 20g，山栀子 12g，淡豆豉 12g，党参 20g，炙甘草 10g，急性子 5g，延胡索 20g，独活 30g，秦艽 10g，细辛 5g。15 剂，水煎服取汁 300mL，每次 100mL，每日 3 次口服。

复诊：患者自述髋部已不痛，舌淡苔白，脉沉，予复查髋关节 MR 平扫示：双侧髋关节未见异常信号，关节面光滑连续，关节间隙无狭窄。左侧臀中肌区股骨粗隆水平下方可见不规则混杂高信号影，范围约 2.7cm×1.4cm×2.8cm（上下 × 左右 × 前后），较前对比，坏死区域近于消失，如图 9-40 所示。

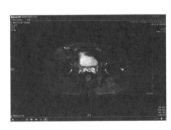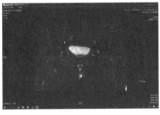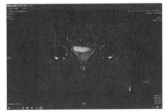

图 9-40　病例复查 MR 影像

处方如下：干姜 10g，茯苓 30g，白术 20g，炙甘草 10g，牛膝 15g，续断 20g，杜仲 15g，补骨脂 20g，淫羊藿 20g，枸杞子 20g，菟丝子 20g，骨碎补 20g，川芎 15g，赤芍 20g，熟地黄 20g，山茱萸 20g，泽泻 15g，鸡血藤 30g，黄芪 30g，葛根

20g，炒白芍 20g，紫石英 10g，鹿角霜 20g，莪术 10g，丹参 30g，珍珠母 30g，酸枣仁 20g，陈皮 10g，香附 15g，黄连 9g，吴茱萸 3g。15 剂，水煎取汁 300mL，每次 100mL，每日 3 次，温服。

三诊：较前对比，影像学见坏死区域近乎消失，患者髋部疼痛症状已消失，随访 3 个月，无不适。

按：该患者糖尿病史多年，营阴素亏，并见舌红，脉沉、滑、弱，肾阴虚是也，病位在肾，无明显寒热征象。故初诊组方运用独活寄生汤配伍左归丸加减，以补肝肾、益气血、止痹痛，滋阴补肾。针对患者气血不通运用当归、川芎、赤芍、丹参等药物补血活血，祛瘀通经；运用左归丸加减以滋肾阴，配伍淫羊藿、肉苁蓉等同时兼顾肾阳，以达肾阴阳双补之用。外加牛膝、麦门冬、山栀子、淡豆豉等生津养血，滋养五脏筋脉。后方联合运用《金匮要略》中的甘草干姜茯苓白术汤，别名"肾着汤"，以针对患者的寒湿下侵的疼痛沉重等症；外加陈皮、香附等药物增强燥湿行气之功效；配伍酸枣仁、珍珠母等养血安神。方中亦有《伤寒论》芍药甘草汤，主治急性挛急疼痛，可有效缓解患者剧烈疼痛症状。

股骨头缺血性坏死的发病原因，多为使用激素类药物、大量饮酒和外伤，也有部分原因不明。主要证型有气滞血瘀、肝肾亏虚、湿热阻络、痰湿郁阻等，往往两三个或更多证型混杂，辨证过程中尤其要抓住主证，辨明兼证，因地因时因人，组方用药。股骨头坏死这一骨病，其病位在骨，实则在血脉；主要影响脏器为心与肾，心主血脉，肾主骨生髓。中医谓之致病因素有气血痰湿瘀，痹阻经与络脉，而骨枯髓减，发生骨坏死。股骨头坏死一般分三期、四型，早期、中期和晚期，Ficat Ⅰ、Ⅱ、Ⅲ、Ⅳ 4 型。股骨头坏死的早期，也就是常说的 Ficat Ⅰ 期或 Ⅱ 期，此部分患者在临床上没有明显的症状，但是在磁共振上会有所表现，中期相当于 Ficat 的 Ⅱ 期或 Ⅲ 期，出现典型临床症状，行走跛行，同时出现髋关节的疼痛，甚至有静息痛。疾病的晚期称为 Ficat Ⅳ 期，股骨头坏死合并骨性关节炎，关节活动功能障碍，出现疼痛性跛行，甚至活动困难。

中医药治疗本病，Ⅰ、Ⅱ型多可痊愈，部分Ⅲ型患者可以治愈，但是残留部分活动功能受限；Ⅳ型患者需要手术，进行人工髋关节置换。

（王世轩主诊，吴健整理）

参考文献

[1] 韦以宗. 中医整脊学 [M]. 北京：中国中医药出版社，2016.

[2] 韦以宗. 中国整脊学 [M]. 北京：人民卫生出版社，2015.

[3] 中华中医药学会. 中医整脊常见病诊疗指南 [M]. 北京：中国中医药出版社，2012.

[4] 李国信，王世轩. 软伤病中医特色疗法 [M]. 沈阳：辽宁科学技术出版社，2016.

[5] 王世轩，李国信. 中医骨伤病诊疗实战技术 [M]. 沈阳：沈阳出版社，2017.

[6] 王世轩，王泽北. 王氏平衡正脊 [M]. 沈阳：辽宁科学技术出版社，2021.

[7] 吴肇汉，秦新裕，丁强. 实用外科学 [M].4 版. 北京：人民军医出版社，2012.

[8] 于频. 系统解剖学 [M].4 版. 北京：人民卫生出版社，1996.

[9] 杜传超，张衡. 脊柱阶段性解剖特点及其损伤的力学机制与诊疗策略 [D]. 北京：北京大学第三医院骨科；清华大学第一附属医院骨科，2019：1009-4237.

[10] Harry N. Herkowitz, Steven R. Garfin, Frank J.Eismont, et al. 罗思曼 – 西蒙尼脊柱外科学（第6版）[M]. 党耕町等主译. 北京：北京大学医学出版社，2017.

[11] 王自立，施建党，金卫东. 脊柱外科学 [M]. 银川：黄河出版传媒集团阳光出版社，2003.

[12] 关骅，张光铂. 中国骨科康复学 [M]. 北京：人民军医出版社，2011.

[13] 彭昊，钟俊，李皓桓. 骨科伤病诊断治疗技巧 [M]. 北京：人民军医出版社，2012.

[14] 胡进江. 脊柱关节定向正骨疗法 [M]. 北京：人民军医出版社，2010.

[15] 南小峰. 脊柱侧弯的保守治疗 [M]. 杭州：浙江工商大学出版社，2017.

[16] 张强，卢洁，张天民. 基于人体弓弦力学解剖系统理论的颈椎病病理构架研究 [J]. 中国医药导报，2018：15（21）：146-149.

[17] 冯伟，王飞，许奎. 新医正骨疗法治疗腰曲反向型腰椎间盘突出症的临床研究 [J]. 空军医学杂志，2020，36（1）：65-74.

[18] 曾浩彬，陈茂水. 整脊手法治疗腰椎管狭窄症的疗效研究 [J]. 实用医学杂志，2020，36（1）：121-126.